MAL PROFUNDO

DRA. NADINE BURKE HARRIS

MAL PROFUNDO

Tradução de
MARINA VARGAS

3ª edição

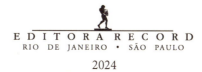

EDITORA RECORD
RIO DE JANEIRO • SÃO PAULO
2024

CIP-BRASIL. CATALOGAÇÃO NA PUBLICAÇÃO
SINDICATO NACIONAL DOS EDITORES DE LIVROS, RJ

H26m
3ª ed.

Harris, Nadine Burke
   Mal profundo: como nosso corpo é afetado pelos traumas da infância e o que fazer para romper este ciclo / Nadine Burke Harris; tradução de Marina Vargas. – 3ª ed. – Rio de Janeiro: Record, 2024

   Tradução de: The deepest well
   Apêndice
   Inclui índice

   ISBN 978-85-01-11468-6

   1. Medicina e psicologia. 2. Corpo e mente – Aspectos da saúde. I. Vargas, Marina. II. Título.

18-54262

CDD: 610
CDU: 61:159.9

Copyright © Nadine Burke Harris, 2018

Título original em inglês: The deepest well

Todos os direitos reservados. Proibida a reprodução, armazenamento ou transmissão de partes deste livro, através de quaisquer meios, sem prévia autorização por escrito.

Texto revisado segundo o Acordo Ortográfico da Língua Portuguesa de 1990.

Direitos exclusivos de publicação em língua portuguesa para o Brasil adquiridos pela
EDITORA RECORD LTDA.
Rua Argentina, 171 – Rio de Janeiro, RJ – 20921-380 – Tel.: (21) 2585-2000.
que se reserva a propriedade literária desta tradução.

Impresso no Brasil

ISBN 978-85-01-11468-6

Seja um leitor preferencial Record.
Cadastre-se no site www.record.com.br e receba informações sobre nossos lançamentos e nossas promoções.

Atendimento e venda direta ao leitor:
sac@record.com.br

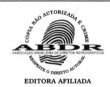

EDITORA AFILIADA

*Aos meus pacientes e à comunidade
de Bayview Hunters Point.*

*Obrigada por me ensinarem mais do
que qualquer universidade poderia ter ensinado.*

Sumário

Nota da autora	9
Introdução	11

I. DESCOBERTA

1. Alguma coisa está errada	21
2. Para dar um passo à frente é preciso dar um passo atrás	35
3. Dezoito quilos	47

II. DIAGNÓSTICO

4. O tiroteio e o urso	67
5. Ruptura dinâmica	81
6. Lamba sua cria!	103

III. PRESCRIÇÃO

7. O antídoto para as EAIs	125
8. Parem o massacre!	145
9. O homem mais sexy do mundo	165
10. Força máxima de amortecimento	187

IV. REVOLUÇÃO

11. Maré-cheia	209
12. Listerine	233
13. No retrovisor	249

Epílogo	261
Apêndice 1: Qual é a minha pontuação de EAIs?	265
Apêndice 2: Questionário do CYW sobre Experiências Adversas na Infância	267
Agradecimentos	269
Notas	273
Índice	283

Nota da autora

Todas as histórias neste livro são verdadeiras. Os nomes e detalhes que poderiam identificar alguns indivíduos foram alterados em determinadas circunstâncias a fim de proteger sua confidencialidade. Algumas cenas breves foram recontadas com base em trabalhos previamente publicados.

Introdução

ÀS 5 HORAS DE UMA MANHÃ de sábado como qualquer outra, um homem de 43 anos — vamos chamá-lo de Evan — acorda. Sua mulher, Sarah, ressona tranquilamente ao lado dele, encolhida na posição habitual, o braço sobre a testa. Sem pensar muito, Evan tenta rolar de lado e sair da cama para ir ao banheiro, mas há algo estranho.

Ele não consegue rolar e parece que seu braço direito está dormente.

Droga, devo ter dormido em cima do braço por tempo demais, pensa ele, preparando-se para as pontadas ardidas e dolorosas que sentimos enquanto a circulação é restabelecida.

Ele tenta mover os dedos para fazer o sangue circular, mas é inútil. A pressão dolorosa em sua bexiga, entretanto, não vai esperar, então ele tenta se levantar de novo. Nada acontece.

Mas o que...

A perna direita ainda está exatamente onde ele a deixou, apesar do fato de ter tentado movê-la da mesma maneira que fez durante toda a vida: sem pensar.

Ele tenta mais uma vez. Nada.

Parece que naquela manhã a perna se recusa a cooperar. Todo esse negócio de o corpo não fazer o que ele quer é estranho, mas a vontade de urinar parece um problema muito maior no momento.

— Querida, será que pode me ajudar? Preciso fazer xixi. É só me empurrar para fora da cama para eu não fazer aqui — diz ele a Sarah, em tom de brincadeira com relação à última parte.

— O que houve, Evan? — pergunta Sarah, erguendo a cabeça e olhando para ele. — Evan?

Ela eleva a voz quando diz o nome dele pela segunda vez.

Ele percebe que ela o encara com uma profunda preocupação no olhar. Ela está com aquela expressão de quando os meninos estão com febre ou acordam passando mal no meio da noite. O que é ridículo, porque ele só precisa de um pequeno empurrão. Afinal de contas, são 5 horas da manhã. Eles não precisam conversar a respeito.

— Querida, eu só preciso fazer xixi — diz ele.

— O que houve? Evan? O que houve?

Em um instante, Sarah está de pé. Ela acende as luzes e olha para o rosto de Evan como se estivesse lendo uma manchete chocante no jornal de domingo.

— Está tudo bem, amor. Só preciso fazer xixi. Minha perna está dormente. Será que pode me ajudar, bem rápido? — pede ele.

Ele pensa que, se colocar um pouco de pressão no lado esquerdo, talvez consiga mudar de posição e restabelecer a circulação. Só precisa sair da cama.

É nesse momento que ele se dá conta de que não são apenas a perna e o braço direitos que estão dormentes — o rosto também está.

Na verdade, todo o lado direito do corpo.

O que está acontecendo comigo?

Então Evan sente algo morno e úmido na perna esquerda.

Olha para baixo e vê que a cueca está ensopada. A urina está molhando os lençóis.

— Ah, meu Deus! — grita Sarah.

Nesse instante, ao ver o marido urinar na cama, Sarah percebe a gravidade da situação e começa a agir. Pula da cama, e Evan a ouve correr até o quarto do filho adolescente. Ela diz algumas palavras abafadas que ele não consegue distinguir através da parede e volta para o quarto. Senta-se na cama ao lado dele, abraçando-o e acariciando seu rosto.

— Você está bem — diz Sarah. — Vai ficar tudo bem.

Sua voz é suave e reconfortante.

— Amor, o que está acontecendo? — pergunta Evan, olhando para a mulher.

Enquanto a encara, Evan se dá conta de que ela não está entendendo nada do que ele está dizendo. Ele movimenta os lábios e as palavras saem de sua boca, mas ela não parece compreendê-las.

INTRODUÇÃO • 13

Nesse momento, um comercial ridículo com um coração dançante pulando ao som de uma música idiota começa a passar em sua mente.

Paralisia facial. *Pula. Pula.*

Fraqueza no braço. *Pula. Pula.*

Dificuldade de fala.

É hora de chamar uma ambulância.

Aprenda a identificar os sinais de um derrame. Aja IMEDIATAMENTE! *Meu Deus!*

• • •

Apesar de ainda ser muito cedo, o filho de Evan, Marcus, surge rapidamente à porta e entrega o telefone para a mãe. Quando pai e filho se encaram, Evan vê uma expressão de alarme e preocupação que o faz sentir um aperto no peito. Ele tenta dizer ao filho que vai ficar tudo bem, mas fica claro pela expressão do menino que sua tentativa de tranquilizá-lo só está piorando as coisas. O rosto de Marcus se contorce de medo, e lágrimas começam a rolar por seu rosto.

Ao telefone com a atendente do serviço de emergência, Sarah é clara e enérgica.

— Eu preciso de uma ambulância imediatamente, *imediatamente*! Meu marido está tendo um derrame. Sim, eu tenho certeza! Ele não consegue mover o lado direito do corpo. Metade do rosto está paralisada. Não, ele não consegue falar. É incompreensível. Não consigo entender nada do que ele diz. Rápido. Por favor, mande uma ambulância *agora*!

• • •

Os socorristas, uma equipe de paramédicos, chegam à casa deles em menos de cinco minutos. Batem à porta e tocam a campainha. Sarah corre para o andar de baixo e abre a porta. O filho mais novo ainda está no quarto, dormindo, e ela fica receosa de que o barulho possa despertá-lo, mas felizmente ele nem se move.

Evan olha para as sancas no teto e tenta se acalmar. Ele sente que está começando a perder a consciência, dissociando-se ainda mais do momento presente. *Isso não é bom.*

A próxima coisa de que se lembra é de estar em uma maca, sendo carregado escada abaixo. Quando chegam ao final da escada, os paramédicos fazem uma pausa para mudar de posição. Nessa fração de segundo, Evan olha para cima e vê que um dos paramédicos o encara com uma expressão que o faz gelar. É uma expressão de reconhecimento e pena. Uma expressão que diz: *Pobre homem. Já vi isso antes, e não é nada bom.*

Ao passar pela porta, Evan se pergunta se um dia vai retornar para aquela casa. Para Sarah e seus filhos. Pelo jeito que o paramédico olhou para ele, Evan acha que a resposta talvez não seja positiva.

Quando chegam à emergência, Sarah é bombardeada com perguntas sobre o histórico médico do marido. Ela dá todos os detalhes da vida de Evan que considera relevantes. Ele é programador. Faz trilhas de bicicleta todo fim de semana. Adora jogar basquete com os filhos. É um ótimo pai. É feliz. Em seu último checkup, o médico disse que tudo parecia ótimo. A certa altura, ela ouve um dos médicos relatando o caso de Evan para um colega ao telefone:

— Homem, 43 anos, não fumante, sem fatores de risco.

Mas o que Sarah, Evan e até mesmo os médicos dele não sabiam era que havia um fator de risco. Um fator de risco importante. Na realidade, Evan tinha duas vezes mais chances de ter um acidente vascular cerebral do que uma pessoa sem esse fator de risco. O que ninguém na emergência naquele dia sabia era que, durante décadas, um processo biológico invisível tinha estado em ação, um processo que envolvia os sistemas endócrino, imunológico e cardiovascular de Evan. Um processo que provavelmente o tinha levado àquele momento. Esse fator de risco e seu impacto potencial nunca surgiram nos checkups regulares feitos por Evan ao longo dos anos.

O que expunha Evan a um risco elevado de acordar com metade do corpo paralisada (e a diversas outras doenças também) não é raro. É algo a que cerca de dois terços da população dos Estados Unidos estão expostos, algo tão comum que se esconde bem debaixo do nosso nariz.

INTRODUÇÃO • 15

Então o que é? Chumbo? Amianto? Algum material de embalagem tóxico?

São as adversidades na infância.

A maioria das pessoas não suspeitaria de que o que aconteceu a elas na infância esteja relacionado com um acidente vascular cerebral, uma cardiopatia ou um câncer. Mas muitos de nós reconhecem que vivenciar um trauma na infância pode ter um impacto emocional e psicológico. Para os que não têm sorte (ou, segundo alguns, os "fracos"), sabemos quais serão as piores consequências: dependência química, violência cíclica, encarceramento e problemas de saúde mental. Para todas as outras pessoas, porém, um trauma de infância é uma lembrança ruim sobre a qual ninguém fala antes do quinto ou sexto encontro. É apenas drama, bagagem.

A adversidade na infância é uma história que pensamos conhecer.

Crianças enfrentam traumas e estresse na forma de abuso, negligência, violência e medo desde que o mundo é mundo. Pais têm abusado de drogas e álcool, ido para a prisão e se divorciado há quase o mesmo tempo. As pessoas que são espertas e fortes o suficiente conseguem superar o passado e triunfar impulsionadas por sua própria vontade e resiliência.

Será mesmo?

Todos já ouvimos histórias parecidas com as do escritor Horatio Alger sobre pessoas que bem cedo enfrentaram dificuldades e as superaram ou, melhor ainda, se fortaleceram por causa delas. Essas histórias estão embutidas no DNA cultural dos americanos. Na melhor das hipóteses, no entanto, pintam um quadro incompleto do que as adversidades na infância significam para as centenas de milhões de pessoas nos Estados Unidos (e os bilhões ao redor do mundo) que vivenciaram situações de estresse no início da vida. Com mais frequência, adquirem conotação moral, provocando sentimentos de vergonha e desesperança naqueles que lutam contra os impactos permanentes da adversidade na infância. Mas falta uma grande parte da história.

Vinte anos de pesquisas médicas mostraram que as adversidades vivenciadas na infância ficam literalmente entranhadas em nós, provocando mudanças que podem perdurar no corpo das pessoas por décadas. Podem direcionar a trajetória de desenvolvimento de uma criança e afetar sua fisiologia. Podem provocar inflamações crônicas e mudanças hormonais que duram uma vida inteira. Podem alterar a forma como o DNA é codificado e como as células se replicam, e podem aumentar drasticamente o risco de doenças cardíacas, acidente vascular cerebral, câncer, diabetes... e até doença de Alzheimer.

Essa nova ciência provoca uma reviravolta surpreendente na história ao estilo de Horatio Alger que pensamos conhecer tão bem; como revelam os estudos, anos mais tarde, depois de terem "superado" as adversidades de maneira admirável, até mesmo aqueles heróis que as venceram por conta própria se veem surpreendidos por sua biologia. Apesar de terem tido uma infância difícil, muitas pessoas tiveram bom desempenho na escola, foram para a faculdade e constituíram família. Fizeram o que tinham que fazer. Superaram as adversidades e construíram vidas bem-sucedidas — mas então ficaram doentes. Tiveram acidente vascular cerebral ou câncer de pulmão, desenvolveram doenças cardíacas ou entraram em depressão. Como não tinham comportamentos de alto risco, como beber, comer em excesso ou fumar, não faziam ideia da origem dos seus problemas de saúde. Certamente não os ligavam ao passado, porque tinham deixado o passado para trás. Certo?

A verdade é que, apesar de todo o esforço, pessoas como Evan, que tiveram experiências nocivas na infância, ainda têm um risco maior de desenvolver patologias crônicas, como doenças cardiovasculares e câncer.

Mas por quê? Como a exposição ao estresse na infância se transforma em um problema de saúde na idade adulta ou até mesmo na velhice? Há tratamentos efetivos? O que podemos fazer para proteger nossa saúde e a saúde de nossos filhos?

Em 2005, quando terminei minha residência pediátrica em Stanford, eu nem ao menos fazia essas perguntas. Como todas as outras pessoas, conhecia apenas parte da história. Mas então, por obra do acaso ou do destino, tive vislumbres de uma história ainda não contada. Ela começou exatamente no lugar onde se pode esperar encontrar altos níveis de adversidade: uma comunidade de pessoas de cor e de baixa renda, com poucos recursos, espremida dentro de uma cidade rica, com todos os recursos do mundo. No bairro de Bayview Hunters Point, em São Francisco, abri uma clínica pediátrica comunitária. Todos os dias, via meus pequenos pacientes lidando com estresses e traumas avassaladores; como ser humano, isso me deixava extremamente abatida. Como cientista e médica, eu me recusava a me deixar abater, então comecei a fazer perguntas.

Minha jornada me deu, e espero que este livro dê a você, uma perspectiva radicalmente diferente da história da adversidade na infância — a história completa, não apenas aquela que pensamos conhecer. Ao longo destas páginas, você vai entender melhor como a adversidade na infância pode influenciar sua vida ou a vida de alguém que você ama e, o mais importante, vai conhecer as ferramentas para a cura, que começa com uma pessoa ou uma comunidade, mas tem o poder de transformar a saúde de nações inteiras.

I

Descoberta

1

Alguma coisa está errada

QUANDO ENTREI NO CONSULTÓRIO do Bayview Child Health Center [Centro de Saúde Infantil de Bayview] para atender meu próximo paciente, não consegui conter o sorriso. Minha equipe e eu tínhamos trabalhado duro para deixar a clínica o mais convidativa e acolhedora possível para as famílias. O consultório era pintado com tons pastel, com piso quadriculado combinando. Havia desenhos de filhotes de animais desfilando pela parede acima da pia e marchando em direção à porta. Se não soubesse, você acharia que estava em um consultório pediátrico no rico bairro de Pacific Heights, em São Francisco, em vez de na comunidade pobre de Bayview, o que era exatamente nosso objetivo. Queríamos que nossa clínica fosse um lugar onde as pessoas se sentissem valorizadas.

Quando entrei, os olhos de Diego estavam grudados nos filhotes de girafas. *Que coisa mais lindinha*, pensei quando ele voltou sua atenção para mim, abriu um sorriso e me examinou por trás de uma cabeleira negra desgrenhada. Ele estava empoleirado na cadeira ao lado da mãe, que segurava sua irmã de 3 anos no colo. Assim que pedi a ele para se acomodar na mesa de exames, ele subiu, obediente, e começou a balançar as pernas para a frente e para trás. Ao abrir seu prontuário, verifiquei a data de nascimento e olhei para ele novamente — Diego era lindinho *e* baixinho.

Folheei rapidamente o prontuário, procurando dados objetivos que corroborassem minha impressão inicial. Marquei a altura de Diego na curva de crescimento, em seguida chequei novamente para ter certeza de que não tinha cometido um erro. Meu mais novo paciente estava no percentil 50 de altura para uma criança de 4 anos.

O que seria bom, não fosse pelo fato de que Diego tinha 7 anos de idade. *Isso é estranho*, pensei, porque, fora isso, Diego parecia uma criança completamente normal. Cheguei minha cadeira mais perto da mesa e peguei o estetoscópio. Quando me aproximei, vi áreas ressecadas e ásperas de eczemas nas dobras dos braços e, ao auscultar os pulmões, ouvi um sibilo característico. A enfermeira da escola de Diego o encaminhara para que fosse avaliado por causa de uma suspeita de transtorno de déficit de atenção e hiperatividade (TDAH), condição crônica caracterizada por hiperatividade, falta de concentração e impulsividade. Se Diego era ou não um dos milhões de crianças afetados pelo transtorno, ainda precisava ser investigado, mas eu já podia ver que seu diagnóstico primário seria mais na linha de asma persistente, eczemas e déficit de crescimento.

A mãe de Diego, Rosa, observava, apreensiva, enquanto eu examinava seu filho. Seus olhos estavam fixos em Diego e cheios de preocupação; o olhar da pequena Selena percorria a sala admirando todos os objetos reluzentes.

— Você prefere inglês ou *español*? — perguntei a Rosa.

Ela pareceu aliviada e se inclinou para a frente.

Depois que repassamos — em espanhol — o histórico médico que ela havia preenchido na sala de espera, fiz a mesma pergunta que sempre faço antes de comentar os resultados do exame físico: há alguma coisa específica acontecendo que eu deveria saber?

Sua testa se franziu de preocupação.

— Ele não está indo bem na escola, e a enfermeira disse que há remédios que podem ajudar. É verdade? De que remédio ele precisa?

— Quando você percebeu que ele começou a ter problemas na escola? — perguntei.

Houve uma ligeira pausa e seu rosto passou de tenso a choroso.

— *¡Ay, Doctora!* — disse ela, começando a história em uma torrente em espanhol.

Pus a mão em seu braço e, antes que ela avançasse mais, coloquei a cabeça para fora da porta e pedi que minha assistente levasse Selena e Diego para a sala de espera.

A história que ouvi de Rosa não foi uma história feliz. Ela passou os dez minutos seguintes me contando sobre um episódio de abuso sexual do qual Diego fora vítima aos 4 anos. Rosa e o marido tinham conseguido um inquilino para ajudar a pagar o alto aluguel em São Francisco. Era um amigo da família, um homem que seu marido conhecia do trabalho na construção civil. Rosa percebeu que Diego ficou mais apegado e retraído depois da chegada do homem, mas não fazia ideia do motivo até chegar em casa um dia e encontrá-lo no chuveiro com Diego. Eles expulsaram o homem de casa imediatamente e o denunciaram à polícia, mas o estrago estava feito. Diego começou a ter problemas na pré-escola e, com o passar dos anos, a ficar cada vez mais defasado em relação aos colegas em termos de desempenho acadêmico. Para piorar as coisas, o marido de Rosa se culpava e parecia estar constantemente irritado. Apesar de ele sempre ter bebido mais do que ela gostaria, depois do incidente as coisas pioraram muito. Ela sabia que a tensão e o problema com a bebida não eram bons para a família, mas não sabia o que fazer a respeito. Pelo que me contou acerca de seu estado mental, tive fortes suspeitas de que ela estava sofrendo de depressão.

Garanti a Rosa que poderíamos ajudar Diego com a asma e com os eczemas, e que investigaria o TDAH e o déficit de crescimento. Ela suspirou e pareceu ao menos um pouco aliviada.

Ficamos em silêncio por um momento, minha mente dando voltas. Eu achava, desde que tínhamos aberto a clínica, em 2007, que havia algum problema médico acometendo meus pacientes que eu não conseguia entender por completo. Tudo começou com a explosão de casos de TDAH que eram encaminhados para mim. Assim como no caso de Diego, a maioria dos sintomas de meus pacientes com suspeita de TDAH não surgia do nada. Eles pareciam ocorrer em taxas mais altas entre os pacientes que estavam sofrendo com algum tipo de ruptura ou trauma, como os gêmeos que começaram a ser reprovados em matérias e a se envolver em brigas na escola depois de testemunhar uma tentativa de assassinato em sua casa, ou os três irmãos cujas notas caíram abruptamente depois que o divórcio dos pais se tornou violentamente rancoroso, a ponto de um juiz ordenar que a família fizesse as trocas de custódia na delegacia de Bayview. Muitos pacientes já estavam sendo medicados para TDAH; alguns tomavam inclusive antipsicóticos. Alguns pacientes pareciam estar se beneficiando da medicação, mas muitos claramente não estavam. Na maior parte das vezes, eu não conseguia diagnosticar o TDAH. Os critérios para diagnóstico me diziam que eu precisava excluir outras explicações para os sintomas (como transtorno global do desenvolvimento, esquizofrenia ou outros transtornos psicóticos) antes de diagnosticar o TDAH.[1] Mas e se houvesse uma resposta mais indistinta? E se a causa daqueles sintomas — dificuldade de controlar impulsos, incapacidade de se concentrar, dificuldade de ficar parado — não fosse um transtorno mental exatamente, mas um processo biológico que agisse sobre o cérebro, prejudicando seu funcionamento? Os transtornos mentais não eram simplesmente transtornos biológicos? Tentar tratar aquelas crianças era como tentar juntar peças de um quebra-cabeça que não se encaixavam; os sintomas, as causas e os tratamentos chegavam perto, mas não perto o suficiente para que eu ouvisse aquele "clique" satisfatório.

Retrocedi mentalmente, catalogando todos os pacientes como Diego e os gêmeos que eu havia examinado no ano anterior. Minha mente se voltou imediatamente para Kayla, uma garota de 10 anos cuja asma era particularmente difícil de controlar. Depois da última crise, eu me reuni com a paciente e sua mãe para revisar de forma meticulosa o regime de medicação de Kayla. Quando perguntei se a mãe conseguia se lembrar de algum gatilho para a asma que ainda não tivéssemos identificado (tínhamos revisado tudo, desde pelos de animais domésticos até baratas e produtos de limpeza), ela respondeu:

— Bem, a asma realmente parece piorar quando o pai dela dá socos na parede. Acha que pode ter alguma relação?

Kayla e Diego eram apenas dois dos meus pacientes, mas tinham bastante companhia. Dia após dia, eu examinava crianças apáticas e com erupções cutâneas estranhas. Examinava crianças ainda no jardim de infância e já com queda de cabelo. Níveis epidêmicos de problemas de aprendizagem e de comportamento. Crianças recém-chegadas ao ensino fundamental II sofrendo de depressão. E em casos singulares, como o de Diego, *crianças que não estavam crescendo.* Enquanto me lembrava do rosto de cada um, repassei uma lista mental de transtornos, doenças, síndromes e condições, o tipo de revés precoce que podia ter repercussões desastrosas no futuro.

ALGUMA COISA ESTÁ ERRADA • 25

Se analisasse uma determinada porcentagem de meus prontuários médicos, você veria não apenas uma abundância de problemas de saúde, mas história após história de traumas de partir o coração. Além da aferição da pressão arterial e do índice de massa corporal, se folheasse até a parte do histórico social, você encontraria pais encarcerados, diversas passagens por lares temporários, suspeitas de abuso físico, abusos documentados e legados familiares de distúrbios mentais e dependência de álcool e drogas. Uma semana antes de Diego, eu tinha examinado uma menina de 6 anos com diabetes tipo 1 cujo pai estava sob efeito de drogas pela terceira consulta consecutiva. Quando o questionei a respeito, ele me garantiu que eu não deveria me preocupar, porque a maconha ajudava a silenciar as vozes em sua cabeça. Em meu primeiro ano de consultório, depois de examinar cerca de mil pacientes, diagnostiquei não apenas uma, mas *duas* crianças com hepatite autoimune, uma doença rara que costuma acometer menos de três crianças em cada 100 mil. Ambos os casos coincidiam com históricos significativos de adversidade.[2]

Eu me perguntava sem parar: *Qual é a conexão?*

Se fossem apenas algumas crianças enfrentando adversidades avassaladoras e com a saúde debilitada, talvez eu pudesse ter encarado como coincidência. Mas a situação de Diego era como a de centenas de crianças examinadas por mim no ano anterior. A expressão *significância estatística* não parava de ecoar em minha mente. Todos os dias eu dirigia para casa com um sentimento de vazio. Estava fazendo o melhor que podia para cuidar daquelas crianças, mas isso não chegava nem perto de ser suficiente. Havia uma doença oculta em Bayview que eu não conseguia identificar, e a cada Diego que examinava, o aperto em meu estômago aumentava.

• • •

Durante muito tempo, a possibilidade de haver uma ligação biológica real entre a adversidade na infância e uma saúde prejudicada era um questionamento que pairava em minha mente apenas por um momento antes de desaparecer. *Eu me pergunto... E se... Parece que...* Essas perguntas não paravam de surgir, mas parte do problema de encaixar as peças era que elas emergiam de situações que ocorriam com meses, às vezes anos de diferença. Como não se encaixavam de maneira lógica ou precisa em minha visão de mundo naqueles momentos distintos no tempo, era difícil enxergar a história por trás da história. Mais tarde ficaria claro que todas essas perguntas eram apenas pistas apontando para uma verdade mais profunda, mas, como a personagem de uma novela cujo marido estava tendo um caso com a babá, eu só entenderia isso em retrospecto. Não foram contas de hotel e cheiro de perfume que levantaram suspeitas, mas diversos minúsculos sinais que por fim me levaram ao mesmo pensamento: *Como eu não enxerguei isso? Estava bem diante de mim o tempo todo.*

Vivi nesse estado de incompreensão durante anos porque estava fazendo meu trabalho como tinha sido treinada para fazê-lo. Eu sabia que minha intuição a respeito da conexão biológica entre a adversidade e a saúde era apenas um palpite. Como cientista, não podia aceitar esse tipo de associação sem que houvesse provas contundentes. Sim, meus pacientes tinham uma saúde extremamente debilitada, mas isso não era endêmico na comunidade em que eles viviam? Tanto minha formação médica quanto meus estudos na área de saúde pública me diziam que sim.

O fato de que existe uma conexão entre saúde precária e comunidades pobres é vastamente documentado. Sabemos que não é apenas *como* vivemos que afeta nossa saúde, mas também *onde* vivemos. Especialistas e pesquisadores da área de saúde pública se referem a comunidades como "*hot spots*" (áreas críticas) quando os problemas de saúde como um todo são considerados extremos em comparação com a norma estatística. A visão dominante é que as disparidades de saúde em populações como a de Bayview ocorrem porque nessas comunidades as pessoas têm acesso restrito a assistência médica, serviços médicos de péssima qualidade e opções ruins no que diz respeito a comida saudável e com preço acessível e moradia segura. Quando estava fazendo mestrado em saúde pública em Harvard, aprendi que, se quisesse melhorar a saúde das pessoas, o melhor que eu poderia fazer era encontrar uma maneira de fornecer assistência médica qualificada e mais acessível nessas comunidades.

Assim que terminei a residência, fui contratada pelo California Pacific Medical Center (CPMC), no bairro de Laurel Heights, em São Francisco, para fazer o trabalho dos meus sonhos: criar programas direcionados especificamente para lidar com as disparidades de saúde na cidade. O diretor do hospital, dr. Martin Brotman, se reuniu pessoalmente comigo para reforçar seu compromisso nesse sentido. Em minha segunda semana no trabalho, meu chefe entrou em minha sala e me entregou um documento de 147 páginas, intitulado *2004 Community Health Assessment* [Avaliação da Saúde Comunitária em 2004] da cidade de São Francisco.[3] Em seguida saiu de férias, dando-me poucas orientações e me deixando sozinha com minhas próprias ambições (em retrospecto, isso foi ou genial ou insano da parte dele). Fiz o que qualquer nerd da área de saúde pública faria: analisei os números e tentei avaliar a situação. Tinha ouvido falar que Bayview Hunters Point, em São Francisco, onde grande parte da população afro-americana da cidade vivia, era uma comunidade vulnerável, mas, quando li o relatório de 2004, fiquei chocada. Uma das maneiras de agrupar as pessoas no relatório era pelo código postal. A principal causa de morte precoce em dezessete dos 21 códigos postais de São Francisco era cardiopatia isquêmica, que é também a principal causa de morte nos Estados Unidos.[4] Em três códigos postais, era HIV/aids. Bayview Hunters Point era o único código postal onde a principal causa de morte precoce era a violência. Bem ao lado de Bayview (94124) na tabela ficava o código postal do distrito de Marina (94123), um dos bairros mais ricos da cidade. Enquanto percorria com o dedo as fileiras de números, fiquei boquiaberta.[5] O que eles mostravam era que, se você fosse um pai ou uma mãe criando seu filho pequeno no código postal de Bayview, essa criança teria uma probabilidade duas vezes e meia maior de ter pneumonia do que uma criança no distrito de Marina. Essa criança também teria uma chance seis vezes maior de desenvolver asma. E, depois que crescesse, ele ou ela seria *doze* vezes mais propenso a desenvolver diabetes não controlada.

Eu tinha sido contratada pelo CPMC para tratar das disparidades. E, minha nossa, agora eu entendia por quê.

· · ·

Quando olho para trás, acho que provavelmente foi uma combinação de ingenuidade e entusiasmo juvenil que me levou a passar as duas semanas que meu chefe ficou fora elaborando um plano de negócios para uma clínica no coração da comunidade mais necessitada da cidade. Eu queria levar os serviços até a população de Bayview, em vez de pedir que eles viessem até nós. Por sorte, quando meu chefe e eu apresentamos o plano ao dr. Brotman, ele não me demitiu por excesso de idealismo. Em vez disso, ele me ajudou a tornar a clínica uma realidade, o que ainda me deixa admirada.

Os números no relatório tinham me dado uma boa ideia do que as pessoas de Bayview estavam enfrentando, mas foi apenas em março de 2007, quando abrimos as portas da clínica pediátrica do CPMC em Bayview, que enxerguei a situação por completo. Dizer que a vida em Bayview não é fácil seria um eufemismo. É um dos poucos lugares em São Francisco onde drogas são vendidas bem diante de crianças pequenas a caminho da escola e onde senhoras idosas por vezes dormem dentro de banheiras porque têm medo que balas perdidas atravessem a parede. Sempre foi um lugar inóspito, e não apenas por causa da violência. Na década de 1960, a Marinha americana descontaminava embarcações radioativas no estaleiro que havia no bairro e, até o início dos anos 2000, os subprodutos tóxicos de uma central elétrica nas proximidades costumavam ser despejados naquela área. Em um documentário sobre os conflitos raciais e a marginalização do bairro, o escritor e crítico social James Baldwin disse: "Esta é a São Francisco que os Estados Unidos fingem não existir."[6]

Minha experiência diária trabalhando em Bayview me diz que as dificuldades são reais e sempre presentes, mas também me diz que a história não se resume a isso. Bayview é o concreto coberto de óleo no qual você esfola seu joelho, mas também é a flor que cresce entre as rachaduras. Todos os dias vejo famílias e comunidades que se apoiam mutuamente de maneira afetuosa em meio a algumas das experiências mais duras que se possa imaginar. Vejo lindas crianças e pais devotados. Eles dão duro, riem, e em seguida dão mais duro ainda. Mas não importa quão duro os pais trabalhem por seus filhos, a falta de recursos na comunidade é esmagadora. Antes de abrirmos nossa clínica em Bayview, havia apenas um pediatra para atender mais de 10 mil crianças. Essas crianças enfrentam sérios problemas de saúde e emocionais. Assim como aconteceu com seus pais. E com seus avós. Em muitos casos, as crianças vivem um pouco melhor porque têm direito a um plano de saúde subsidiado pelo governo. Pobreza, violência, vício em álcool e drogas e criminalidade produziram um legado multigeracional de saúde precária e frustração. Ainda assim, eu acreditava que poderíamos mudar as coisas. Abri meu consultório lá porque não concordava em fingir que as pessoas de Bayview não existiam.

• • •

Pacientes como Diego e Kayla eram o exato motivo de eu ter ido para Bayview. Sempre soube que esse era o problema no qual queria me concentrar, o tipo de comunidade à qual queria servir. Tive a melhor formação médica que consegui, fiz mestrado em saúde pública e havia me preparado para trabalhar com comunidades vulneráveis de modo a melhorar seu acesso à assistência médica. Depois de anos de formação, eu confiava na visão acadêmica dominante: quando melhoramos o acesso da população a uma assistência médica de qualidade, movemos o ponteiro na direção de uma saúde melhor. Eu sabia o que fazer e estava pronta para começar. Quando cheguei a Bayview, achei que a única coisa que precisava fazer era colocar meu plano em ação: começar a dar àquelas pessoas um bom tratamento, tornar esse tratamento financeiramente acessível e observar o ponteiro se mover na direção de crianças mais saudáveis. Parecia bem simples.

Havia alguns cuidados básicos que podíamos implementar rapidamente e, adotando protocolos clínicos padrão, nossa clínica conseguiu melhorar consideravelmente os resultados em alguns aspectos, como aumentar as taxas de imunização e diminuir as hospitalizações em decorrência da asma. Então, durante algum tempo me senti muito bem. Mas um dia, enquanto distribuía vacinas e inaladores, comecei a me perguntar: Se tudo estava sendo feito da maneira correta, por que não víamos nenhum indício de que estávamos fazendo diferença na expectativa de vida drasticamente reduzida daquela comunidade? Meus pacientes continuavam retornando com taxas elevadas de doenças, e eu tinha a sensação desanimadora de que, quando crescessem, o mesmo aconteceria com seus filhos. Apesar de fazermos tudo que precisava ser feito, de prestarmos um ótimo atendimento e de proporcionarmos mais acesso a serviços médicos do que aquela comunidade já havia visto em uma geração, o ponteiro em Bayview apenas oscilava.

Depois que minha assistente levou Diego e sua irmã para a sala de espera e Rosa me contou um pouco de sua história, nós duas ficamos sentadas por alguns momentos imersas em nossos pensamentos. Eu só pensava na culpa, na preocupação e na esperança flutuando em sua mente. Apesar de absortas em nossos pensamentos individuais, nós duas abrimos um sorriso quando Diego se esgueirou pela porta, estrábico e sorridente. Rosa se levantou e reparei em seu tamanho. Ela era uma mulher robusta, mas, em termos de estatura, não estava muito abaixo do normal. Diego, no entanto, era tão baixinho que não chegava nem perto da curva de crescimento para um menino de 7 anos. Eu me lembro de repassar mentalmente o protocolo para avaliação e tratamento de déficit de crescimento. O que faz sentido — é isso o que os médicos fazem. Identificam um problema — um desenvolvimento anormal ou uma doença — e tentam corrigi-lo. Mas dessa vez uma pergunta simples surgiu: *O que estou deixando passar?*

• • •

Existe uma parábola muito conhecida que todos os estudantes aprendem no primeiro dia da faculdade de saúde pública e que, por acaso, é baseada em uma história real. No fim de agosto de 1854, houve um grave surto de cólera em Londres. O epicentro foi a área de Broad Street, no Soho, onde morreram 127 pessoas nos três primeiros dias e mais de quinhentas ao fim da segunda semana de setembro.[7] Naquela época, a teoria dominante era a de que doenças como a cólera e a peste bubônica eram transmitidas pelo ar insalubre. O médico londrino John Snow via com ceticismo essa "teoria miasmática". Ao investigar os moradores do bairro de Broad Street, ele conseguiu deduzir o padrão da doença.[8] Os casos se concentravam em torno de uma fonte de água: um poço público com uma bomba manual. Quando Snow convenceu as autoridades locais a desativar o poço, removendo a alavanca da bomba, o surto foi contido. Na época, ninguém quis aceitar a hipótese de Snow de que a doença não tinha se alastrado pelo ar, mas sim pela mais desagradável rota fecal-oral. Algumas décadas depois, no entanto, a ciência se atualizou, e a teoria miasmática foi substituída pela teoria microbiana.

ALGUMA COISA ESTÁ ERRADA • 31

Como promissores paladinos da saúde pública, meus colegas e eu nos concentramos na parte atraente da parábola do poço, a parte em que Snow acaba com a teoria miasmática. Mas eu também aprendi uma lição maior: se cem pessoas bebem do mesmo poço e 98 delas têm diarreia, posso prescrever antibiótico após antibiótico ou posso parar e perguntar: "O que diabos tem nesse poço?"

Eu estava prestes a ignorar o poço e fazer uma avaliação padrão do déficit de crescimento de Diego, mas dessa vez alguma coisa me fez encarar o caso diante de mim de forma um pouco diferente. Talvez tenha sido a apresentação extrema. Talvez eu finalmente tivesse visto casos suficientes para começar a juntar as peças. Qualquer que tenha sido o motivo, eu não conseguia afastar a sensação incômoda de que o terrível trauma que Diego vivenciara e seus problemas de saúde não eram apenas coincidência.

Mas antes de olhar para o poço em busca da resposta para os problemas de Diego ou de qualquer um dos meus outros pacientes, eu precisava de mais algumas informações. O primeiro passo no caso de Diego foi pedir uma avaliação da idade óssea, uma radiografia do pulso esquerdo que pode ser usada para determinar a maturidade esquelética da criança com base no tamanho e na forma dos ossos. Depois de colher material para alguns exames laboratoriais e de solicitar seus gráficos de crescimento à clínica onde ele fazia acompanhamento antes, entreguei a Rosa o formulário com o pedido da radiografia e me despedi do meu novo paciente.

Dias depois, recebi o relatório do radiologista. O relatório confirmava que a maturidade óssea de Diego correspondia à de um menino de 4 anos de idade. Mas os exames laboratoriais de Diego não mostravam baixos níveis de hormônio do crescimento nem de qualquer outro hormônio que pudesse explicar por que ele não estava crescendo. Eu tinha diante de mim dados importantes: o trauma aconteceu quando Diego tinha 4 anos, e sua altura aumentou muito pouco daí em diante. Ele também tinha a idade óssea de uma criança de 4 anos. Mas, de acordo com os exames, Diego não estava desnutrido nem apresentava sinais de distúrbios hormonais. Não parecia haver uma explicação médica facilmente acessível para a estatura de Diego.

Meu próximo movimento foi ligar para a dra. Suruchi Bhatia, endocrinologista pediátrica do California Pacific Medical Center. Enviei a ela o laudo da radiografia e os exames laboratoriais de Diego e perguntei se ela achava que o abuso sexual poderia levar uma criança de 4 anos a parar de crescer.

— Já viu algo assim antes? — perguntei, verbalizando por fim o que vinha me incomodando durante toda aquela semana.

— A resposta não tão simples? Sim.

Céus, pensei. *Agora eu realmente preciso descobrir o que diabos está acontecendo.*

. . .

Eu não conseguia parar de pensar em como aquela manifestação física era extrema. Se o que estava no "poço" em Bayview era a adversidade, Diego tinha experimentado uma dose considerável, o equivalente a beber uma jarra de água infestada de cólera. Se eu conseguisse descobrir o que estava acontecendo com Diego no nível bioquímico, talvez compreendesse o que estava acontecendo com *todos* os meus pacientes. Talvez isso fosse a chave para o que estava acontecendo na comunidade como um todo. Havia quatro importantes perguntas que eu precisava responder: Será que o que havia (trauma/adversidade) no fundo do poço era o que estava deixando as pessoas doentes? Como? Eu poderia provar essa hipótese? E o mais importante: o que eu poderia fazer a respeito, em termos médicos?

Um problema imediato em chegar ao fundo dessa conexão maior entre adversidades e problemas de saúde era o fato de que, por vezes, havia um grande número de fatores a considerar: as diferentes formas de criação de meus pacientes, seus históricos genéticos, suas exposições ambientais e, é claro, seus traumas individuais. Eu já sabia que não ia ser tão simples quanto identificar uma fonte de água compartilhada e um único tipo de bactéria. No caso de Diego, um incidente de abuso tinha funcionado como o catalisador que (presumivelmente) desencadeou uma reação bioquímica em cadeia que resultou na interrupção do crescimento. Mas todo tipo de coisas temerárias tinha que acontecer, e *continuar* acontecendo, nos âmbitos hormonal e celular, para que o corpo reagisse de maneira tão extrema. Entender como isso acontecia ia dar trabalho. Vi os meses seguintes da minha vida passarem como um lampejo diante de mim: nada além de pesquisas, barras de granola e olhos cansados.

Naquele dia, fiquei até tarde da noite na clínica, procurando nos prontuários dos pacientes padrões que talvez tivesse deixado de notar. Por fim, levantei-me e comecei a andar de um lado para o outro. Todos os pacientes e funcionários tinham ido para casa, então eu estava livre para perambular sem distrações. Vaguei pela sala de espera, parando para sorrir ao ver os móveis em miniatura e as pegadas estampadas em cores primárias no tapete. Essas coisas me lembraram mais uma vez que meus pacientes eram crianças normais, independentemente do que tinham passado ou ainda passariam.

Quando trabalhava para o CPMC em Laurel Heights, minha parte favorita do trabalho era examinar recém-nascidos. Anos depois, fiz exames idênticos nos recém-nascidos de Bayview e descobri que o pequeno coração deles batia da mesma maneira sob meu estetoscópio. Quando colocava o dedo enluvado na boca de um bebê, o mesmo adorável reflexo de sucção se manifestava. Todos tinham o mesmo ponto mole no topo da cabeça, onde os ossos do crânio ainda não estavam fechados por completo. Aqueles bebês vinham ao mundo sem nada que os diferenciasse dos que nasciam em Laurel Heights; no entanto, enquanto examinava os recém-nascidos de Bayview, sabia que, de acordo com as estatísticas, a vida daqueles seres humanos seria doze anos mais curta do que a vida das crianças de Laurel Heights. Não porque o coração deles tivesse uma constituição diferente ou porque seus rins não funcionassem do mesmo modo, mas porque, em algum momento no futuro, algo em seu corpo ia mudar — algo que ia alterar a trajetória de sua saúde pelo resto da vida. No começo, eles são todos iguais, adoráveis pacotes de potencial, mas saber que nem sempre serão é o suficiente para partir o coração de uma pessoa.

· · ·

Fui até a sala de exames pouco antes de ir para casa, acendi a luz e olhei para os animais na parede — leões, girafas, cavalos e, estranhamente, um único sapo solitário. Meu olhar se demorou nele. Talvez fosse o fato de estar estranhamente solitário, talvez fosse apenas a maneira misteriosa por meio da qual o cérebro conecta os pontos, mas de repente me lembrei do laboratório Hayes, na Universidade da Califórnia em Berkeley. Quando tinha 20 anos, passei um número considerável de horas lá, e os sapos foram uma parte importante disso. O laboratório Hayes era um laboratório de pesquisa sobre anfíbios onde o inigualável dr. Tyrone Hayes estava estudando os efeitos dos corticosteroides (hormônios do estresse) em girinos nos diferentes estágios de seu desenvolvimento. Os fantasmas de meu passado de pesquisas invadiram meu cérebro, entrelaçando-se ao problema com o qual havia me debatido durante todo o dia: tudo que tinha aprendido durante minha formação me dizia que a adversidade era uma causa social determinante de uma saúde precária, mas o que nunca se analisava era *como* ela afetava a fisiologia ou os mecanismos biológicos. Não havia nenhuma pesquisa à qual eu pudesse recorrer para me ajudar a entender como as experiências traumáticas de meus pacientes podiam estar afetando sua biologia e sua saúde.

Ou talvez houvesse.

Talvez, para descobrir o que estava acontecendo com Diego e todos os pequenos girinos de Bayview, eu tivesse que procurar pistas em círculos de sangue mais frio.

2

Para dar um passo à frente é preciso dar um passo atrás

Se é verdade que os pais são os primeiros professores de uma criança, o fato de meu pai ser um professor de bioquímica com um fraco pelo caos instrutivo provavelmente diz muito a meu respeito. Em um determinado momento da década de 1980, meus pais estavam criando cinco filhos com menos de 10 anos de idade, de modo que era provável que não tivessem muita escolha além de serem criativos no que dizia respeito à nossa educação. Meu pai, o dr. Basil Burke, é um imigrante jamaicano, e se eu puder me gabar por um instante, quando o Institute of Jamaica concedeu a Centennial Medal em celebração a seu centésimo aniversário, Bob Marley recebeu a de música, e meu pai, a de química. Até hoje, quando toma conta dos meus filhos para mim, nunca sei o que vou encontrar ao voltar para casa. Uma misteriosa substância branca e calcária cobrindo cada centímetro do fogão? Um filtro de água cuidadosamente desmontado? Três camarões crus na bancada ao lado de três camarões cozidos? Em se tratando do meu pai, é sempre uma surpresa.

Desde cedo eu soube que ele não era como os outros pais. Como bioquímico, transformava cada um dos "experimentos" de nossa infância em uma oportunidade (quer dizer, uma exigência) de descoberta. Quando chegava do trabalho e se deparava comigo e meus quatro irmãos arremessando aviões de papel de bicos afiados uns nos outros com uma alegria selvagem, ele não pedia aos gritos que parássemos antes que alguém tivesse um olho furado. Em vez disso, entrava em ação, orientando-nos a tirar medidas no chão e cronometrar nossos lançamentos. Se calculássemos quanto tempo um avião levava para ir do ponto A ao ponto B, poderíamos determinar sua velocidade. Com essa informação, e sabendo que a gravidade fazia com que um objeto acelerasse a 9,8 metros por segundo ao quadrado, poderíamos determinar a sustentação sob as asas e extrapolar o melhor ângulo do qual lançar o avião a fim de acertar alguém. Em retrospecto, vejo que esse tipo de intervenção era, na verdade, uma maneira brilhante de educar, porque no fim das contas meus irmãos resmungavam, largavam as armas e debandavam. Eu, por outro lado, queria sempre mais. Meu pai aplicava a física, a química e a biologia a tudo, desde o leite que coalhava na geladeira até a mancha de *curry* na minha blusa que mudava misteriosamente de amarelo para roxo no minuto em que eu encostava uma barra de sabão nela. Apesar de minha mãe não ficar nem um pouco satisfeita com o cheiro de leite azedo ou uma blusa manchada, aprendi algo que se tornou fundamental para minha visão de mundo na vida adulta: existe um mecanismo molecular por trás de cada fenômeno natural — só é preciso procurar por ele.

Uma década depois, quando fazia estágio no laboratório Hayes, percebi que grande parte do que fazia de meu pai um grande cientista era o intenso prazer que ele tinha com o processo. Àquela altura eu já havia entendido que fazer ciência como profissional não era o mesmo que explodir coisas quando criança. Eu passava muito tempo executando atividades monótonas como transferir volumes com uma pipeta e processar dados, então era fácil me perder nesses pequenos processos e deixar de enxergar o todo. Os melhores cientistas, porém, não faziam isso. Eles usavam sua empolgação e seu entusiasmo como uma ponte entre o mundano e o revelador. Se você encara seus experimentos apenas como algo automático — eles dão certo ou não —, está deixando de ver o potencial de um acidente afortunado. Dia após dia, bons cientistas criam ativamente as condições para a descoberta ao tirar o máximo proveito dos acidentes. Assim como minha blusa manchada de *curry*, uma experiência malsucedida pode ser um portal para uma verdade inesperada. Quando criança, eu via como isso funcionava ao observar meu pai. Quando estava na universidade, aprendi isso pelas mãos do dr. Tyrone B. Hayes.

O dr. Hayes era a antítese do típico professor de ciências de Berkeley. Com apenas 27 anos na época em que trabalhei sob sua supervisão, era um dos professores mais jovens da faculdade de ciências. E ele não era apenas brilhante, era meu único professor de ciências afro-americano na Universidade da Califórnia, e, além disso, tinha um incrível senso de humor e uma boca eloquentemente suja. Ninguém o chamava de dr. Hayes; era apenas Tyrone. Graças a ele, o nosso laboratório era de longe o mais legal do prédio.

• • •

O laboratório Hayes era especializado em pesquisas pioneiras sobre o sistema endócrino anfíbio, então, naturalmente, girinos e sapos foram a minha vida durante todas as horas livres do meu último ano em Berkeley. A pesquisa na qual eu estava trabalhando acabaria sendo um dos acidentes mais importantes de Hayes. O experimento de Hayes começou com uma hipótese sobre o desenvolvimento sexual de sapos e tinha por objetivo descobrir o impacto de diferentes tipos de hormônios esteroides (testosterona, estrogênio, corticosterona) na diferenciação das gônadas — basicamente, se os girinos iam se tornar sapos adultos machos ou fêmeas. Os hormônios são mensageiros químicos do organismo; as informações que eles carregam pela corrente sanguínea estimulam uma ampla gama de processos biológicos. Ele expôs os girinos a uma série de esteroides durante diferentes períodos de seu desenvolvimento e, para sua surpresa, descobriu que eles não tinham nenhum efeito sobre as gônadas. Esses experimentos envolveram muito tempo e raciocínio, mas, no fim das contas, nenhuma diferença mensurável foi observada. Uma decepção, para dizer o mínimo. Mas enquanto eu checava três vezes amostras de tecido ao microscópio, Hayes testava um olhar criativo sobre os resultados decepcionantes. O que ele descobriu foi que, embora nenhum dos esteroides tivesse impacto no desenvolvimento *sexual* dos girinos, alguns tiveram um efeito sobre seu crescimento e sua subsequente metamorfose.[1] Os efeitos mais surpreendentes foram observados quando Hayes expôs os girinos à corticosterona.

Para Hayes, o impacto que esse hormônio teve no crescimento dos girinos foi tão interessante que ele decidiu lançar seus dardos experimentais em uma direção totalmente diferente. A corticosterona é um hormônio do estresse — seu equivalente nos humanos é o cortisol —, então Hayes vestiu seu traje de sapo e tentou imaginar um cenário estressante para um girino. O que ele imaginou foi bastante simples: uma pequena lagoa começa a secar e de repente há muitos girinos e pouca água. Ele formulou a hipótese de que uma resposta ao estresse naquela situação poderia ser adaptativa, ou seja, quando o girino ficasse estressado com todos os outros girinos agressivos e com a água cada vez mais escassa, suas glândulas liberariam corticosterona, que daria início ao processo de metamorfose, transformando a cauda em pernas. Assim o sapo recém-formado poderia pular para fora da lagoa e deixar todos os outros girinos estúpidos para trás. Bingo! Adaptação.

Essa era a ideia, pelo menos. Acontece que Hayes estava, em grande parte, certo, mas, como sempre, foi *na parte em que ele estava errado* que as coisas ficaram interessantes. Quando os futuros sapos eram expostos à corticosterona no fim do desenvolvimento, ela *de fato* acelerava a metamorfose, permitindo o salto adaptativo e oportuno para fora da lagoa. Quando os sapos eram expostos ao esteroide no início do desenvolvimento, porém, ele na verdade *inibia* seu crescimento. E havia outros efeitos negativos inesperados, como diminuição da função imunológica, redução da função pulmonar, problemas de osmorregulação (pressão arterial alta) e comprometimento do desenvolvimento neurológico.[2] Quando os girinos eram expostos à corticosterona por um período prolongado, observavam-se os mesmos problemas. A resposta dos girinos ao estresse causado pela superlotação era adaptativa, mas *apenas* se ocorresse no momento certo de seu desenvolvimento.

Por que a exposição ao hormônio do estresse foi tão ruim para os girinos mais jovens? Essa é a parte complicada. Níveis elevados de corticosterona afetam a função de outros hormônios e sistemas corporais. A exposição precoce e prolongada à corticosterona deixou todos os outros níveis de hormônios e processos biológicos dos girinos descontrolados. Os efeitos foram *desadaptativos*, o que quer dizer que, em vez de ajudar o girino a se desenvolver e sobreviver, a resposta ao estresse piorou muito as coisas. Na realidade, a exposição precoce muitas vezes levou não apenas a mudanças irreversíveis no desenvolvimento, mas também, por vezes, à morte. Os níveis de corticosterona podem, por exemplo, influenciar os níveis do hormônio da tireoide, que regula o metabolismo. No caso dos girinos, a corticosterona eliminou por completo o hormônio da tireoide, o que explica por que esses girinos não cresceram nem se desenvolveram até o estágio da metamorfose. A corticosterona também afeta a produção de surfactante pulmonar, que desempenha um papel fundamental no desenvolvimento dos pulmões, permitindo que absorvam o oxigênio do ar.

Como estudante de medicina, aprendi nas aulas de anatomia e fisiologia que os hormônios atuam juntos em uma espécie de sinfonia de homeostase (a harmonia ou equilíbrio biológico do corpo), mas foi só quando trabalhei no laboratório Hayes que realmente *entendi* esse processo. Os sapos azarados serviram como uma importante lição objetiva. Quando você tem a quantidade certa de cada hormônio, todos trabalham juntos para manter o corpo funcionando normalmente, mas se o nível de um dos hormônios muda, essa delicada inter-relação se desequilibra. Esse tipo de desequilíbrio hormonal pode ter efeitos diretos e indiretos. Por exemplo, um aumento nos corticosteroides pode afetar diretamente a pressão arterial, mas também pode afetar indiretamente o crescimento e o desenvolvimento, alterando a maneira como os outros hormônios realizam *seu próprio* trabalho. A forma como os hormônios afetam uns aos outros e, consequentemente, o corpo humano pode ser complexa, mas é extremamente importante.

Outra grande revelação para mim no laboratório Hayes foi a introdução compulsória à resposta evolutiva ao estresse que todos receberam no primeiro dia de trabalho. É (relativamente) fácil memorizar os impactos de várias interações hormonais no corpo: se A interage com B, então o resultado é C. Na faculdade, a ciência é um desfile interminável de tabelas, infográficos, fórmulas e cálculos; o *o quê* do corpo humano, por assim dizer. Quando analisamos a biologia da perspectiva evolucionária, como os girinos de Hayes nos ensinaram a fazer, aprendemos algo igualmente importante: o *porquê*. A maioria de nós chegou até lá com uma compreensão das causas e efeitos biológicos dos processos fisiológicos em um estado adaptativo ideal; saímos com um fascínio por decodificar as causas e os efeitos em um estado desadaptativo longe do ideal.

Durante a maior parte do início da história humana, os maiores estressores (acontecimentos indutores de estresse) foram os predadores (estressores de curto prazo) e a escassez de alimentos (estressores de longo prazo). Quando ainda vivíamos nas savanas, um dos principais objetivos do cortisol era ajudar o corpo a administrar esse estresse de longo prazo. A manutenção da homeostase é fundamental para a sobrevivência, então o cortisol é produzido quando o corpo detecta uma mudança no ambiente que ameaça seu equilíbrio. Com a escassez de supermercados (e aplicativos para iPhone) na África pré-histórica, os primeiros humanos passavam a maior parte do tempo procurando comida, caçando comida e preparando alimentos para comer. Em tempos difíceis, o corpo detectava uma falta de nutrientes e dava início à reação em cadeia que é a resposta ao estresse.

Uma das partes mais importantes desse processo é o aumento da produção de cortisol, e um dos principais efeitos do cortisol é o aumento do açúcar no sangue. O cérebro precisa de açúcar para pensar e planejar, então essa dose extra de cortisol ajuda a manter o nível de açúcar no sangue equilibrado, apesar da escassez de gazelas para fazer um churrasco. O fluxo constante de glicose nas veias também serve de combustível para os músculos, de forma que, caso aviste uma gazela, você tenha a energia necessária para persegui-la. O cortisol também ajuda a manter a pressão arterial normal, regulando os níveis de água e sal no corpo. E inibe o crescimento e a reprodução, porque uma crise alimentar não é um bom momento para fazer planejamentos familiares otimistas de longo prazo; faz mais sentido direcionar toda a energia disponível para o problema diante de nós. O cortisol tem esses efeitos e muitos outros, e não apenas quando há escassez de comida, mas também quando há uma ameaça física (leões, por exemplo), uma lesão ou um estressor ambiental (terremoto!). Toda vez que a resposta ao estresse é acionada, os mesmos processos biológicos básicos entram em ação. A diferença entre os primeiros adultos humanos tentando sobreviver a uma temporada de caça ruim e o girino sendo submetido a uma dose letal de estresse é *o tempo e a duração* da exposição ao hormônio do estresse. No caso do caçador, o processo foi adaptativo (bom para a sobrevivência) porque aconteceu na idade adulta; no caso do girino, o processo foi desadaptativo (ruim para a sobrevivência) porque aconteceu na infância, muito cedo no processo de desenvolvimento.

PARA DAR UM PASSO À FRENTE É PRECISO DAR UM PASSO ATRÁS • 41

• • •

Nos dias que se seguiram à minha primeira consulta com Diego, pensei muito no laboratório Hayes — no que tinha aprendido sobre a resposta ao estresse, sobre desenvolvimento e sobre como abordar um problema de modo criativo. Esta última parte foi o que permaneceu em minha mente enquanto revisava a antiga pesquisa de Hayes sobre corticosterona e seu papel na metamorfose. Entretanto, apesar de os girinos e sapos terem me proporcionado uma sólida compreensão de como os hormônios do estresse podem afetar o desenvolvimento, eu reconhecia que se tratava de estudos com animais. Os girinos receberam doses significativas de corticosterona e, como resultado, os efeitos foram dramáticos. Isso fazia sentido, mas, como acontece com muitos estudos com animais, não havia nenhuma garantia de que os resultados se traduziriam de maneira direta em humanos. E ninguém tentou fazer o mesmo experimento com humanos devido ao pequeno problema ético de dar às pessoas doses cavalares de hormônios do estresse. Portanto, não havia estudos que avaliassem os efeitos de grandes doses de hormônio do estresse em humanos, muito menos em crianças. Ou havia?

• • •

Eu era uma residente do terceiro ano trabalhando na unidade de terapia intensiva pediátrica do Hospital Infantil Lucile Packard, em Stanford, e Sarah P. era uma linda menina de 6 anos que acordou certa manhã paralisada da cintura para baixo. Depois de uma extensa investigação, finalmente determinamos a causa: encefalomielite disseminada aguda. Trata-se de uma doença autoimune rara que faz com que o sistema imunológico do organismo ataque a mielina, as bainhas de isolamento que envolvem as fibras nervosas e permitem que os impulsos nervosos percorram o corpo rapidamente. Os pais de Sarah estavam compreensivelmente apavorados. O tratamento para a encefalomielite disseminada aguda consiste em altas doses do corticosteroide prednisona, que é essencialmente uma versão sintética do cortisol. A ideia é que a "dose de estresse" de corticosteroides suprima a resposta equivocada do sistema imunológico, de modo que as funções nervosas possam ser restabelecidas. Enquanto fazia a prescrição de prednisona, meu supervisor me lembrou de também escrever o que os médicos chamam de protocolo clínico de tratamento. Trata-se de um protocolo automático colocado em prática cada vez que uma determinada medicação é aplicada. Para doses de estresse de esteroides, o protocolo orientava sobre o que fazer se Sarah P. apresentasse algum dos efeitos colaterais previstos. Na UTI pediátrica, décadas de experiência mostraram aos médicos que a maioria dos pacientes que recebem altas doses de prednisona apresenta os mesmos tipos de problema. O protocolo, portanto, é mais ou menos o seguinte: (1) Se a pressão arterial atingir [X], administrar a medicação [Y]; (2) se o nível de açúcar no sangue ultrapassar [X], iniciar a administração intravenosa de insulina à taxa de [Y]; (3) se o paciente apresentar quadro psicótico e tentar arrancar o acesso venoso, administrar o antipsicótico [X] na dosagem [Y].

Quando cheguei a essa parte específica de minhas lembranças, não pude deixar de gritar: "*Rhaatid!*" (o correspondente, em patoá jamaicano, a "Minha nossa!"). Eu me dei conta de que os efeitos de uma dose de estresse de corticosteroides em uma criança não apenas eram conhecidos, como estavam codificados nos protocolos de atendimento do hospital. Protocolos médicos são usados quando os efeitos colaterais de um determinado medicamento são *tão previsíveis* que vale a pena estabelecer um sistema para abordá-los. Trata-se de um daqueles cenários raros nos quais a experiência clínica se torna pesquisa viva. Os médicos de Stanford observaram os efeitos colaterais exibidos por pacientes que receberam doses de estresse de corticosteroides, em seguida investigaram o que achavam que estava acontecendo e fizeram ajustes no tratamento até encontrar a melhor maneira de lidar com esses efeitos colaterais. Pode não ser ético conduzir um experimento independente premeditado para testar como crianças humanas reagem aos hormônios do estresse, mas observar suas reações no decorrer de um tratamento que pode salvar sua vida certamente é. Com o tempo, as intervenções bem-sucedidas que os médicos implementaram se tornaram as diretrizes clínicas para administrar os efeitos colaterais da prednisona. Sarah P. beneficiou-se disso, recebendo uma dose suficiente do medicamento para melhorar (e se curar, fico feliz em dizer), mas não grande demais a ponto de criar problemas maiores para ela.

PARA DAR UM PASSO À FRENTE É PRECISO DAR UM PASSO ATRÁS • 43

De repente, as reações físicas dos meus pacientes não pareciam tão sem sentido. Se seu sistema estava inundado com hormônios do estresse, como o de Sarah ou dos girinos, era razoável pensar que seu corpo, incluindo a pressão arterial, o açúcar no sangue e as funções neurológicas, reagisse de modo similar; tudo isso podia ser encarado como efeitos colaterais dos hormônios do estresse. Fazia sentido em termos biológicos que uma grande dose de hormônios do estresse no estágio errado do desenvolvimento tivesse um impacto desproporcional na saúde futura de meus pacientes. Foi exatamente o que aconteceu com os girinos mais jovens *versus* os mais próximos da metamorfose — a diferença entre as reações adaptativas e desadaptativas estava no *quando*.

Um exemplo extremo do impacto do *timing* quando se trata de hormônios é um problema de saúde chamado hipotireoidismo. Muitos de nós conhecemos alguém ou já ouvimos falar de alguém que tem uma tireoide hipoativa. Basicamente, isso significa que a glândula tireoide não produz hormônio suficiente, o que deixa o metabolismo da pessoa mais lento e resulta em pele seca, cabelo quebradiço e ganho de peso, sendo este último o sintoma mais conhecido. Embora cerca de 10 milhões de adultos tenham esse problema, geralmente se leva muito tempo para diagnosticá-lo.[3] A boa notícia, no entanto, é que os sintomas nos adultos tendem a ser relativamente menores e o tratamento é facilmente acessível.

Quando o hipotireoidismo ocorre na infância, porém, a situação é completamente diferente. A doença, antigamente chamada de maneira cruel de "cretinismo", pode resultar em um comprometimento significativo do crescimento físico e mental. Gerações de crianças sofreram com sintomas graves porque os médicos diagnosticavam a doença tarde demais, mas agora os exames para detectar o hipotireoidismo já são feitos em recém-nascidos. Com o diagnóstico precoce, a doença é facilmente tratada com reposição hormonal, o que significa que nos dias atuais o cretinismo é extremamente raro nos países desenvolvidos. Mas ainda é um bom exemplo de como o *timing* é importante: a falta de hormônio da tireoide no corpo tem efeitos muito diferentes, dependendo de quando ela acontece. Na idade adulta, os efeitos são simples e tratáveis. Na infância, são profundos.

· · ·

No caso de Diego, o momento da observação dos sintomas me preocupou. Eu temia que a dose de estresse que ele tinha experimentado fosse alta o suficiente para sobrecarregar seu organismo e ser a causa de seus sintomas. O mesmo valia para meus outros pacientes.

Mas e o restante da comunidade? Grande parte da população adulta havia vivenciado adversidades e traumas equiparáveis aos de Diego durante a infância. Como meus pacientes eram crianças, eu descobria sobre os traumas que vivenciaram por intermédio de seus pais ou responsáveis. Muitas vezes, os pais haviam vivenciado muito mais adversidades do que as crianças que levavam à clínica; os pais, mães, tias e tios que conheci ao longo dos anos compartilhavam periodicamente suas próprias histórias sobre terem sofrido abusos físicos, verbais ou sexuais, terem crescido em meio à violência doméstica ou até mesmo terem testemunhado alguém ser esfaqueado ou baleado. Agora sofriam de artrite, insuficiência renal, cardiopatias, doenças pulmonares crônicas e câncer. A maioria tinha crescido em Bayview ou em comunidades semelhantes, e eu não podia deixar de me perguntar sobre os efeitos de longo prazo que essas primeiras exposições tiveram na saúde de gerações inteiras.

Não havia dúvida de que a população de Bayview, meus pacientes incluídos, experimentava doses mais altas de estresse do que o americano médio. Pensei na pequena Sarah P. e no protocolo para os efeitos colaterais dos corticosteroides. Se os adultos de Bayview tinham sido crianças expostas a doses de estresse de hormônios durante os estágios críticos de seu desenvolvimento, quais seriam os efeitos colaterais que observaríamos como resultado disso?

A resposta estava bem ali, no *2004 Community Health Assessment* que li em meu primeiro dia de trabalho.

Existem milhares de Bayviews espalhados pelos Estados Unidos, sem falar no mundo. Na faculdade de saúde pública, assisti a palestras sobre a dimensão das disparidades de saúde entre comunidades vulneráveis (como aquelas com percentuais elevados de baixa renda, imigrantes recentes ou pessoas de cor) e bairros mais ricos; como mulher negra de família de imigrantes nos Estados Unidos, era como ouvir que a água é molhada. O que eu estava procurando era o *porquê*. Eu me lembrava nitidamente de estar na sala de aula do professor Ichiro Kawachi em Boston enquanto ele apresentava dados impressionantes sobre as taxas de obesidade em comunidades de alto risco e de me perguntar: *Isso poderia estar relacionado ao cortisol? Seria possível que a exposição à ameaça diária da violência e da falta de moradia estivesse não apenas associada aos problemas de saúde, mas fosse sua potencial causa?* Ocorreu-me, com horror, que as pessoas que moravam em projetos habitacionais lotados em Chicago talvez não fossem tão diferentes assim de girinos vivendo em um lago que secava.

Mas agora, em Bayview, eu estava vendo que o que as pessoas vivenciavam na infância poderia ser o suficiente para colocá-las em uma trajetória médica devastadora. A ideia em si de que acontecimentos da infância poderiam afetar a saúde das pessoas pelo resto da vida era assustadora, mas se o sistema de resposta ao estresse era de fato o mecanismo em ação, isso representava um grande caminho para a mudança. Significava que, se identificássemos o problema cedo o suficiente no desenvolvimento de uma criança, poderíamos ter um impacto significativo em sua vida posterior. A duração da exposição e o *timing* eram determinantes no que dizia respeito aos efeitos da corticosterona nos girinos. Com as crianças da UTI pediátrica de Stanford, sabíamos que havia medidas que poderíamos adotar para lidar com os efeitos colaterais dos hormônios do estresse antes que causassem um problema. Será que meus colegas e eu poderíamos criar um protocolo clínico para pacientes como Diego? Como seria? Eu não sabia, mas esse pensamento foi o bastante para me preencher com o mesmo tipo de eletricidade que sentia quando criança, quando estava tentando resolver um problema com meu pai e percebia que estava no caminho certo.

3

Dezoito quilos

A BELEZA E O DESAFIO de trabalhar em uma clínica como a minha era que, independentemente de minhas próprias necessidades (sono!) ou desejos (almoço!), havia uma corrente contrária de urgência que sempre me conduzia de volta para meus pacientes. Depois do trabalho, às vezes me dava ao luxo de dispor de tempo para investigar a conexão entre adversidade e saúde, mas, quando estava na clínica, tinha uma pilha de fichas e uma sala de espera cheia de crianças doentes. Com Diego em particular, sentia aquele puxão familiar. Embora tivesse prescrito um inalador e medicamentos para os eczemas, eu ainda precisava fazer algo a respeito do déficit de crescimento. Pedi a ajuda da dra. Bhatia mais uma vez. Eu me perguntava se não seria necessário recorrer a uma terapia hormonal, mas ela me lembrou que os exames laboratoriais de Diego não tinham mostrado desequilíbrios hormonais, pelo menos nenhum que pudéssemos medir. De acordo com sua experiência, em casos como esse, a medicação provavelmente não ajudaria. Para minha surpresa, ela disse que o tipo mais eficaz de tratamento para Diego seria a psicoterapia.

Por sorte, eu já sabia a quem recorrer. O Bayview Child Health Center havia recebido um pequeno subsídio para custear serviços de apoio ao paciente e, quando tive que decidir o que fazer com ele, eu soube exatamente a quem perguntar: à própria comunidade. Aprendi durante a minha formação que construir relações em comunidades carentes é importante para melhorar os prognósticos de saúde, motivo pelo qual adotei como parte do meu trabalho o processo de ajudar escolas e igrejas a planejar feiras de saúde, programas de nutrição e aulas de prevenção da asma. As pessoas se acostumaram a me ver na vizinhança. Muitas pessoas bem-intencionadas tinham passado por Bayview, deixando uma infinidade de promessas não cumpridas em seu rastro, mas a comunidade estava começando a acreditar em mim quando eu dizia que estava comprometida com o objetivo de melhorar a saúde de seus filhos.

Quando o subsídio para dar apoio aos pacientes chegou, a resposta sobre como gastá-lo era clara: serviços de saúde mental. Na época, a presença de um terapeuta na equipe de uma clínica pediátrica era algo incomum, mas meus colegas e eu sabíamos que deveríamos dar aos membros da comunidade o que eles afirmavam precisar, não o que *nós achávamos* que eles precisavam.

Mas tive receio de não encontrar a pessoa certa para ocupar a posição de terapeuta. Nós éramos um centro de saúde sem fins lucrativos no meio de Bayview Hunters Point, com equipe e orçamento reduzidos e uma grande quantidade de horas extras intensas e não remuneradas para cumprir. Embora esse tipo de trabalho fosse a *minha* ideia de emprego dos sonhos, eu não era louca o suficiente para achar que era o emprego dos sonhos de todo mundo. Quando o dr. Whitney Clarke entrou em meu consultório para uma entrevista, minhas esperanças caíram por terra. Mesmo sabendo que não se deve julgar ninguém pela aparência, ainda assim pensei: *Não tem a menor possibilidade de esse cara ser o cara.*

Dizer que alguém como o dr. Clarke não é a primeira imagem que vem à mente quando se pensa em um terapeuta trabalhando em uma comunidade como Bayview é um eufemismo. Ele é homem, branco e a cara do Chris Pine (o ator que interpreta o jovem Capitão Kirk nos novos filmes da franquia *Star Trek*). É praticamente um anúncio da Abercrombie & Fitch ambulante. Para mim, isso significava que os pacientes teriam dificuldade de confiar e se conectar com ele — o que era um problema para um terapeuta em uma comunidade marginalizada e extremamente carente. Mas, depois de conversarmos por um longo tempo, meu ceticismo inicial começou a arrefecer e vi algo nele que achei que poderia cativar os pacientes.

Como era de esperar, a maioria de meus pacientes resistiu quando os encaminhei para o dr. Clarke. "Eu não vou levar meu filho a um terapeuta branco" foi um refrão comum e compreensível. Aquelas famílias estavam em uma posição vulnerável, e muitas tinham experimentado o tipo de racismo institucionalizado que gera uma profunda desconfiança em relação a pessoas de fora da comunidade e uma atitude defensiva automática. Felizmente, àquela altura eu já havia construído um vínculo tão forte com a comunidade que, quando garanti que podiam confiar no dr. Clarke e que achava que ele poderia fazer uma grande diferença na vida de seus filhos, eles acreditaram em mim. Não demorou muito para que o vissem como ele era: um médico extremamente cuidadoso, acessível e competente, que em pouco tempo se tornou uma espécie de porto seguro para eles. Eu adorava quando as famílias dos pacientes voltavam ao meu consultório meses depois, exibindo uma espécie de orgulho ao falar dele. Logo, passaram a confiar nele também.

• • •

Após conversar com a dra. Bhatia sobre Diego, expliquei o caso ao dr. Clarke e perguntei que tipo de planejamento terapêutico deveríamos recomendar para ele. Em seguida, encaminhamos Rosa para um terapeuta que falava espanhol e que tinha muita experiência em terapia cognitivo-comportamental focada no trauma, um protocolo clínico elaborado para abordar o impacto dos traumas no desenvolvimento da criança trabalhando tanto com os pais quanto com a própria criança.[1]

Depois de tirar isso da minha interminável lista de coisas a fazer, eu me senti melhor, mas, embora Diego estivesse agora sendo submetido ao melhor plano de tratamento que pudemos elaborar, eu ainda estava frustrada. Via com cada vez mais clareza em meus pacientes uma conexão entre adversidade e problemas de saúde, mas me sentia totalmente despreparada para lidar com isso. Apesar de ser grata pela orientação da dra. Bhatia em relação ao déficit de crescimento de Diego, havia muitas outras ocasiões em que eu não tinha a quem recorrer. Uma década de experiência tinha me levado a acreditar que o que eu estava vendo era real, mas, se era verdade, por que não tinha aprendido a tratar aquilo na faculdade de medicina ou durante a residência médica? Onde estavam os protocolos clínicos? Onde estavam as recomendações dos conselhos de medicina para os médicos sobre o que fazer nesses casos?

Whitney Clarke era um ouvinte frequente da minha frustração. Conversávamos sempre sobre minha hipótese de que a adversidade estivesse na raiz dos sintomas de saúde mental que ele estava tratando e dos meus casos médicos mais complicados. Apesar de não ter formação em endocrinologia, para ele isso fazia todo o sentido. Ele inclusive me lembrou de alguns outros casos extremos que enfrentávamos e que se encaixavam nos moldes dos sintomas de estresse de Diego.

• • •

Alguns meses depois, o dr. Clarke foi até meu consultório e me entregou uma pesquisa com um enorme sorriso no rosto.

— Já viu isso? — perguntou ele.

Era um artigo do dr. Vincent Felitti, do dr. Robert Anda e colegas publicado em 1998 no *American Journal of Preventive Medicine*: "Relationship of Childhood Abuse and Household Dysfunction to Many of the Leading Causes of Death in Adults: the Adverse Childhood Experiences (ACE) Study" [A relação entre o abuso na infância e um lar disfuncional e diversas das principais causas de morte entre adultos: Estudo sobre Experiências Adversas na Infância (EAIs)"].[2]

— Não — respondi, pressentindo por seu tom que se tratava de algo importante.

— Se eu fosse você, daria um tempo nos prontuários médicos — disse ele.

— Isso é o que eu estou *pensando*?

— Apenas dê uma olhada e depois venha falar comigo.

Antes mesmo de ele fechar a porta eu já estava na metade do resumo. Não tinha nem terminado de ler a primeira página quando senti um sobressalto de reconhecimento.

Lá estava ela.

A peça final do quebra-cabeça que fazia com que todas as outras se encaixassem.

Tudo o que eu tinha vivenciado nos dez anos anteriores, todas as perguntas e observações que eu não conseguia conectar, de repente tinham um eixo comum. Com o coração batendo acelerado, comecei a ler em voz alta as partes particularmente surpreendentes do estudo, parando de tempos em tempos para soltar exclamações sussurradas em patoá jamaicano. A primeira coisa que me surpreendeu na pesquisa de Felitti e Anda foi como ela era consistente: eles apresentaram dados obtidos de 17.421 pessoas, um número grande o suficiente para fornecer a validação que nunca pensei que encontraria.[3]

Quando terminei de ler o estudo, meu entusiasmo não tinha diminuído. Eu me sentia como Neo no final de *Matrix*, quando subitamente o mundo se traduz em séries de números verdes correndo por todas as superfícies. Eu não apenas via a realidade completa do que estava ao meu redor, mas *a compreendia*. De acordo com o Estudo sobre Experiências Adversas na Infância, eu não era a única a fazer conexões entre o estresse das adversidades na infância e os prognósticos de saúde ruins. Aquela peça do quebra-cabeça, a parte final do código de Matrix, era exatamente o que eu precisava para entender o que estava acontecendo com meus pacientes e, o mais importante, para tratá-los. Na época, sabia que aquele momento, aquela compreensão, ia mudar profundamente minha maneira de exercer a medicina, mas não fazia ideia do quanto mudaria minha vida.

· · ·

Era o ano de 1985, na clínica de tratamento da obesidade do Centro Médico Kaiser Permanente, em San Diego, e o dr. Vincent Felitti estava entrevistando seu primeiro paciente do dia. Se ficasse atrás do dr. Felitti na fila para tomar uma sopa no refeitório do hospital ou cruzasse com ele no corredor, provavelmente você ficaria impressionado com sua postura. *Imponente. Calmo.* Estas são as palavras que talvez usasse para descrevê-lo. Com a aparência de um intelectual perfeitamente sereno, com cabelos brancos e espessos, ele parecia pronto para apresentar o noticiário na TV aberta ou moderar tranquilamente um debate entre políticos rabugentos. Falava com confiança e autoridade e era extremamente articulado. E foi por isso que, quando me contou essa história, fiquei abismada ao saber que sua maior descoberta médica havia acontecido por causa de um deslize verbal.

Donna era uma mulher de 53 anos com diabetes incapacitante e um problema significativo de peso. Em um novo programa de perda de peso, ela havia conseguido perder mais de 45 quilos dois anos antes, mas nos últimos seis meses engordara tudo novamente. Felitti tinha uma sensação conflitante de frustração e responsabilidade. A verdade era que ele não sabia por que Donna saíra dos trilhos. Ela estava indo tão bem e, depois de todo o esforço e sucesso, voltara ao ponto de partida.

Felitti estava determinado a entender por quê.

Ele fez uma série de perguntas preliminares habituais: quanto você pesava ao nascer? Quanto pesava quando começou o ensino fundamental? Quanto pesava quando começou o ensino médio? Quantos anos você tinha quando iniciou a vida sexual?

Mas na última pergunta ele se confundiu.

Em vez de perguntar: "Quantos anos você tinha quando iniciou a vida sexual?", perguntou: "Quanto você pesava quando iniciou a vida sexual?"

— Dezoito quilos — respondeu Donna.

Sua resposta fez com que ele parasse de repente. *Como assim 18 quilos?*

Ele tinha quase certeza de que ouvira errado e por um minuto não disse nada, mas então algo o impeliu a fazer a pergunta novamente da mesma maneira. Talvez ela quisesse dizer 68 quilos.

— Desculpe-me, Donna, quanto você pesava quando iniciou a vida sexual?

Ela ficou em silêncio.

Ele esperou que ela falasse, pressentindo que havia algo importante ali. Depois de passar duas décadas trabalhando com pacientes, aprendera que por trás de uma pausa cheia de significado costumava haver elementos valiosos para o diagnóstico.

— Eu pesava 18 quilos — respondeu Donna, baixando o olhar.

Felitti esperou, atordoado.

— Foi quando eu tinha 4 anos, com meu pai — continuou ela.

Felitti me disse que, na hora, ficou chocado, mas se esforçou para não demonstrar (eu conhecia muito bem aquela sensação). Em 23 anos atendendo pacientes, nunca ouvira alguém fazer um relato de abuso sexual durante um checkup. Hoje, isso seria algo difícil de acreditar. Eu me perguntei se era porque ele nunca havia perguntado ou porque aquilo havia acontecido na década de 1980, quando as histórias de abuso ficavam ainda mais silenciadas do que hoje. Quando perguntei a ele sobre isso, Felitti me disse que achava que provavelmente nunca havia perguntado; afinal de contas, ele era médico, não psicólogo.

• • •

Semanas depois de conversar com Donna, Felitti entrevistou outra paciente que fazia parte do mesmo programa de perda de peso e que não conseguia cumprir as metas estabelecidas. Patty na verdade tinha começado como uma paciente modelo; em apenas 51 semanas, passou de 185 para 60 quilos. Patty e Donna não estavam sozinhas. Muitos outros pacientes também vinham apresentando ótimos resultados, alguns perdendo até 135 quilos em um ano de regime. Felitti estava entusiasmado com os resultados, mas a alta taxa de evasão era intrigante. Se isso acontecesse com pacientes que ainda estavam no início do processo, a deserção teria sido compreensível. Afinal, o regime de privação com o qual se comprometiam era difícil. O estranho, entretanto, era que a taxa de abandono era maior entre os pacientes mais *bem-sucedidos* — os que tinham seguido o programa por mais tempo e obtido os melhores resultados. Quando estavam perto de atingir o peso ideal, quando deveriam estar comemorando os objetivos conquistados com tanto esforço, esses pacientes de sucesso subitamente desapareciam. Abandonavam o programa permanentemente ou o deixavam e voltavam meses depois, tendo recuperado a maior parte do peso perdido. Felitti e seus colegas estavam confusos. Haviam descoberto o que parecia ser uma solução para um problema notoriamente intratável, mas essa solução estava se mostrando insustentável por alguma razão que eles não conseguiam identificar.

Felitti se reuniu com Patty para tentar entender o que estava acontecendo. Sabia que ela estava prestes a abandonar o programa porque, nas três semanas anteriores, tinha recuperado 17 quilos. Ela estava indo na direção errada, e muito rápido. Ele esperava colocá-la de volta nos trilhos antes que fosse tarde demais.

O dr. Felitti realizou um exame físico em Patty para ver se conseguia determinar o que estava por trás do repentino ganho de peso. Será que ela tinha insuficiência cardíaca, o que podia estar fazendo com que retivesse grandes quantidades de líquido? O dr. Felitti não observou inchaço ou edema que indicasse a retenção de líquidos associada à insuficiência cardíaca. Será que sua tireoide estava descompensada? Ele examinou mais atentamente o cabelo, a pele e as unhas dela, mas não observou ressecamento nem afinamento, e sua tireoide estava do tamanho normal. Não parecia haver nenhum sinal físico de problema metabólico.

Depois de descartar todas as possibilidades, Felitti se sentou com ela para uma conversa.

— Patty, o que *você* acha que está acontecendo?

— Está se referindo ao peso?

— Sim.

Seu sorriso esmaeceu e ela olhou para as mãos.

— Acho que estou comendo enquanto durmo — disse ela timidamente.

— Como assim? — perguntou Felitti.

— Quando criança, eu era sonâmbula. Não faço isso há anos, mas moro sozinha e quando vou para a cama à noite deixo tudo limpo e arrumado na cozinha. Agora, quando acordo de manhã, encontro panelas e pratos sujos, caixas e latas abertas. Alguém obviamente está cozinhando e comendo, mas não consigo me lembrar de nada. Como sou a única pessoa na casa e estou ganhando peso, acho que é a única explicação.

Felitti assentiu. Parecia uma hipótese um pouco maluca, possivelmente até sinal de algum tipo de psicopatologia. Normalmente, ele a encaminharia para os serviços de saúde mental e concentraria a atenção em sua saúde física, mas algo o impediu. Sua conversa recente com Donna fizera com que ele percebesse que havia coisas que poderiam estar afetando o sucesso de seus pacientes e que ele não estava conseguindo acessar com seu questionário habitual. Decidiu seguir essa linha mesmo que parecesse fora de sua área de especialização.

— Patty, que você esteja comendo enquanto dorme explica o ganho de peso, mas por que está fazendo isso *agora*?

— Eu não sei.

— Por que isso não aconteceu três anos ou três meses atrás?

— Eu não sei.

Felitti tentou novamente. Seu trabalho com doenças infecciosas e epidemiologia não permitia que se contentasse com a explicação superficial. Em geral havia um acontecimento que funcionava como gatilho. A cólera não vitimou tantas pessoas no bairro do Soho, em Londres, por azar; havia uma coisa que ligava todas as pessoas que ficaram doentes: um poço contaminado.

Felitti duvidava que Patty tivesse começado a comer enquanto dormia sem que houvesse uma razão.

— Pense bem, Patty. O que está acontecendo na sua vida? Por que você começaria a comer durante o sono agora?

Ela ficou em silêncio por um momento.

— Bem, não sei se tem alguma relação, mas tem um cara no trabalho — disse ela, olhando para baixo de novo.

Felitti esperou, e por fim Patty começou a explicar que, em seu trabalho como enfermeira em uma clínica de repouso, tinha sido encarregada de um novo paciente que não parava de dar em cima dela. Ele era muito mais velho e casado, e havia feito comentários sobre como ela estava bonita agora que tinha perdido todo aquele peso. Desde então, o homem vinha fazendo propostas indecorosas a ela. A princípio, Felitti ficou perplexo. Não parecia que esse assédio moderado (estamos falando dos anos 1980, afinal) fosse o suficiente para desestabilizá-la de uma forma tão extrema, mas, à medida que investigava, as coisas foram ficando mais claras. Patty tinha um longo histórico de incesto nas mãos do avô, que iniciou aos 10 anos de idade. Foi nessa mesma época que ela começou a ganhar peso.

Depois que Patty saiu naquele dia, o dr. Felitti se deu conta de que não podia ignorar as semelhanças entre ela e Donna. Talvez fosse apenas coincidência, mas o que não saía de sua cabeça era o *timing*. Ambas as pacientes começaram a ganhar peso na infância, imediatamente após incidentes de abuso. Avancemos algumas décadas; o súbito ganho de peso de Patty coincidia com o fato de ela ter sido assediada por seu paciente. Felitti se perguntou se, ganhando peso, ela não poderia estar subconscientemente se protegendo do que devia parecer um trauma recorrente. E se estivesse avaliando aquilo de uma maneira completamente errada? Como médico, ele encarava o peso do paciente como o problema. E se na verdade fosse uma *solução*? E se o peso de seus pacientes fosse uma barreira psicológica e emocional, algo que os protegesse do mal? Isso ajudaria a explicar por que os pacientes mais bem-sucedidos, aqueles que haviam perdido essa camada protetora, ficavam tão desesperados para tê-la de volta.

Felitti suspeitou ter entrevisto uma relação oculta entre histórias de abuso e obesidade. Para ter uma ideia mais clara dessa possível relação, ao realizar seus exames e entrevistas habituais com pacientes para o programa de combate à obesidade, ele começou a perguntar às pessoas se elas tinham um histórico de abuso sexual na infância. Para sua surpresa, aparentemente todos os outros pacientes admitiram ter esse histórico. A princípio, ele achou que aquilo não podia ser verdade. Caso fosse, ele não teria aprendido algo sobre essa correlação na faculdade de medicina? Depois de 186 pacientes, entretanto, começou a se convencer. Para se certificar de que não havia nada de idiossincrático naquele grupo de pacientes nem na forma como fazia as perguntas, ele recrutou cinco colegas para rastrear seus próximos cem pacientes com problema de peso e verificar se havia um histórico de abuso. Quando eles obtiveram os mesmos resultados, Felitti soube que tinham feito uma descoberta importante.

• • •

A suspeita inicial do dr. Felitti a respeito da ligação entre a adversidade na infância e os prognósticos de saúde levou ao monumental Adverse Childhood Experiences Study [Estudo sobre Experiências Adversas na Infância]. Foi um ótimo exemplo de médicos raciocinando como detetives, seguindo um palpite e, em seguida, submetendo-o a processos científicos. Começando com apenas dois pacientes, essa pesquisa acabaria por se tornar tanto a base quanto a inspiração para trabalhos contínuos que dão aos profissionais da medicina uma compreensão fundamental da vida de tantos outros.

Depois do trabalho inicial de detetive dentro de seu próprio departamento, Felitti começou a tentar divulgar sua hipótese. Em 1990, apresentou suas descobertas em uma conferência nacional sobre obesidade em Atlanta e foi duramente criticado por seus pares. Um dos médicos na plateia insis-

DEZOITO QUILOS • 57

tiu que os relatos de abuso dos pacientes eram invenções com o intuito de justificar suas vidas fracassadas. Segundo Felitti, o homem recebeu uma salva de palmas.

Mas ao menos uma pessoa na conferência não achava que o dr. Felitti havia sido enganado por seus pacientes. O epidemiologista David Williamson, do Centers for Disease Control and Prevention (CDC) [Centros de Controle e Prevenção de Doenças], sentou-se ao lado de Felitti em um jantar para os conferencistas mais tarde naquela noite. O cientista disse a Felitti que, se o que ele estava alegando — que havia uma conexão entre abuso infantil e obesidade — fosse verdade, isso poderia ser extremamente importante. Mas observou que ninguém daria crédito a evidências baseadas em apenas 286 casos. Felitti precisava de um estudo epidemiologicamente sólido e em grande escala, com milhares de pessoas oriundas de um amplo corte transversal da população, não apenas um subgrupo de um programa sobre obesidade.

Nas semanas que se seguiram à conferência, Williamson apresentou Felitti a um médico epidemiologista do CDC: Robert Anda. Durante anos no centro, Anda havia pesquisado a ligação entre saúde comportamental e doenças cardiovasculares. Anda e Felitti passaram os dois anos seguintes revisando a literatura existente sobre a conexão entre abuso e obesidade, e elaborando a melhor maneira de chegar a um estudo significativo. Seu objetivo era identificar duas coisas: (1) a relação entre exposição a abuso e/ou disfunção doméstica durante a infância e comportamento adulto que representasse risco à saúde (alcoolismo, tabagismo, obesidade severa); e (2) a relação entre exposição a abuso e/ou disfunção doméstica durante a infância e *doenças*. Para fazer isso, precisavam de avaliações médicas abrangentes e dados de saúde de um grande número de adultos.

Felizmente, parte dos dados de que precisavam já estava sendo coletada todos os dias no Kaiser Permanente, em San Diego, onde, por ano, mais de 45 mil adultos faziam exames médicos abrangentes no centro de avaliação da saúde. As avaliações médicas reunidas pelo Kaiser seriam uma valiosa fonte de importantes dados para Felitti e Anda porque continham informações demográficas, diagnósticos anteriores, histórico familiar e condições atuais ou doenças que cada paciente estava enfrentando. Depois de nove meses de batalha e de finalmente obter a aprovação dos comitês de supervisão para seu protocolo de Estudo sobre Experiências Adversas na Infância, Felitti e Anda estavam prontos para começar. Entre 1995 e 1997, perguntaram a 26 mil membros do Kaiser se estariam dispostos a ajudar a melhorar a compreensão a respeito de como as experiências na infância afetavam a saúde, e 17.421 dos clientes do plano de saúde do Kaiser concordaram em participar. Uma semana depois das duas primeiras consultas para esse processo, Felitti e Anda enviaram a cada paciente um questionário sobre abuso na infância e exposição à disfunção doméstica, bem como sobre os atuais fatores de risco para a saúde, como tabagismo, vício em drogas e exposição a doenças sexualmente transmissíveis.

O questionário reuniu informações cruciais sobre o que Felitti e Anda chamaram de "experiências adversas na infância" ou EAIs. Com base na prevalência de adversidades que tinham visto no programa sobre obesidade, Felitti e Anda separaram suas definições de abuso, negligência e disfunção doméstica em dez categorias específicas de EAIs. Seu objetivo era determinar o nível de exposição de cada paciente perguntando se ele ou ela havia vivenciado alguma das dez categorias antes dos 18 anos de idade.

1. Abuso emocional (recorrente)
2. Abuso físico (recorrente)
3. Abuso sexual (contato)
4. Negligência física
5. Negligência emocional
6. Abuso de drogas em casa (por exemplo, viver com um alcoólatra ou uma pessoa viciada em drogas)
7. Distúrbio mental em casa (por exemplo, viver com alguém que sofresse de depressão ou algum distúrbio mental ou que tivesse tentado suicídio)
8. Mãe tratada de forma violenta
9. Divórcio ou separação parental
10. Comportamento criminoso em casa (por exemplo, um membro da família que tivesse ido para a prisão)

DEZOITO QUILOS • 59

Cada categoria de abuso, negligência ou disfunção vivenciada contava como um ponto. Como havia dez categorias, a maior pontuação possível era dez.

Usando os dados das avaliações médicas e dos questionários, Felitti e Anda correlacionaram a pontuação de EAIs com comportamentos que representavam risco à saúde e prognósticos de saúde.

Primeiro, descobriram que as EAIs eram espantosamente comuns: 67% da população tinham vivenciado pelo menos uma categoria de EAIs e 12,6% tinham vivenciado *quatro ou mais* categorias de EAIs.[4]

Segundo, identificaram uma relação dose-resposta entre as EAIs e os prognósticos ruins de saúde, o que significava que, quanto maior a pontuação de uma pessoa, maior o risco para sua saúde. Por exemplo, uma pessoa com quatro ou mais EAIs tinha *duas vezes* mais chances de desenvolver cardiopatias e câncer e estava *três vezes e meia* mais propensa a desenvolver doença pulmonar obstrutiva crônica (DPOC) do que uma pessoa com zero EAI.[5]

• • •

Considerando o que tinha observado em meus pacientes e na comunidade, eu tive certeza de que aquele estudo havia acertado em cheio. Era uma evidência poderosa da conexão que eu tinha observado clinicamente, mas para a qual eu nunca tinha encontrado fundamentação na literatura. Depois de ler o Estudo sobre EAIs, consegui responder à questão sobre haver ou não uma conexão médica entre o estresse provocado pelo abuso e pela negligência na infância e as alterações e danos físicos que poderiam durar uma vida inteira. Parecia claro agora que havia algo perigoso no poço em Bayview Hunters Point. Não era chumbo. Não eram resíduos tóxicos. Não era nem mesmo a pobreza em si. Era a adversidade na infância. E ela estava deixando as pessoas doentes.

• • •

Uma das partes mais reveladoras do Estudo sobre EAIs não era *o que* ele investigava, mas *quem* ele investigava. Muitas pessoas podem olhar para Bayview Hunters Point, ver os índices de pobreza e violência e a falta de assistência médica e dizer: "É claro que essas pessoas ficam mais doentes; faz sentido." Afinal de contas, foi o que aprendi na faculdade de saúde pública. Pobreza e falta de assistência médica adequada são o que leva a prognósticos de saúde ruins, certo?

É nesse ponto que o Estudo sobre EAIs entra e muda tudo, mostrando que a visão dominante está deixando de levar algo importante em consideração. Afinal, *onde* o Estudo sobre as EAIs foi realizado?

Bayview? Harlem? Centro-Sul de Los Angeles?

Não.

Na classe média de San Diego.

O Estudo sobre EAIs original foi realizado com uma população com um percentual de 70% de caucasianos e 70% de pessoas que cursaram o ensino superior. Como eram pacientes do Kaiser, os participantes do estudo também tinham acesso a uma ótima assistência médica. Diversos outros estudos sobre as EAIs validaram as conclusões originais. O corpo de pesquisas que se originou do Estudo sobre EAIs deixa claro que as experiências adversas na infância, em si e por si sós, são um fator de risco para muitas das doenças mais comuns e mais graves nos Estados Unidos (e no mundo), independentemente de renda, raça ou acesso a assistência médica.

· · ·

O Estudo sobre EAIs é poderoso por vários motivos, mas um dos principais é que seu foco vai além dos prognósticos comportamentais e de saúde mental. A pesquisa não foi conduzida por um psicólogo; foi conduzida por dois médicos clínicos gerais. A maioria das pessoas entende intuitivamente que há uma conexão entre trauma na infância e comportamento de risco, como beber em excesso, alimentar-se mal e fumar, na vida adulta (mais adiante me aprofundarei nisso). Mas o que a maioria das pessoas *não* reconhece é que existe uma conexão entre a adversidade no início da vida e causas de morte conhecidas, como cardiopatias e câncer. Todos os dias na clínica, eu via como a exposição dos meus pacientes a EAIs estava prejudicando seu organismo. Eles podiam ser jovens demais para apresentar cardiopatias, mas eu certamente já identificava os sinais precoces em suas altas taxas de obesidade e asma.

Junto com minha empolgação ao encontrar a demonstração dos vínculos entre adversidade e doenças no Estudo sobre EAIs, veio uma onda de indignação: *Por que eu só estava sabendo daquilo agora?* Aquele estudo era claramente um divisor de águas, e, no entanto, não tomei conhecimento dele na faculdade de medicina, nem na faculdade de saúde pública, nem mesmo na residência. Felitti e Anda publicaram as descobertas iniciais do Estudo sobre EAIs em 1998, mas só fui ler sobre elas em 2008. Dez anos! E aquela importante descoberta científica ainda não tinha sido traduzida em ferramentas clínicas que eu poderia usar para melhorar a saúde dos meus pacientes. Como isso era possível?

Quando conversei com Felitti anos depois, ele mencionou ataques a partes do artigo vindos de vários colegas. Apesar de Felitti e Anda terem refutado com sucesso as críticas, o trabalho nunca pareceu ganhar força. Na verdade, praticamente desapareceu, o que é uma loucura quando se pensa no que ele revelou. Os colegas do dr. Anda no Centers for Disease Control ficaram animados, afirmando que a magnitude do aumento da probabilidade de doenças era do tipo que se via apenas algumas vezes na carreira de um pesquisador. Uma parte crucial de suas descobertas foi a relação dose-resposta; por exemplo: quanto mais cigarros você fuma e quanto mais anos você fuma, maiores são suas chances de ter câncer de pulmão. O Estudo sobre EAIs estabelece de forma contundente uma relação dose-resposta, o que é um passo importante para demonstrar a causalidade. Uma pessoa com uma pontuação de EAIs de sete ou mais tem *o triplo de chances* de ter câncer de pulmão e *três vezes e meia mais chances* de ter uma cardiopatia isquêmica, a principal causa de morte nos Estados Unidos. Se um grande estudo como o de Felitti e Anda fosse publicado amanhã dizendo que a exposição ao queijo cottage triplica as chances de uma pessoa ter câncer, a internet quebraria e o lobby dos produtores de laticínios seria obrigado a contratar uma empresa de gerenciamento de crises.

Então, qual era o problema? Por que eu não tinha ouvido falar daquele estudo antes? Por que não estava ouvindo histórias a respeito dele no rádio nem vendo o dr. Felitti ser entrevistado pela Oprah? Agora compreendo que havia pelo menos três razões.

A primeira tem a ver com um equívoco a respeito do Estudo sobre EAIs em si, a crença de algumas pessoas de que os riscos aumentados estavam diretamente relacionados com o comportamento. Como eu disse antes, muitas pessoas acreditam compreender a conexão entre adversidade e saúde. De acordo com o raciocínio popular, se uma pessoa vive na pobreza ou tem uma infância difícil, ela inevitavelmente lida com isso bebendo, fumando e fazendo outras coisas arriscadas que prejudicam sua saúde. Mas se é inteligente e forte, ela supera as condições em que nasceu e cresceu e deixa as coisas ruins para trás. A princípio, essa concepção parece lógica, mas lembre-se: houve uma época em que parecia perfeitamente lógico que a Terra fosse plana.

Felizmente, alguns cientistas perspicazes decidiram colocar a hipótese comportamental à prova. Eles analisaram a associação entre EAIs e doenças cardíacas e hepáticas e fizeram algumas análises bastante complexas para avaliar quanto da doença se devia aos efeitos de comportamentos prejudiciais à saúde, como fumar, beber, ser sedentário e ser obeso. Descobriu-se que o "mau comportamento" explicava apenas cerca de 50% da probabilidade aumentada de ter essas doenças.[6] De certa forma, isso é uma boa notícia, porque significa que, se uma pessoa é exposta a EAIs e tem o cuidado de evitar o fumo, o sedentarismo e outros comportamentos prejudiciais à saúde, ela pode se proteger de cerca de 50% dos riscos à saúde. Mas também significa que, mesmo que não tenha nenhum comportamento prejudicial à saúde, *ainda assim* tem mais probabilidade de ter doenças cardíacas ou hepáticas.

Patty, a paciente de Felitti, é um bom exemplo. Ela era gravemente obesa e se autodescrevia como uma pessoa que comia durante episódios de sonambulismo, então obviamente seu comportamento causou a obesidade, que provocou seus problemas de saúde posteriores, certo? Vamos com calma. Depois de inicialmente abandonar o programa do dr. Felitti, ela voltou em busca de mais ajuda para lidar com seu problema de peso. Com o passar dos anos, perdeu peso e voltou a ganhá-lo várias vezes, mesmo após a cirurgia bariátrica. Infelizmente, Patty morreu aos 42 anos de fibrose pulmonar, uma doença autoimune que danifica o tecido pulmonar, tornando a respiração difícil e, por fim, impossível. Mas a obesidade não foi a causa da fibrose pulmonar. Patty não fumava e nunca tinha sido exposta a nenhuma toxina pulmonar conhecida, como o amianto. Ter uma pontuação de EAIs de dois ou mais duplica a probabilidade de alguém desenvolver uma doença autoimune. As EAIs de Patty eram provavelmente seu maior fator de risco, mas nem ela nem seus médicos sabiam disso.

Nos Estados Unidos, culturalmente atribui-se muita importância à responsabilidade individual. As escolhas de estilo de vida que uma pessoa faz têm um enorme impacto sobre sua saúde; o que se considera mau comportamento *de fato* resulta em riscos maiores para a saúde, não há como contestar. Mas o Estudo sobre EAIs nos mostra, mais uma vez, que isso não é tudo.

A segunda razão pela qual eu não tinha ouvido falar do trabalho de Felitti e Anda na faculdade de medicina, e talvez a razão mais poderosa, é o fato de tratar de coisas assustadoras e emocionais. Uma coisa é analisar de maneira fria e calculista o consumo de queijo cottage na última década, outra é revisitar traumas e abusos. Aposto que qualquer pessoa que leia este livro será capaz de citar alguém que cresceu com um membro da família que sofria de distúrbio mental ou que tinha um pai ou mãe que bebia demais, ou que era emocionalmente violento, ou que acreditava que para educar uma criança era necessário recorrer a castigos físicos. Em qualquer grupo no qual uma pessoa possa estar — uma sala de aula, uma conferência profissional, uma festa de casamento, o Congresso dos Estados Unidos —, se a pontuação na escala de EAIs de todos fosse de repente revelada, ficaria muito claro que essa é uma questão que afeta muitos de nós. Mas a maioria não gosta de pensar nas coisas tristes e perturbadoras que aconteceram no passado. É possível que marginalizemos o impacto dos traumas na saúde porque isso *na realidade* se aplica a nós. Afinal de contas, é difícil aceitar que pode haver implicações biológicas que persistem independentemente de as pessoas serem pecadoras ou santas. Talvez seja simplesmente mais fácil enxergar isso em outros códigos postais.

A última razão para o Estudo sobre EAIs não ter incendiado as comunidades médica e científica em 1998 pode ser mais bem explicada pelas lacunas científicas. O estudo mostrou que a adversidade era ruim para a saúde, mas, embora Felitti e Anda tivessem exposto *o quê*, na época não conseguiam responder *como*.

Para minha sorte, houve dez anos de pesquisas sucessivas que, de forma lenta, mas progressiva, preencheram essas lacunas científicas.

Agora o que eu precisava fazer era voltar ao laboratório Hayes e a Sarah P. e me aprofundar no *como*. Em meu íntimo, eu tinha a forte sensação de saber quais peças do quebra-cabeça se encaixavam nas lacunas científicas do Estudo sobre EAIs. Identificar e demonstrar que o sistema de resposta ao estresse era o mecanismo biológico por trás do papel da adversidade na saúde seria a parte divertida. Eu teria que me debruçar novamente sobre aquelas revistas científicas e participar de algumas conferências médicas, mas agora com o Estudo sobre EAIs para me guiar. Poderia usar sua linguagem em minhas pesquisas, interrogar seus autores em busca de indícios e até mesmo começar a coletar meus próprios dados sobre EAIs na clínica. A constatação de que aquilo era maior do que meus pacientes, maior do que Bayview, fez meu coração disparar. O impacto prejudicial da adversidade sobre a saúde tinha todas as características de uma crise de saúde pública escondida bem diante dos olhos de todos.

Antes de conhecer Diego e antes mesmo de saber sobre as EAIs, eu tinha esperanças em relação a Bayview. Sabia que os problemas lá eram amplificados, mas que as soluções para eles também seriam. Em nosso primeiro dia na clínica, disse à minha equipe que, se conseguíssemos tratar as pessoas dali, poderíamos tratar as pessoas de qualquer lugar.

II

Diagnóstico

4

O tiroteio e o urso

Estava frio, o que era típico para uma noite de dezembro em São Francisco, mas enquanto caminhava pela Mission Street com meus amigos, lembro-me de abraçar a mim mesma para tentar me aquecer. De férias da faculdade de saúde pública em Boston, em uma atitude otimista, eu tinha saído de casa sem casaco. Disse a mim mesma que devia agradecer, afinal, não estava nevando. Eu estava tão animada por sair à noite com velhos amigos que minha péssima escolha de roupa era apenas mais um motivo para rir. Nós quatro falávamos todos ao mesmo tempo, nossas vozes se sobrepondo aos sons da cidade enquanto voltávamos para o carro. Nós nos demoramos na esquina da Nineteenth Street com a Mission, adiando o momento de nos separarmos conforme a noite chegava ao fim. Nenhum de nós notou o carro vermelho desacelerando do outro lado da rua até que, segundos depois, ouvimos: *Pop! Pop! Pop!* Quando o carro se afastou em direção à Twentieth Street, meu amigo Michael inicialmente riu.

— Devem ser só uns adolescentes idiotas brincando com fogos de artifício — disse ele, recompondo-se após o susto. Momentos depois, no entanto, sentiu um clima estranho e nos apressou em direção ao carro. — Temos que sair daqui. Tem alguma coisa errada.

Estávamos quase chegando ao carro de Michael quando vimos o homem caído na calçada. Três homens que supus que fossem seus amigos estavam a alguns metros de distância, gritando e socando as janelas dos carros estacionados daquele lado da rua.

— Oh, meu Deus — gritou minha prima Jackii —, ele levou um tiro!

Como por reflexo, fui em direção à vítima, sem me dar conta de que meus amigos estavam correndo na direção oposta.

— Nadine! — gritou Michael.

Ele tentou me segurar pelo braço, mas era tarde demais.

Eu me ajoelhei quando cheguei ao homem. Só conseguia pensar em salvar sua vida. Tinha terminado a faculdade de medicina no ano anterior; meus instintos de médica assumiram o controle. Quando olhei para seu rosto, constatei que, apesar do tamanho, ele ainda era um menino. Não devia ter mais que 17 anos. Havia um ferimento de entrada acima da sobrancelha direita e, como ele estava caído de lado, vi um ferimento de saída do tamanho de um punho na parte de trás da cabeça. A voz dentro de mim começou a fazer um relatório da situação como tínhamos sido treinados na emergência: "Ferimento a bala na cabeça! Sem outros sinais de trauma penetrante!"

Nos filmes, o cara estaria inconsciente, mas na vida real ele estava vomitando em si mesmo. Eu tinha visto muita coisa assustadora em hospitais, mas aquilo foi diferente. O tempo pareceu desacelerar e eu me vi ligando o piloto automático. Comecei a verificar os itens da lista que havia aprendido na faculdade de medicina: *vias aéreas, respiração, circulação, insuficiência. Manter as vias aéreas desobstruídas. Certificar-se de que ele está respirando. Verificar o pulso. Estabilizar a posição da coluna cervical para o caso de o pescoço estar quebrado.* Ao mesmo tempo, uma voz em minha mente não parava de dizer que eu não estava na segurança da emergência de um hospital: não havia vigilante na porta, e o carro vermelho poderia voltar a qualquer momento! Meu coração batia acelerado e minhas mãos tremiam. Cada célula do meu corpo me dizia para dar o fora dali, mas fiquei ao lado do homem até os paramédicos chegarem.

Horas depois, quando estávamos na delegacia do distrito de Mission descrevendo da melhor forma possível o que tínhamos testemunhado, recebemos a notícia de que o homem não havia sobrevivido. Foi uma maneira desoladora de terminar a noite, mas sabia que não havia mais nada que eu pudesse ter feito. Depois de chegar em casa naquela noite, não consegui dormir. Nas semanas e meses seguintes, toda vez que via um carro vermelho se aproximando rapidamente ou ouvia o estouro do escapamento de um veículo, era transportada mais uma vez para o medo que senti naquela noite. Fisicamente, eu tinha as mesmas reações: meu coração acelerava, meus olhos escaneavam o entorno e eu sentia um nó no estômago. Agora percebo que minha biologia estava reagindo a um nível incomum de estresse ao associar temporariamente carros vermelhos a perigo. Meu corpo estava se lembrando do que havia acontecido e inundando meu sistema com hormônios do estresse, para o caso de o carro vermelho de *agora* ser tão perigoso quanto o carro vermelho de *antes*. Meu corpo estava fazendo o que foi projetado para fazer: manter-me fora de perigo.

Todos os dias, o cérebro precisa processar *muita* informação — árvores rangendo acima de nós com o vento, cachorros latindo na casa do vizinho, a parede de ar atingindo nosso rosto quando o vagão do metrô passa — e interpretar os riscos. Para que os humanos sobrevivessem, o cérebro e o corpo tiveram que desenvolver maneiras eficientes de processar informação, e o sistema de resposta ao estresse é uma delas. Se uma criança pequena encosta no forno quente, seu corpo se lembra. Bioquimicamente falando, ele rotula ou marca o fogão (e todos os estímulos associados a ele) como algo perigoso, então da próxima vez que essa criança vir alguém acendendo o fogão, seu corpo lhe enviará todos os tipos de sinais de alerta: memórias vívidas, tensão muscular e pulso acelerado. De modo geral, isso é suficiente para dissuadi-lo de fazer a mesma coisa novamente. Nosso corpo está, dessa forma, tentando nos proteger, o que faz muito sentido. As criaturas pré-históricas que não desenvolveram esse mecanismo não sobreviveram para se reproduzir.

Esse mecanismo de resposta ao estresse, entretanto, pode fazer seu trabalho um pouco bem *demais* às vezes. Isso acontece quando a resposta aos estímulos deixa de ser adaptativa e essencial para nos manter vivos e passa a ser desadaptativa e prejudicial à saúde. Por exemplo, quase todo mundo sabe que os soldados às vezes voltam das linhas de combate com transtorno de estresse pós-traumático. Essa condição é um exemplo extremo de quando o corpo se lembra demais. Quando uma pessoa sofre de transtorno de estresse pós-traumático, a resposta ao estresse confunde repetidamente os estímulos atuais com estímulos passados, de maneira tão dramática que esses veteranos têm dificuldade de viver no presente. Seja um bombardeiro

B-52 no céu ou um avião comercial levando turistas para o Havaí, o corpo deles se sente da mesma forma: *em perigo mortal*. O problema com o estresse pós-traumático é que ele se enraíza; a resposta ao estresse fica aprisionada no passado, presa em um ciclo de repetição.

No meu caso, o gatilho específico representado pelo carro vermelho acabaria se separando do mecanismo de defesa mais ancestral do meu corpo e deixaria de ser interpretado pelo meu cérebro como uma ameaça. Hoje, quando vejo um carro vermelho passando por mim em uma rua, não estremeço. O que eu não sabia até anos depois era *por quê*. Por que meu corpo conseguiu se recuperar daquela circunstância de estresse intenso? O que fez com que a conexão sensorial entre o carro vermelho e a reação biológica da minha resposta ao estresse desaparecesse? Eu só pensaria em fazer essas perguntas muitos anos depois, quando Diego me fez iniciar minha jornada.

• • •

Nos meses logo após meu primeiro contato com o Estudo sobre EAIs, mais uma vez mergulhei nas pesquisas. Descobri que avanços vigorosos e incrivelmente empolgantes tinham sido feitos no que dizia respeito à biologia do estresse e seu impacto na saúde e no desenvolvimento infantil. O que sei agora é que o que aconteceu no meu corpo naquela noite no distrito de Mission é a mesma coisa que acontece no corpo dos meus pacientes quando eles vivenciam uma série de adversidades que vão desde abuso até abandono. O corpo sente o perigo, desencadeando uma onda de reações químicas com o objetivo de se proteger. Mas o mais importante é que *o corpo se lembra*. O sistema de resposta ao estresse é um resultado extraordinário da evolução que permitiu que nossa espécie sobrevivesse e prosperasse até o presente. Todos temos um sistema de resposta ao estresse cuidadosamente calibrado e altamente individualizado pela genética e por nossas primeiras experiências. O que torna a resposta ao estresse de uma criança com zero EAI diferente da resposta ao estresse de Diego é uma questão complicada que vamos começar a desvendar, mas tudo tem início no mesmo sistema. Quando está em boas condições de funcionamento, ele pode ajudar a salvar a sua vida, mas quando está desequilibrado, ele pode encurtá-la.

Resposta ao estresse

Ao folhear uma revista na fila do caixa ou se deixar sugar pelo vórtice da internet, você provavelmente se deparou com histórias de força sobre--humana: o pai que ergue o carro sob o qual estava preso seu filho (talvez uma lenda urbana?) ou a mulher que enfrentou o leão da montanha que estava atacando seu marido (essa é verdadeira). Ou a história ainda mais cinematográfica do sujeito comum que se torna um herói ao atravessar o campo de batalha para salvar um companheiro apesar de ter levado dois tiros. Se você alguma vez já se perguntou o que faz com que uma pessoa seja capaz de realizar esses feitos, posso garantir que não é uma tigela de cereal por dia: é o elegantemente projetado e evolucionariamente imprescindível sistema de resposta ao estresse. Basicamente, ele funciona assim: imagine que você está caminhando pela floresta e vê um urso. Na mesma hora, seu cérebro manda uma série de sinais para suas glândulas adrenais (situadas acima dos rins) ordenando: *"Liberar os hormônios do estresse! Adrenalina! Cortisol!"* Então seu coração acelera, suas pupilas se dilatam, suas vias aéreas se expandem e você fica pronto para lutar com o urso ou fugir dele. É a reação comumente conhecida como *lutar ou fugir*. Ela evoluiu ao longo de milênios com o objetivo de preservar sua vida. Outra maneira menos conhecida de seu corpo reagir é ficando paralisado, na esperança de que o urso pense que você é uma pedra. Por essa razão, algumas pessoas usam a expressão *lutar, fugir ou paralisar*, mas, para simplificar, vou usar apenas *lutar ou fugir*.

• • •

Para compreender e reconhecer como o sistema de resposta ao estresse pode funcionar mal ou, como dizem os médicos, "ficar desregulado", é preciso saber algumas coisas básicas sobre o que acontece quando ele funciona corretamente. Não se esqueça de que esse sistema biológico é um dos mais antigos e complexos de nossa espécie. As pessoas fazem cursos inteiros sobre isso e ainda saem ligeiramente confusas. Vou tentar ser o mais simples e precisa possível.

Eis os principais atores envolvidos:[1]

- A amígdala: o centro do medo no cérebro.
- O córtex pré-frontal: a parte frontal do cérebro que regula as funções cognitivas e executivas, incluindo os julgamentos, o humor e as emoções.
- O eixo hipotálamo-hipófise-adrenal: dá início à produção de cortisol (hormônio do estresse de ação prolongada) pelas glândulas adrenais.
- O eixo simpático-adrenomedular: dá início à produção de adrenalina e noradrenalina (hormônios do estresse de curta duração) pelas glândulas adrenais e pelo cérebro.
- O hipocampo: processa a informação emocional, crucial para consolidar as lembranças.
- O núcleo noradrenérgico no cerúleo: o sistema intracerebral de resposta ao estresse que regula o humor, a irritabilidade, a locomoção, a excitação, a atenção e os sobressaltos.

Agora vamos voltar para a floresta.

Quando você vê o urso, sua amígdala imediatamente soa o alarme, dizendo ao seu cérebro para ficar com medo porque ursos são *assustadores*! Seu cérebro então ativa seus eixos hipotálamo-hipófise-adrenal e simpático-adrenomedular, acionando a resposta lutar ou fugir. Sinais do eixo simpático-adrenomedular percorrem os nervos do cérebro até as glândulas adrenais, dizendo a elas para produzir adrenalina, que é responsável por muitas das sensações que associamos com estar aterrorizado. A adrenalina faz com que o coração bata mais forte e mais rápido, bombeando sangue para todos os lugares onde ele é necessário. Ela faz com que as vias aéreas se expandam para que você possa captar mais oxigênio. Aumenta sua pressão arterial e manda sangue na direção dos tecidos musculares estriados (necessários para correr e pular) e para longe daquele pequeno músculo que segura sua bexiga, motivo pelo qual pessoas apavoradas têm a sensação de que vão fazer xixi na calça, e às vezes fazem. Também converte gordura em açúcar para obter energia.

O eixo simpático-adrenomedular também ativa o núcleo noradrenérgico do cerúleo, que, como gosto de dizer, é o termo científico para a parte do cérebro responsável por "Vai encarar?". Trata-se do centro intracerebral de resposta ao estresse, que nos deixa exaltados. (Imagine torcedores do Oakland Raiders depois de uma vitória ou, pior, depois de uma derrota.) A adrenalina e a noradrenalina são estimulantes poderosos cujo propósito é ajudar uma pessoa a raciocinar com mais clareza a fim de conseguir identificar o caminho mais rápido para a segurança. Também provocam sensação de euforia, aquele pico de adrenalina que faz você achar que pode conquistar o mundo. Mas, como tudo que está relacionado com a química corporal, é uma questão de equilíbrio. O gráfico da resposta do córtex pré-frontal (a parte do cérebro responsável pela razão, pela cognição e pelo discernimento) à adrenalina e à noradrenalina parece um U invertido — um pouco desses hormônios melhora seu funcionamento, mas uma quantidade grande demais prejudica sua capacidade de se concentrar.[2]

Agora seu coração está acelerado, seus músculos estão preparados para entrar em ação e você se sente pronto para o combate. Se parar para pensar, lutar com um urso seria uma péssima ideia. Afinal, um urso pode pesar até 800 quilos. Eles têm presas enormes e garras assustadoras. É provável que você não se dê muito bem. É por isso que, quando fica *realmente* apavorado, seu centro do medo desliga temporariamente a parte do seu cérebro que raciocina — porque você precisa desafiar as probabilidades. Sua vida depende disso. Então a amígdala ativa os neurônios que a ligam ao córtex pré-frontal e o desliga temporariamente, ou pelo menos diminui bastante sua atuação. O eixo simpático-adrenomedular é uma resposta de ação muito curta (segundos ou minutos) que prepara seu corpo para agir, aumentando a oferta do que você mais precisa: sangue, oxigênio, energia e audácia.

Ao mesmo tempo, o eixo hipotálamo-hipófise-adrenal libera hormônios no cérebro que disparam uma cascata de mensageiros químicos que, por fim, provocam a liberação de hormônios do estresse de longa duração, sobretudo o cortisol. Imagine que você vivesse em uma floresta onde houvesse muitos ursos. Depois dos primeiros encontros, seu corpo iria querer se tornar mais eficiente na resposta ao problema dos ursos. Essencialmente, o cortisol ajuda o corpo a se adaptar a gatilhos de estresse recorrentes ou de longo prazo, como viver em uma floresta infestada de ursos ou lidar com escassez prolongada de comida. Alguns dos efeitos do cortisol são similares aos da adrenalina: ele eleva a pressão arterial e o nível de açúcar no sangue, inibe a cognição (raciocínio claro) e desestabiliza o humor. Ele também afeta o sono, o que faz muito sentido quando você vive em uma floresta cheia de ursos — é melhor ter sono leve. Diferentemente da adrenalina, que pode diminuir o apetite e estimular a queima de gordura, o cortisol estimula a acumulação de gordura e também faz com que o corpo sinta necessidade de consumir alimentos com alto teor de gorduras e açúcar. Pense no fim do seu último relacionamento. Se você está se perguntando por que não conseguia dormir e devorou sozinho quase um pote inteiro de sorvete Häagen-Daz, o responsável foi o cortisol. Níveis elevados de cortisol podem inibir a função reprodutiva porque, se você está morando na floresta perto dos ursos, será melhor esperar até se mudar para uma área mais segura para ter filhos, certo?

Uma função não tão óbvia, mas incrivelmente importante da resposta ao estresse é ativar o sistema imunológico. Afinal, se você vai lutar com um urso, pode ser que leve alguns golpes. Se isso acontecer, você vai querer que seu sistema imunológico esteja preparado para curar, o que quer dizer estar pronto para provocar uma inflamação na área a fim de estabilizar a ferida e permitir que você continue lutando pelo tempo necessário para derrotar o urso ou fugir.

Depois que você foge e volta para a segurança de sua caverna, tanto o eixo hipotálamo-hipófise-adrenal quanto o eixo simpático-adrenomedular deveriam se autodesligar. O corpo usa uma espécie de termostato do estresse, chamado inibição por *feedback*, que faz com que a resposta ao estresse seja desativada assim que tiver feito seu trabalho.[3] Níveis elevados de adrenalina e cortisol mandam uma mensagem de volta para as partes do cérebro que desencadeiam a resposta ao estresse, desativando-as. Que sistema incrivelmente evoluído! Especialmente se você mora em uma floresta onde há ursos. Mas o que acontece quando você não se sente seguro em sua caverna porque o urso mora dentro da caverna com você?

Vivendo com o urso
(ou resposta ao estresse desregulada)

Constantemente atendia em meu consultório crianças que tinham vivenciado situações aterrorizantes. Para um dos meus pacientes, o urso era o pai, que humilhava verbalmente e agredia fisicamente sua mãe. Para outro, era a mãe quando não tomava seus remédios psiquiátricos e deixava as crianças sem supervisão, muitas vezes em situações perigosas. Nunca vou me esquecer da menina de 14 anos para quem o urso era o próprio bairro onde morava depois que foi atingida por uma bala perdida quando voltava a pé da escola.

Para muitos dos meus pacientes, a resposta ao estresse era acionada dezenas e, em alguns casos, centenas de vezes ao dia. Eu sabia que, para chegar à raiz do problema de Diego e de outros dos meus pacientes, precisava compreender exatamente quando e como a resposta ao estresse começa a atuar contra o corpo. O que acontece com o cérebro e o corpo das crianças quando elas são expostas a altas doses de adversidade? Felizmente, alguns cientistas perspicazes estavam se fazendo a mesma pergunta.

Durante uma de minhas incursões pela toca do coelho da pesquisa científica, encontrei um importante trabalho de Jacqueline Bruce, Phil Fisher e colegas. Em um estudo de 2009, eles tentaram determinar se as experiências adversas de crianças em idade pré-escolar vivendo em lares temporários tinham algum efeito sobre o funcionamento do sistema de resposta ao estresse, especificamente sobre o eixo hipotálamo-hipófise-adrenal.[4] Para isso, analisaram os níveis de cortisol de 117 crianças em lares temporários e de sessenta crianças de baixa renda que *não* sofriam maus-tratos. O que eles descobriram reforçou minha suspeita a respeito de meus próprios pacientes: as crianças em lares temporários mostraram níveis de cortisol desregulados em comparação com as crianças que não tinham vivenciado as mesmas experiências adversas.[5]

O cortisol tem um padrão diário previsível: seu nível é elevado pela manhã, para nos ajudar a despertar e nos preparar para o dia, depois diminui gradativamente, atingindo seu nível mais baixo no início da noite, exatamente no momento em que devemos dormir. Dessa forma, é possível determinar quando o padrão de cortisol de alguém é alterado. Fisher e

Bruce descobriram que crianças que sofreram maus-tratos tinham níveis gerais de cortisol mais elevados, assim como uma alteração no padrão diário normal de secreção de cortisol. O pico matinal não era tão elevado e o declínio diário não era tão acentuado, levando a níveis mais altos à noite e a um nível total diário mais elevado.

Uma parte interessante do estudo sobre as crianças que viviam em lares temporários foi que o grupo-controle não consistia em crianças demograficamente tão diferentes assim daquelas do grupo-teste em termos de educação parental e renda. As principais diferenças eram que as crianças do grupo-controle viviam todas com pelo menos um dos pais, nunca tinham tido contato com assistentes sociais e não eram vítimas de maus-tratos. Sem dúvida, as crianças de baixa renda no grupo-controle *tinham* sido expostas a pelo menos algum nível de adversidade na vida, mas ainda assim seus níveis de cortisol não estavam fora do normal. Isso lança alguma luz sobre como algumas crianças podem vivenciar o estresse sem que esse estresse resvale para a desregulação.

Todos sabemos que a adversidade, a tragédia e as privações são parte da vida. Por mais que tentemos proteger nossos filhos das doenças, do divórcio e dos traumas, às vezes essas coisas acontecem. O que a pesquisa revela é que esses desafios diários podem ser superados com o devido apoio de um cuidador afetuoso.

Fisher passou a trabalhar com o National Scientific Council on the Developing Child [Conselho Científico Nacional sobre o Desenvolvimento Infantil] como parte de um ambicioso esforço de reunir o conhecimento científico a respeito de como a adversidade precoce afeta o desenvolvimento do cérebro e do corpo das crianças. O conselho também chegou à conclusão de que um sistema de resposta ao estresse desregulado estava no cerne do problema.

A questão principal é que quando a resposta ao estresse é acionada com muita frequência, ou quando o fator que desencadeia o estresse é muito intenso, o corpo pode perder a capacidade de desligar os eixos hipotálamo-hipófise-adrenal e simpático-adrenomedular. O termo para isso é *interrupção da inibição por feedback*, uma maneira científica de dizer que o termostato corporal para o estresse para de funcionar. Em vez de interromper o suprimento de "excitação" quando atinge um determinado ponto, ele simplesmente continua disparando cortisol pelo sistema. Isso é exatamente o que Fisher e Bruce observaram nas crianças que viviam em lares temporários.

No fim das contas, o conselho descreveu três tipos diferentes de resposta ao estresse:[6]

- A resposta positiva ao estresse *é parte natural e essencial de um desenvolvimento saudável, caracterizada por breves aumentos da frequência cardíaca e elevação moderada dos níveis hormonais. Algumas situações que podem desencadear uma resposta positiva ao estresse são o primeiro dia com um novo cuidador ou receber uma imunização injetável.*

Um bom exemplo de estresse positivo é algo familiar a muitos atletas: nervosismo pré-competição. No momento que antecede uma corrida importante, uma estrela das pistas pode sentir uma onda de nervosismo. Fisicamente, seu coração bate acelerado e ela sente borboletas no estômago. Mas o aumento da adrenalina está realizando um importante trabalho. A estrela das pistas está absorvendo mais oxigênio, bombeando mais sangue para seus músculos e intensificando seu foco. Quando o revólver do juiz da corrida disparar, ela estará pronta para correr.

- A resposta tolerável ao estresse *ativa os sistemas de alerta do corpo em maior grau como resultado de dificuldades mais severas e duradouras, como a perda de um ente querido, um desastre natural ou uma lesão preocupante. Se a ativação tiver duração limitada e for amortecida por relações com adultos que ajudam a criança a se adaptar, o cérebro e outros órgãos se recuperam dos efeitos que, caso contrário, poderiam ser prejudiciais.*

Muitas crianças fazem xixi na cama quando são pequenas, mas, conforme crescem, deixam de fazer. Um exemplo de resposta tolerável ao estresse seria uma criança que volta a fazer xixi na cama depois do divórcio dos pais. A separação é amigável e, apesar de o pai sair de casa, ambos os adultos estão comprometidos a criar o filho juntos e compreendem que a criança precisa de estabilidade e apoio extra. Como os pais amortecem o estresse do filho, depois de alguns meses ele para de fazer xixi na cama. Como o meu estresse induzido pelo tiroteio, os efeitos são temporários se houver uma rede de apoio sólida.

- A resposta tóxica ao estresse *ocorre quando uma criança vivencia adversidades intensas, frequentes e/ou prolongadas — como abuso físico ou emocional, negligência, cuidador dependente de drogas ou com distúrbio mental, exposição à violência e/ou ao fardo acumulado das dificuldades econômicas enfrentadas pela família — sem o apoio adequado de um adulto. Esse tipo de ativação prolongada dos sistemas de resposta ao estresse pode afetar o desenvolvimento da arquitetura cerebral e de outros sistemas de órgãos, bem como aumentar o risco de doenças relacionadas ao estresse e de comprometimento cognitivo, efeitos que se estendem pela vida adulta.*

Eu não tinha a menor dúvida de que Diego estava vivenciando uma resposta tóxica ao estresse. Além do episódio de abuso sexual aos 4 anos de idade, ele e sua família enfrentaram outras dificuldades que também submeteram seu organismo à tensão. O pai de Diego tinha claramente um problema com bebida e sua mãe sofria de depressão. Nenhum dos dois era capaz de ser um amortecedor adequado para o estresse do filho. A constelação de sintomas de Diego condizia diretamente com o que sabemos que acontece quando há uma ativação prolongada do sistema de resposta ao estresse sem o devido suporte.

· · ·

Para que haja um desenvolvimento saudável do sistema de resposta ao estresse, é preciso que a criança vivencie estresses positivos e toleráveis. Isso permite que os eixos simpático-adrenomedular e hipotálamo-hipófise--adrenal sejam calibrados para reagir normalmente diante dos fatores que desencadeiam o estresse. Mas para cada EAI que uma criança vivencia, o risco de o estresse tolerável se transformar em um estresse tóxico aumenta, já que o sistema responde com mais frequência e intensidade a múltiplos estressores.

Assim como os girinos, as crianças são particularmente sensíveis a ativações repetidas do estresse. Altas doses de adversidade afetam não apenas a estrutura e a função cerebral, mas também os sistemas imunológico e hormonal em desenvolvimento, e até mesmo o modo como o DNA é codificado e transcrito. Quando o sistema de resposta ao estresse começa a funcionar de forma desregulada, os efeitos biológicos se multiplicam, causando problemas em sistemas de órgãos individuais. Como o corpo se parece com um grande e intrincado relógio suíço, o que acontece no sistema imunológico está profundamente conectado com o que acontece no sistema cardiovascular. A seguir, veremos os efeitos sucessivos de um sistema de resposta ao estresse que sai dos trilhos.

5

Ruptura dinâmica

Se quiser entender como funciona a resposta ao estresse de uma criança, experimente entrar em um consultório com uma bandeja cheia de agulhas e dizer a ela que está na hora das injeções. Àquela altura, eu parecia ser capaz de praticamente adivinhar a pontuação na escala de EAIs de um paciente pela intensidade da comoção quando minha enfermeira entrava para aplicar as vacinas. Já tínhamos visto de tudo: gritos, chutes, mordidas, crianças literalmente tentando subir pelas paredes para fugir das injeções. Um paciente ficou tão transtornado que vomitou em meu jaleco branco. Outra saiu correndo do consultório e conseguiu chegar ao fim do quarteirão antes que a alcançássemos. Essas demonstrações extremas de temor não eram reações costumeiras, resultado de uma fobia de agulhas; eram reações do tipo urso-na-floresta. Coincidentemente, esses momentos de estimulação da resposta natural ao estresse nos deram a oportunidade de testar o segundo, e igualmente importante, ingrediente do estresse tóxico: a capacidade do cuidador de atuar como amortecedor. As crianças que tiveram as piores respostas foram aquelas cujos cuidadores *não costumavam* abraçá--las, beijá-las, cantar para elas ou tentar consolá-las de alguma outra forma. Ouvíamos muitos "Segurem ele!" e "Não tenho tempo para isso, tenho que estar de volta ao trabalho em meia hora".

Observar esse fenômeno e suspeitar de uma correlação era uma coisa, mas eu precisava encontrar uma maneira de avaliar com rigor não apenas *se* as EAIs tinham um impacto sobre meus pacientes, mas *como*. O dr. Victor Carrion, psiquiatra infantil e diretor do Early Life Stress and Pediatric Anxiety Program [Programa de Combate ao Estresse na Infância e à Ansiedade Pediátrica] no centro médico da Stanford University, logo se tornou um aliado.

Ainda há muita coisa que não sabemos sobre como o estresse afeta o cérebro, mas todos os dias estudos promissores nos mostram mais e mais. Tudo o que sabemos sobre o impacto do estresse tóxico sobre o cérebro é resultado de importantes pesquisas como a do dr. Carrion em Stanford.

Carrion vinha trabalhando havia muito tempo com crianças expostas a altas doses de adversidade. Pesquisas anteriores com adultos mostraram que níveis altos de cortisol eram tóxicos para o hipocampo, mas o dr. Carrion decidiu se concentrar especificamente em crianças. Graças à tecnologia de imagem por ressonância magnética, ele conseguiu ver o que acontecia dentro de seus cérebros e observar o impacto do cortisol em crianças que vivenciaram traumas. O que tornou o trabalho do dr. Carrion tão estimulante para os médicos foi o fato de ele contar a história usando uma linguagem que nós médicos estávamos acostumados a ouvir. Quando você coloca uma criança que vivenciou uma adversidade dentro de uma máquina de ressonância magnética, é possível observar *mudanças mensuráveis* nas estruturas cerebrais.

Para o estudo, Carrion e sua equipe recrutaram pacientes de vários serviços de saúde locais.[1] Os critérios eram: ter sido exposto a traumas, ter entre 10 e 16 anos de idade e apresentar sintomas de transtorno de estresse pós-traumático. A maioria das crianças tinha vivenciado diversos eventos traumáticos: testemunharam violência e/ou sofreram abuso físico ou emocional. Muitos viviam na pobreza. O grupo-controle não tinha histórico de trauma, mas era equivalente ao grupo-teste em termos de renda, idade e raça. Em entrevistas preliminares, os pesquisadores perguntaram às crianças e a seus cuidadores sobre sintomas de transtorno de estresse pós-traumático e sintomas de hiperatividade, como dificuldade de dormir, irritabilidade e problemas de concentração, para mencionar apenas alguns. Em seguida, fizeram uma ressonância magnética e mediram o cortisol salivar de cada criança quatro vezes ao dia. Depois de receberem as imagens do cérebro, eles avaliaram o tamanho do hipocampo de cada criança medindo o volume tridimensional. E descobriram que, quanto mais sintomas uma criança tinha, mais elevados eram os níveis de cortisol e menor era o volume do hipocampo. Depois da primeira medição do hipocampo, mediram as mesmas crianças novamente, doze a dezoito meses mais tarde, e descobriram que o hipocampo estava ainda menor. Apesar do fato de essas crianças não estarem mais vivenciando traumas, as partes de seu cérebro responsáveis pelo aprendizado e pela memória continuavam a encolher, o que demonstrava que os efeitos dos estresses precoces ainda atuavam sobre seu sistema neurológico.

O dr. Carrion concordou comigo que era importante avaliar toda a minha população de pacientes no que dizia respeito aos efeitos do estresse tóxico, e ficou tão interessado quanto eu nos resultados. Decidimos que nosso foco seria a associação entre a pontuação de EAIs e dois dos problemas mais comuns que eu observava em meus pacientes: obesidade e problemas de aprendizagem e comportamento. Depois de revisar cuidadosamente o prontuário de cada paciente, minha assistente de pesquisa, Julia Hellman, atribuiu a cada um deles uma pontuação na escala de EAIs. Pedimos também que outro pesquisador de Stanford revisasse e atribuísse pontuação a uma amostragem aleatória dos prontuários de nossos pacientes para termos certeza de que nossa avaliação era precisa.

A princípio, a pontuação de EAIs de nossa população em estudo composta de 702 pacientes se pareceu muito com a do estudo de Felitti e Anda: 67% de nossas crianças tinham vivenciado pelo menos uma experiência adversa na infância e 12% tinham vivenciado quatro ou mais. Tenho que admitir que fiquei surpresa por nossos números não serem mais elevados. Afinal, Bayview era um bairro bastante violento. Eu sabia que as perguntas que Felitti e Anda fizeram não englobavam tudo que meus pacientes vivenciaram, como violência na comunidade ou deportação de um membro da família, ambas ocorrências comuns na vida das minhas crianças. Ainda assim, eu imaginava que nossos pacientes em Bayview tivessem vivenciado mais EAIs do que a população do Kaiser. Mas então me dei conta de uma coisa que até aquele momento não havia me ocorrido. Felitti e Anda concentraram seu estudo em *adultos*. A idade média de seus pacientes era 55 anos. Os participantes da pesquisa deviam se lembrar do número de EAIs vivenciadas até completar 18 anos. Em nosso estudo, a idade média era de 8 anos. Muitas de nossas crianças provavelmente teriam muito mais EAIs até chegarem aos 18 anos de idade. Também tínhamos que considerar que eram os cuidadores, e não as próprias crianças, que relatavam as experiências adversas que estávamos registrando, e essas pessoas talvez não tivessem relatado as adversidades com exatidão por vergonha, medo ou porque "simplesmente não falamos sobre essas coisas".

Além dessas revelações, a grande descoberta foi que nossos pacientes com quatro ou mais EAIs tinham *o dobro* de chances de sofrer de sobrepeso ou obesidade e *32,6 vezes* mais chances de serem diagnosticados com problemas de aprendizagem e comportamento. Quando nosso estatístico de Stanford ligou para me informar sobre esses números, fui tomada por uma mistura de sentimentos — uma grande satisfação por ter feito uma importante descoberta e uma dor profunda por todas as crianças que apresentavam dificuldades na escola e ouviam que tinham TDAH ou um "distúrbio comportamental", quando esses problemas na verdade estavam diretamente correlacionados com doses tóxicas de adversidade.

Isso é de extrema importância porque um diagnóstico preciso *deve* revelar aos médicos o problema biológico de base, de forma que eles possam dar ao paciente o melhor tratamento e o prognóstico mais provável. Por exemplo, quando se descobre que um paciente tem câncer no fígado, é fundamental que seus médicos saibam se o tumor se originou no próprio fígado ou se é uma metástase de um tumor na próstata ou em alguma outra parte do corpo; os tratamentos e prognósticos para os vários tipos de câncer são diferentes, mesmo que a evidência física inicial possa ser a mesma. Atualmente, o diagnóstico de TDAH se baseia inteiramente nos sintomas. Como já foi dito, os critérios incluem desatenção, impulsividade e hiperatividade, mas o *Diagnostic and Statistical Manual of Mental Disorders* [Manual Diagnóstico e Estatístico de Transtornos Mentais] não diz nada sobre os fatores biológicos de base. O que ele diz é que, se esses mesmos sintomas estiverem associados a *outro* transtorno mental, como esquizofrenia, então não se trata mais de TDAH. Da mesma maneira, se identificamos a impulsividade e a hiperatividade, mas descobrimos que esses sintomas são causados por um tumor cerebral, não podemos diagnosticar TDAH.

Com base na pesquisa de Felitti e Anda, eu estava começando a entender que o prognóstico de estresse tóxico e os riscos que meus pacientes iam enfrentar em longo prazo eram muito diferentes de um simples TDAH. Temos um longo caminho pela frente até compreendermos por completo se os sintomas comportamentais do estresse tóxico constituem um diagnóstico totalmente diferente. Parte do problema é que, ao contrário do TDAH, o diagnóstico de estresse tóxico ainda não existe na literatura médica.

Esse padrão clínico ecoa na história recente da medicina. Na década de 1980, a comunidade médica se viu diante de uma nova epidemia. As pessoas iam ao médico reclamando de erupções cutâneas e feridas. Dirigiam-se a emergências com tuberculose e hepatite C. Ainda mais desconcertante: surgiam aos montes com sarcoma de Kaposi, um tipo raro de câncer que provoca lesões na pele, na mucosa da boca e nos gânglios linfáticos. Durante algum tempo, ninguém suspeitou de que houvesse uma conexão entre esses problemas de saúde porque eles eram velhos conhecidos. Os médicos faziam o que tinham sido treinados para fazer e tratavam as lesões na pele, a hepatite, o câncer. Mas pacientes com esses sintomas não paravam de surgir em números mais elevados do que qualquer um já havia visto. Então os médicos acreditaram que precisavam aperfeiçoar o tratamento de doenças como lesões cutâneas, hepatite e sarcoma de Kaposi — uma estratégia que não tratava o problema de base. E esses pacientes continuavam a ficar cada vez mais doentes. Hoje sabemos que lesões cutâneas, tuberculose e sarcoma de Kaposi são indicadores de um problema de base mais importante, uma infecção que compromete todo o sistema imunológico. Essas doenças eram indicativas de aids; eram ao mesmo tempo condições que necessitavam de intervenção e sintomas que apontavam para um problema biológico com um prognóstico e um tratamento muito diferentes: HIV/aids.

Então, quando olhava meus pacientes com pontuações altas de EAIs, não conseguia deixar de pensar que, se eu tratasse *apenas* a asma, a obesidade ou o problema de comportamento, seria uma péssima estudante de história. Sabemos, com base nas pesquisas, que a expectativa de vida de indivíduos com pontuações de seis ou mais EAIs é vinte anos menor do que a das pessoas que não tiveram experiências adversas na infância.[2] Para um paciente com uma pontuação alta de EAIs, pode não ser a obesidade o que vai encurtar sua vida, mas o estresse tóxico subjacente que a obesidade está sinalizando. Para tratar a raiz do problema eu tinha que examinar ambas as histórias que os sintomas de meus pacientes estavam me contando: a história superficial e a história mais profunda. Então, quando uma paciente chamada Trinity entrou no consultório com uma queixa de TDAH, eu estava pronta para tratá-la.

Eu estava começando a ter uma reputação na área por ser o tipo de médica que se recusava a colocar uma prescrição de ritalina sobre a mesa. As pessoas levavam os filhos até mim quando queriam que alguém os examinasse mais profundamente. Mas antes de saber quão profundamente teria que examinar o caso de Trinity, era necessário saber sua pontuação de EAIs. Depois de revisar os prontuários de nossos 702 pacientes iniciais, comecei a perguntar sobre a exposição à adversidade a *todos* os meus pacientes a fim de compreender melhor os riscos à sua saúde. Assim como altura, peso e pressão arterial, a pontuação de EAIs tornou-se mais um sinal vital em meus exames médicos de rotina. Diante da queixa de problemas de aprendizagem e comportamento de Trinity, se sua pontuação EAIs tivesse sido zero, um diagnóstico padrão de TDAH seria justificado. Mas agora eu sabia que, se uma paciente tinha quatro ou mais EAIs, ela possuía 32 vezes mais chances de ter problemas de aprendizagem ou comportamento, o que sugeria que a questão de base provavelmente não era TDAH comum. Nesses casos, eu estava convencida de que o problema era a desregulação crônica do sistema de resposta ao estresse, que inibia o córtex pré-frontal, superestimulava a amígdala e causava um curto-circuito no termostato do estresse — em outras palavras, estresse tóxico. Enquanto folheava o prontuário de Trinity, vi que sua pontuação de EAIs era seis.

Quando entrei no consultório e vi Trinity pela primeira vez, tive um *flashback* imediato da minha infância. Antes de minha família se mudar da Jamaica para os Estados Unidos, comecei o primeiro ano na Hope Valley Elementary School, em Kingston. Foi lá que encontrei o que faltava em um lar com quatro irmãos: outras garotas com quem brincar. Havia um grupo de meninas mais velhas que me adotou e me ensinou coisas fundamentais como pular corda e escalar o trepa-trepa de saia. Eu implorava que minha mãe fizesse lindas tranças em meus cabelos iguais às delas. Elas tinham pernas longas e eram esguias, com pele cor de cacau e dentes brancos reluzentes.

Trinity era igualzinha a elas, até mesmo no uniforme que usava: uma blusa de mangas curtas de algodão branco e uma saia de lã azul-marinho na altura dos joelhos. Reparei que ela era alta para uma menina de 11 anos e mais magra do que a média, embora duvidasse que ela andasse 5 quilômetros até a escola todos os dias como as meninas da minha infância. Trinity estava sentada em silêncio com a tia, os olhos observando atentamente a sala. Ela era educada, obediente e muito gentil. Antes mesmo de eu perguntar, a tia de Trinity desandou a contar a história por trás da pontuação de EAIs da sobrinha.

A mãe de Trinity era uma viciada em heroína que fazia apenas aparições curtas e imprevisíveis na vida da filha. Ela aparecia na cidade do nada e pegava Trinity para irem às compras. Mas "ir às compras" na verdade significava entrar em lojas de departamentos e usar a filha para despistar enquanto roubava roupas e sapatos. A tia de Trinity parou de permitir que a mãe a visitasse quando descobriu que a própria Trinity tinha começado a furtar brilho labial e outros pequenos itens quando saía com a mãe. Desde então Trinity vinha tendo problemas significativos na escola, e seus professores já estavam esgotando todas as energias. Além dos problemas de aprendizagem, a menina tinha dificuldade de regular suas emoções. Comportava-se mal e arrumava encrenca com quem estivesse ao lado e não conseguia ficar parada por mais de cinco minutos. Às vezes até saía correndo da sala de aula.

Como acontecia com a maioria dos meus pacientes, eu nunca teria suspeitado desses problemas diante do comportamento tranquilo de Trinity em meu consultório. Mas comecei o exame físico usando minha lente para o estresse tóxico, avaliando Trinity de maneira ainda mais minuciosa do que teria feito com uma criança com zero EAI, mais ou menos da mesma forma que, quando um paciente vive com pais que são ambos fumantes inveterados, ausculto os pulmões dessa criança com ainda mais atenção. Como sabia que Trinity tinha um risco aumentado para uma série de coisas, auscultei seus pulmões atentamente (nenhum sibilo). Examinei sua pele (era morna e macia, sem ressecamento ou escamações). Analisei seu cabelo (as pontas estavam quebradiças, mas isso era muito comum entre as meninas afro-americanas, dependendo do estilo de penteado). Não parecia haver nada muito fora do comum... até que cheguei ao coração.

A maioria das pessoas sabe que um batimento cardíaco normal (sem saltos ou murmúrios) é o que os médicos querem ouvir, mas também queremos ouvir a força com que um coração bate. Quando coloquei meu estetoscópio no peito de Trinity, tive que fazer uma pausa para ajustar meus receptores auriculares. Era como se o volume de seus batimentos cardíacos estivesse ligeiramente acima do normal. Era sutil, mas em vez do *tum-tum* suave que eu esperava ouvir, era mais como um TUM-TUM. Tirei meu estetoscópio e olhei para ela por um momento. Em seguida pousei minha mão gentilmente em seu peito. Não, eu não estava imaginando. Seus batimentos cardíacos não apenas soavam mais altos que o normal, eles também pareciam mais fortes do que o normal. A questão dos batimentos cardíacos associada à sua magreza foi um alerta vermelho para que eu a encaminhasse para um eletrocardiograma.

No dia seguinte, o eletrocardiograma confirmou a anomalia em seu coração. De acordo com os resultados, ele estava batendo mais rápido e o músculo estava se esforçando mais do que o normal. O cardiologista que interpretou o eletro incluiu uma observação que reforçou minhas suspeitas: *possível doença de Graves*. Magreza e batimentos cardíacos acelerados (assim como cabelos quebradiços) podem ser sintomas de Graves, doença autoimune que resulta na superestimulação da tireoide. Ao contrário do exemplo de hipotireoidismo (quando a tireoide não produz hormônio tireoidiano suficiente) que dei antes, a doença de Graves é um caso de *hiper*tireoidismo, quando a tireoide produz hormônio tireoidiano em excesso. Caso se recorde, adultos com hipotireoidismo ganham peso com facilidade e podem apresentar letargia. Pessoas com a doença de Graves, por sua vez, costumam ser hiperativas e não conseguem ganhar peso.

Na Europa, o hipertireoidismo costuma ser chamado de doença de Basedow, por causa de Karl Adolph van Basedow, o médico alemão que descreveu a condição contemporaneamente ao dr. Robert Graves. Em minha pesquisa sobre o estresse tóxico, encontrei dados que descreviam o número elevado de casos de hipertireoidismo entre os refugiados de campos de concentração nazistas.[3] Na verdade, o termo *kriegs-Basedow* (*kriegs* quer dizer "guerra", então *kriegs-Basedow* é o "hipertireoidismo de guerra") foi cunhado depois que se observou um aumento da incidência de hipertireoidismo durante grandes guerras. Trinity se consultou com um endocrinologista, que confirmou que ela de fato tinha doença de Graves. Não havia dúvida de que o hipertireoidismo estava contribuindo para seus problemas na escola. Depois que ela começou a tomar a medicação, seus problemas de comportamento e aprendizagem melhoraram. Não desapareceram, mas ela estava infinitamente melhor do que antes.

Acontece que, desde 1825, os pesquisadores sabem que a doença de Graves está frequentemente correlacionada a situações estressantes, e isso Trinity vivenciara de sobra.[4] Era claro que seus problemas em regular as emoções estavam se sobrepondo ao hipertireoidismo, o que tornava sua experiência em sala de aula ainda mais difícil. O mais louco é que muitos médicos ocupados baseiam toda a sua avaliação do TDAH apenas nos sintomas comportamentais, sem que um estetoscópio sequer toque o peito do paciente.

Mais uma vez, vi como uma abordagem global era fundamental ao examinar crianças que estão submetidas a um risco elevado. Mesmo que eu nem sempre soubesse exatamente o que estava procurando, usar a pontuação de EAIs como uma forma de medir o *risco* de estresse tóxico estava me tornando uma médica melhor, me ajudando a ver o problema com as lentes certas para poder detectar coisas que de outra forma eu poderia deixar passar. Depois de prescrever a medicação para tratar a doença de Graves de Trinity, que era a primeira história que seus sintomas estavam me contando, prescrevi terapia familiar para tratar a segunda história que seus sintomas estavam indicando: estresse tóxico subjacente. O propósito da terapia familiar era ensinar Trinity e sua tia a criar um ambiente que limitasse a reativação de seus eixos hipotálamo-hipófise-adrenal e simpático-adrenomedular. O objetivo era dar a elas ferramentas para evitar situações assustadoras ou estressantes e lidar melhor com elas quando acontecessem, essencialmente reduzindo as doses de adrenalina e cortisol de Trinity.

Não prescrevi para Trinity nenhuma medicação para seu comportamento; prefiro uma abordagem gradual para tratar o estresse tóxico, de modo que eu possa verificar o que está funcionando e o que não está. Certamente há alguns pacientes para os quais as medicações são uma parte importante do tratamento, mas nossa equipe médica tem o cuidado de usar a medicação de forma a tratar os fatores biológicos de base. No capítulo anterior, mencionei que um gráfico da resposta do córtex pré-frontal à adrenalina e à noradrenalina parece um U invertido. Bem, para crianças que sofrem de dificuldade de controlar impulsos e de déficit de atenção devido ao estresse tóxico, a função do córtex pré-frontal provavelmente vai estar na descida do U invertido (como quando você bebe *muito* café e não consegue se concentrar nem que sua vida dependa disso). Nesses casos, nossa equipe médica tende a não usar estimulantes como metilfenidato (ritalina) ou drogas derivadas de anfetaminas. Em vez disso, muitas vezes usamos guanfacina, simpatolítico que foi desenvolvido originalmente para tratar a hipertensão arterial, mas que também tem sido usado no tratamento de TDAH. A guanfacina atua sobre circuitos específicos no córtex pré-frontal onde a adrenalina e a noradrenalina exercem sua ação, melhorando a impulsividade e a concentração, mesmo em situações de muito estresse.[5]

Embora me sentisse bem por adotar uma abordagem mais sistêmica, como os médicos que começaram a suspeitar que um sistema imunológico comprometido estava por trás do HIV/aids, eu estava trabalhando em uma fronteira médica. Não havia (e ainda não há) um conjunto claro de critérios diagnósticos ou um exame de sangue para o estresse tóxico, e não há um coquetel de drogas a prescrever. Meu maior guia para quais sintomas poderiam estar relacionados com o estresse tóxico era o próprio Estudo sobre EAIs, mas eu sabia que o número de doenças e condições que ele registrava podia ser apenas a ponta do iceberg. Afinal, se um sistema de resposta ao estresse desregulado era a origem do problema, os efeitos poderiam ser amplos. Uma resposta ao estresse desregulada não afeta apenas o sistema neurológico, ela afeta o sistema imunológico, o sistema hormonal e até o sistema cardiovascular. Como a constituição biológica e genética de cada pessoa é única, a maneira pela qual essa desregulação se manifesta vai ser igualmente diversa.

Foi mais ou menos nesse ponto que minha equipe começou a ficar confusa com o que estávamos descobrindo, sentindo que *tudo* poderia estar relacionado com o estresse tóxico. Quando conversamos sobre isso, lembrei a eles que tudo se resumia a onde começava o problema. Quando o analisávamos, a questão central era uma resposta ao estresse desregulada. Daí em diante bastava seguir o fio, observando como essa desregulação afetava cada um dos sistemas do corpo. Decidimos começar nossa investigação com os sistemas de base. Se quiséssemos identificar e tratar o que estava errado, precisaríamos saber o que estava acontecendo em nível molecular. Voltamos para a literatura e tentamos analisar sistema por sistema, com o intuito de descobrir *como* exatamente o estresse tóxico prejudicava as funções normais do corpo.

O estresse tóxico e o cérebro

Com base nos resultados de nossa revisão de prontuários, parecia que a aprendizagem era o sinal de alerta proverbial. O fato de nossos pacientes com quatro ou mais EAIs terem 32,6 vezes mais chance de ser diagnosticados com problemas de aprendizagem e comportamento sinalizava para nós que as EAIs tinham um enorme efeito sobre o cérebro infantil em rápido desenvolvimento. Aprendi bastante sobre desenvolvimento cerebral na faculdade de medicina e na residência médica. Sabia que o cérebro de uma criança forma mais de 1 milhão de conexões neuronais por segundo durante os primeiros anos de vida.[6] Também tinha visto em primeira mão durante a residência médica que, quando esse processo era interrompido, por uma toxina, uma doença ou até mesmo um trauma físico, as consequências podiam ser graves.

Agora precisávamos entender as muitas maneiras pelas quais o estresse tóxico afetava o cérebro. A nerd da ciência que havia em mim gostava de imaginar que eu e minha equipe éramos como o exército de rebeldes do filme *Guerra nas Estrelas*, procurando os planos da Estrela da Morte, só que nesse caso a Estrela da Morte era o estresse tóxico. Se soubéssemos como a Estrela da Morte funcionava, se estudássemos seu projeto, procurássemos seus pontos fracos, talvez conseguíssemos encontrar um modo de prevenir os males que ela poderia causar.

• • •

No capítulo anterior, falamos sobre os personagens da resposta ao estresse: a amígdala, o córtex pré-frontal, o hipocampo e o núcleo noradrenérgico do cerúleo (ao qual vamos nos referir como cerúleo daqui em diante). Como essas áreas do cérebro estão nas linhas de frente da resposta ao estresse, faz sentido que uma interrupção severa e prolongada da normalidade as atinja de forma mais contundente, mudando fundamentalmente a maneira como executam seu trabalho. Outra região muito importante do cérebro para compreender como as EAIs provocam problemas de longo prazo é a área tegmental ventral. Trata-se do centro de prazer e recompensa do cérebro, que desempenha papel fundamental no comportamento e no vício.

O alarme (ou: a amígdala)

A amígdala é o centro do medo no cérebro. Está localizada bem no interior do lobo temporal, perto da linha média, e acredita-se que tenha sido uma das primeiras estruturas cerebrais a evoluir, motivo pelo qual muitas vezes é chamada de "cérebro reptiliano". A amígdala é um ator fundamental em uma série de partes interconectadas do cérebro que, juntas, formam o sistema límbico, que governa as emoções, a memória, a motivação e o comportamento. A amígdala é uma das estruturas mais importantes do sistema límbico porque nos ajuda a identificar e a reagir a ameaças em nosso ambiente. O medo é um sentimento que se desenvolveu para nos ajudar a salvar nossa pele do urso e que surge assim que ouvimos um rugido ou vislumbramos a enorme figura do animal.

Quando a amígdala é ativada repetidas vezes por fatores crônicos de estresse, ela fica hiperativa, e o que vemos é uma resposta exagerada a estímulos como o urso ou, como eu estava começando a observar na clínica, uma enfermeira com uma injeção. Um estudo que analisou por ressonância magnética o cérebro de crianças que sofreram severos maus-tratos em orfanatos romenos mostra um aumento acentuado da amígdala.[7] A outra coisa que acontece quando a amígdala é acionada de maneira crônica e frequente é que ela começa a confundir suas avaliações do que é ameaçador e do que não é. A amígdala começa a mandar alertas equivocados para as outras partes do cérebro sobre coisas que na verdade não deveriam ser ameaçadoras.

Vai encarar? (ou: cerúleo)

Essa parte do cérebro é a força motriz por trás do comportamento agressivo (desculpem-me os torcedores do Oakland Raiders, ainda estou pensando em vocês). Ele trabalha em conjunto com o córtex pré-frontal, motivo pelo qual vemos uma sobreposição em como ambos regulam o controle dos impulsos. O cerúleo desregulado libera noradrenalina (a versão cerebral da adrenalina) em excesso e pode provocar aumento da ansiedade, da estimulação e da agressividade. Também pode afetar seriamente os ciclos do sono, sobrecarregando nosso organismo com hormônios que dizem a ele para permanecer vigilante porque (atenção!) há um urso em sua caverna.

O maestro (ou: córtex pré-frontal)

O córtex pré-frontal fica bem atrás da testa, na parte da frente do cérebro. Ao contrário da amígdala, que se acredita ser uma estrutura muito primitiva, estima-se que o córtex pré-frontal tenha sido uma das últimas a evoluir, e ele confere as faculdades da razão, do julgamento, do planejamento e da tomada de decisões. É chamado com frequência de sede do "funcionamento executivo", que é a habilidade de diferenciar entre pensamentos e pontos de vista conflitantes, considerar as consequências futuras das atividades no presente, trabalhar por um objetivo definido e demonstrar "controle social" (ou seja, suprimir ímpetos que, quando não são reprimidos, levam a resultados socialmente inaceitáveis). Em muitos aspectos, é como o regente de uma orquestra, definindo o tempo e o volume de cada um dos diferentes músicos, harmonizando todas as suas contribuições em um todo coerente e belo, em vez de caótico e barulhento. Pense em um dia comum em uma sala de aula do quinto ano. O professor está falando, uma criança perto de você joga uma bola de papel do outro lado da sala, seu arqui-inimigo o chuta com ferocidade por baixo da mesa e a garota de quem você gosta acaba de lhe mandar um bilhete dizendo que não gosta mais de você. É muita coisa para um córtex pré-frontal que funciona *normalmente* lidar.

Nas crianças que sofrem de estresse tóxico, a atividade do córtex pré-frontal é inibida de duas maneiras. Primeiro, a amígdala hiperativa envia mensagens para o córtex pré-frontal dizendo a ele para diminuir seu funcionamento porque alguma coisa assustadora está acontecendo; você não vai querer que a razão impeça sua sobrevivência. Segundo, o cerúleo inunda o cérebro de noradrenalina, comprometendo a capacidade de conter instintos e impulsos. O córtex pré-frontal é a parte do cérebro infantil que coloca um freio nos impulsos e ajuda a criança a tomar decisões mais sensatas. Pedir a uma criança que fique parada, se concentre e ignore os estímulos que estão inundando seu cérebro com a *necessidade de agir* é pedir muito. Essa sub-regulação do córtex pré-frontal pode ter consequências diferentes para pessoas diferentes. Para algumas, resulta em uma incapacidade de se concentrar e resolver problemas, mas para outras se manifesta como comportamento impulsivo e agressivo.

Banco de memória (ou: hipocampo)

Os hipocampos são duas pequenas áreas do cérebro em formato de cavalo-marinho responsáveis por criar e armazenar a memória. Quando a amígdala é acionada durante um acontecimento estressante significativo, ela envia sinais para o hipocampo que afetam sua capacidade de unir neurônios, o que essencialmente torna mais difícil para o cérebro criar tanto memórias de curta duração quanto memórias de longa duração. Em tomografias de pacientes com Alzheimer, os hipocampos estão severamente danificados. Sabendo disso, fica bastante claro por que essa parte do cérebro é tão importante na aprendizagem, e é fácil compreender por que crianças cujas amígdalas são facilmente ativadas enfrentam dificuldades no que diz respeito a tudo, desde memorizar tabuadas à memória espacial.

Vegas, baby! (ou: área tegmental ventral)

Enquanto o cerúleo é um torcedor dos Raiders, a área tegmental ventral é a Las Vegas do cérebro. Responsável por coisas como recompensas, motivação e dependência, essa área do seu cérebro é aquela que você realmente não quer que fuja com seu cartão de crédito. Basicamente, tudo se resume à dopamina, que é o neurotransmissor do bem-estar (ou do *incrível*-estar) responsável por bombardear seu cérebro com recompensas quando você faz sexo, injeta heroína ou come aquele pedaço de bolo de chocolate de três camadas no fim do dia.

Quando o sistema de resposta ao estresse do seu corpo é constantemente sobrecarregado, isso altera a sensibilidade dos seus receptores de dopamina. Você precisa de cada vez mais para sentir o mesmo prazer. As mudanças biológicas na área tegmental ventral que levam as pessoas a sentir necessidade de estimulantes de dopamina, como alimentos ricos em açúcar e gorduras, também levam a um aumento dos comportamentos de risco. O Estudo sobre EAIs mostra que há uma relação dose-resposta entre a exposição a experiências adversas na infância e o envolvimento com muitas atividades e substâncias que ativam a área tegmental ventral. Uma pessoa com quatro ou mais EAIs tem duas vezes e meia mais chances de fumar, cinco vezes e meia mais chances de se tornar dependente de álcool e dez vezes mais chances de usar drogas intravenosas do que uma pessoa que não teve nenhuma EAI. Então, para qualquer pessoa que tenha o objetivo de evitar que jovens desenvolvam dependência de estimulantes de dopamina nocivos para o organismo, como cigarros e álcool, é fundamental compreender que a exposição precoce a adversidades afeta a forma como a dopamina atua no cérebro.

Harmonia hormonal

Senhoras, já notaram que *justamente* o mês em que ficam preocupadas se a menstruação virá é o mês em que ela parece atrasar? Bem, não é apenas sua imaginação. Devido ao impacto que tem sobre os sistemas hormonais, a resposta ao estresse pode afetar tudo, desde os ciclos menstruais até a libido e a silhueta.

Os hormônios são os mensageiros químicos do corpo, responsáveis por dar início a uma ampla gama de processos biológicos. Os principais incluem o crescimento, o metabolismo (como o seu corpo obtém e armazena energia dos alimentos), a função sexual e a reprodução. Então, basicamente, tudo. O sistema hormonal é muito sensível à resposta ao estresse. O que faz sentido porque, quando você vê o urso na floresta, são os hormônios que soam o alarme (*"Adrenalina! Cortisol! Ativar!"*).

Praticamente todos os sistemas hormonais do corpo são afetados pelo estresse. Hormônios do crescimento, hormônios sexuais (incluindo o estrogênio e a testosterona), hormônio da tireoide e insulina (que regula o açúcar no sangue), todos tendem a diminuir durante episódios de estresse. Alguns dos principais impactos na saúde são disfunção dos ovários e testículos (também conhecidos como gônadas), baixa estatura de origem psicogênica e obesidade. A disfunção gonadal pode levar as mulheres a não ovular, não menstruar ou menstruar de maneira irregular. Em um estudo, pesquisadores observaram que 33% das mulheres recém-encarceradas que sofriam de estresse (você consegue imaginar uma mulher recém-encarcerada que *não* sofra de estresse?) tinham menstruação irregular.[8] A baixa estatura de origem psicogênica foi o que observamos em Diego: atraso severo no crescimento de crianças e adolescentes devido a um ambiente patológico. Em alguns casos, as crianças têm níveis muito reduzidos de hormônio do crescimento, mas em outros casos, como o de Diego, não é possível identificar uma redução do hormônio do crescimento. Nestes casos, acreditamos que seja resultado de outros fatores que ajudam o hormônio do crescimento a fazer seu trabalho. A obesidade é um problema muito mais familiar, mas, no sistema hormonal, vemos um golpe duplo. Como mencionei, por causa do impacto no centro de prazer (a área tegmental ventral), o estresse crônico aumenta a vontade de comer alimentos ricos em açúcar e gordura, e o cortisol elevado faz com que o corpo tenha mais dificuldade de metabolizar açúcar e mais facilidade de armazenar gordura. Mas o cortisol não é o único vilão da história; os hormônios leptina e grelina também aumentam com a ativação da resposta ao estresse. Juntos, eles intensificam o apetite e se unem ao cortisol para dar sua pior contribuição à silhueta.

A revisão de prontuários que fizemos na clínica mostrou que uma criança com quatro ou mais EAIs tinha duas vezes mais chances de ficar acima do peso ou obesa do que uma criança com zero EAI. É nesse ponto que vemos como a biologia e os determinantes sociais da saúde colidem com consequências significativas. Já falamos sobre como as crianças que vivem em comunidades vulneráveis estão expostas a diversos riscos concorrentes que levam a problemas de saúde. Falta de acesso a uma boa assistência médica, poucos lugares seguros para brincar e insegurança alimentar contribuem para notáveis disparidades de saúde em lugares como Bayview.

Mas nossos pacientes com zero EAI viviam no mesmo bairro, tinham o mesmo acesso à assistência médica, a mesma falta de locais seguros para brincar e de alimentos nutritivos que nossos pacientes com uma pontuação alta de EAIs. Quando você percebe o que o estresse tóxico faz com o sistema hormonal de crianças que vivenciaram múltiplas EAIs, você compreende que não é *apenas* porque subsistem basicamente de uma dieta de *fast-food* que elas estão acima do peso. Não é *apenas* porque vivem em um deserto alimentar (termo que se refere especificamente a um bairro onde há carência de alimentos nutritivos) e são criadas por pais que acham que o restaurante Taco Bell é uma alternativa saudável ao McDonald's. Essas coisas compõem o problema, com certeza, mas não contam toda a história. Nossos dados sugeriam como o mecanismo de estresse tóxico subjacente pode ser poderoso, ou seja, que o distúrbio metabólico também era um fator importante. Se você cresce em um deserto alimentar, é claro que vai ter mais dificuldade de ser saudável. Mas se também apresenta níveis elevados de cortisol que o levam a ter vontade de comer alimentos ricos em açúcar e gordura, vai ser muito mais difícil escolher brócolis em vez de batata frita.

Relações exteriores: estresse tóxico e o sistema imunológico

Imunologia era de longe a matéria mais penosa para mim na faculdade de medicina, o que é irônico se considerarmos que o sistema imunológico deveria ser o melhor amigo do médico. O problema é a complexidade da coisa toda. O sistema imunológico tem um grande poder; é responsável por monitorar as relações entre o que está dentro e o que está do lado de fora, no mundo, e também por defender o corpo contra ameaças externas. Mais ou menos como se o ministro das Relações Exteriores e o ministro da Defesa se combinassem em um só. Como o corpo tem diversos antagonistas e diversos aliados, às vezes é difícil diferenciá-los. O sistema imunológico tem que ser um especialista em *todos* eles, sabendo, por exemplo, que a proteína no exterior de uma bactéria ou vírus é *nociva* e o micróbio precisa ser eliminado, mas também que as proteínas nos pulmões, nervos e células sanguíneas são *boas* e devem ser deixadas em paz.

Quando os ministros do corpo estão satisfeitos com as relações exteriores, eles são muito discretos. Desempenham silenciosamente sua função de manter a ordem fazendo varreduras constantes pelo corpo em busca de células que estejam infectadas, lesionadas ou se tornando cancerosas, e, quando encontram essas células, eles as eliminam. Mas quando um vilão consegue driblar as defesas de rotina e causa uma doença, o ministro da Defesa soa o alarme, mobilizando exércitos e lançando ataques estratégicos. O sistema imunológico usa sinalizadores químicos chamados citocinas para ativar a resposta do corpo a lesões ou doenças. A palavra *citocina* quer dizer literalmente "movedor de células". As citocinas estimulam o organismo a produzir mais leucócitos, que combatem infecções e acionam diferentes tipos de células para fazer coisas como produzir anticorpos e devorar bactérias. O sistema imunológico também estimula inflamações (como quando a picada de um inseto fica avermelhada e inchada). Como tudo mais no corpo, o que é importante no sistema imunológico é o equilíbrio.

A desregulação da resposta ao estresse tem um impacto profundo nas respostas imunológicas e inflamatórias porque praticamente todos os componentes do sistema imunológico são influenciados pelos hormônios do estresse.

A exposição crônica aos hormônios do estresse pode inibir o sistema imunológico de algumas maneiras e ativá-lo de outras, e infelizmente nenhuma das duas opções é boa. O estresse pode levar a uma deficiência na parte do sistema imunológico que combate o resfriado comum, a tuberculose e determinados tumores. Na Suécia, o pesquisador Jerker Karlén e seus colegas descobriram que crianças com três ou mais exposições precoces ao estresse apresentavam aumento nos níveis de cortisol e tinham mais probabilidade de ser afetadas por problemas de saúde comuns na infância, como infecções do trato respiratório superior (resfriados), gastroenterite e outras infecções virais.[9] Também sabemos que a desregulação da resposta ao estresse pode levar a um aumento das inflamações, hipersensibilidade (pense em alergias, eczemas e asma) e até mesmo doenças autoimunes (quando o sistema imunológico ataca o próprio corpo), como no caso da doença de Graves de Trinity.

Desde que o estudo sobre EAIs foi publicado, cientistas têm analisado atentamente a relação entre EAIs e doenças autoimunes. Resultados de pesquisas mostram uma forte correlação entre estresse na infância e doenças autoimunes tanto em crianças como em adultos.[10] Em parceria com o dr. Felitti e o dr. Anda, a pesquisadora Shanta Dube examinou os dados de mais de 15 mil participantes do Estudo sobre EAIs, analisando sua pontuação de EAIs e a frequência com que eram hospitalizados por causa de doenças autoimunes como artrite reumatoide, lúpus, diabetes tipo 1, doença celíaca e fibrose pulmonar idiopática. O que Dube descobriu foi surpreendente: uma pessoa com uma pontuação de duas ou mais EAIs tinha duas vezes mais chance de ser hospitalizada por causa de doenças autoimunes do que uma pessoa com zero EAI.

Assim como o cérebro e o sistema nervoso não estão completamente desenvolvidos quando uma criança nasce, o sistema imunológico ainda continua a se desenvolver muito depois do nascimento. Na verdade, logo após o nascimento, os bebês têm pouquíssima imunidade em funcionamento, algo que vai se desenvolver com o tempo e uma pequena ajuda das mães. A amamentação é tão importante em parte porque os anticorpos da mãe protegem o bebê de infecções e ajudam a fortalecer seu sistema imunológico. Se um dia você já se perguntou por que as pessoas evitam sair com bebês muito pequenos, eis a razão. (Bem, isso e a devastadora privação de sono.)

O desenvolvimento imunológico de um bebê acontece em resposta ao ambiente onde ele vive durante os primeiros anos de vida. Imagine o ministro das Relações Exteriores no seu primeiro ano de governo, ainda começando a conhecer todos os chefes de Estado estrangeiros, sondando quem é hostil e quem é cordial. Infelizmente, ter uma boa leitura da realidade da ameaça é difícil quando há uma sobrecarga de adrenalina e cortisol. Esse tipo de perturbação no início do desenvolvimento pode levar a alterações duradouras no funcionamento do sistema imunológico e, em muitos casos, a doenças. Encare as coisas da seguinte forma: quando o ministro da Defesa é acionado para enviar tropas a fim de combater invasores no corpo, às vezes as tropas atacam o inimigo certo, mas às vezes encontram problema onde não existe. Quanto mais inflamação há no corpo, maior é a chance de que alguma dessas inflamações ataque os tecidos do próprio corpo, levando a doenças autoimunes como artrite reumatoide, doença inflamatória intestinal e esclerose múltipla. Como as adversidades precoces aumentam a quantidade de inflamações, quando você tem um número maior de tropas circulando pelo corpo, há uma probabilidade maior de que elas cometam um erro.

Pesquisadores em Dunedin, na Nova Zelândia, demonstraram que as mudanças nos níveis de inflamação eram realmente mensuráveis.[11] Eles acompanharam um grupo de mil pessoas ao longo de trinta anos, observando e registrando diversos dados relativos à saúde ao longo desse período. Além de reforçar as descobertas de Felitti e Anda, os pesquisadores de Dunedin descobriram que, mesmo depois de passados vinte anos desde que os participantes de sua pesquisa tinham sofrido maus-tratos na infância, os níveis de quatro marcadores para inflamação diferentes estavam mais altos do que naqueles que não tinham sofrido maus-tratos.[12] O que faz desse estudo uma contribuição fundamental para a pesquisa sobre EAIs é o fato de que as adversidades na infância dos pacientes foram relatadas *enquanto aconteciam*, fortalecendo a argumentação de causalidade ao documentar que a adversidade precedeu os danos biológicos.

Sabemos que um sistema imunológico equilibrado é essencial para uma boa saúde. Quando nos damos conta de que a adversidade na infância prejudica o desenvolvimento e a regulação do sistema imunológico *ao longo de toda a vida* de uma pessoa, começamos a compreender como a ciência das EAIs pode ser poderosa no combate a algumas das principais causas de doenças e morte.

• • •

Para mim, a peça do quebra-cabeça das EAIs referente ao sistema imunológico era importante porque descobri que, quando as pessoas entendiam como o estresse tóxico afeta o sistema imunológico, elas ouviam de maneira diferente. Isso é contrário à história que elas provavelmente já têm em mente. As pessoas parecem saber que, se come demais, você desregula seus hormônios e ganha peso, e se toma decisões impulsivas ou se torna dependente de álcool, vai afetar seu sistema neurológico. Mas é mais difícil associar essas supostas falhas humanas a algo como a doença de Graves ou a esclerose múltipla. A maioria das pessoas não pensa nessas doenças como algo causado por qualquer outra coisa que não a falta de sorte genética. O que torna as pesquisas com acompanhamento das EAIs como essa realizada por Dube tão poderosas é que elas evidenciam uma forte correlação entre doenças autoimunes e exposição a algo ambiental e específico: a adversidade na infância.

Uma das pacientes do dr. Felitti chamada Patty é um exemplo perfeito da importância de prestar atenção a essas correlações. Patty era extremamente obesa e também tinha problemas psicológicos e emocionais (o fato de ela comer durante o sono foi o que a denunciou, nesse caso). Mesmo para aqueles que sabem que o abuso com frequência leva a problemas emocionais e às vezes à obesidade, esses problemas podem parecer o começo e o fim do impacto da adversidade em sua vida. Mas quando constatamos que Patty na verdade morreu de fibrose pulmonar idiopática, uma doença autoimune (cuja probabilidade aumenta com o número de EAIs que uma pessoa tem), a trama se complica. As consequências do estresse tóxico não são apenas neurológicas e hormonais; são também imunológicas, e esses sintomas são muito mais difíceis de identificar. A adversidade enfrentada por Patty na infância ameaçava seu sistema imunológico tanto quanto sua saúde mental. O problema foi que, no caso de Patty, ninguém suspeitava que seu sistema imunológico pudesse estar fatalmente comprometido por causa do estresse tóxico. Ninguém sabia onde procurar.

Minha compreensão de quão cedo a adversidade afetava meus pacientes tinha avançado mais nos últimos doze meses do que em toda a década anterior, no entanto, o cenário ainda não estava completo. Fazia sentido para mim que uma resposta ao estresse hiperativo pudesse causar muitos danos à saúde de uma pessoa. Eu achava que entendia claramente como as mudanças nos sistemas imunológico e neuroendócrino podiam causar problemas aos meus pacientes. Mas o Estudo sobre EAIs também mostrava que a adversidade na infância podia acarretar problemas de saúde décadas mais tarde. A essa altura, muitas pessoas já teriam deixado de viver nas condições difíceis de sua infância. Então por que o dr. Felitti estava observando problemas iguais ou possivelmente piores em seus pacientes? Como as EAIs podiam ter consequências tão duradouras? Eu tinha a inquietante sensação de que o projeto da Estrela da Morte do estresse tóxico carregava uma dimensão mais profunda, desenhado em linhas ainda mais tênues. Eu sabia que essas questões iam me levar ainda mais fundo na toca do coelho do estresse tóxico, mas havia chegado até ali e precisava descobrir como ele funcionava no nível mais profundo de todos: a genética.

6

Lamba sua cria!

PAIS DE BEBÊS MUITO novos entram em meu consultório exibindo todas as cores do arco-íris emocional: exaustos, radiantes, preocupados, orgulhosos, apavorados. Então, quando Charlene levou sua filha, Nia, a uma consulta comigo, sua mais completa ausência de expressão facial se destacou.[1] Quando eu fazia àquela jovem mãe uma pergunta sobre a filha, ela respondia, mas seu rosto e seus olhos permaneciam impassíveis. Era quase como se estivéssemos falando de quanto ela calçava ou de que horas o ônibus da linha 22 chegaria. Fora isso, ela se parecia com qualquer outra mãe de 20 e poucos anos com um bebê; vestia calça jeans colada ao corpo e uma linda blusa, com os cabelos cuidadosamente presos em um rabo de cavalo. Nia, de 5 meses, entretanto, não era nada típica — quando Charlene estava grávida dela, Nia parou de crescer e teve que vir ao mundo por meio de uma cesariana de emergência oito semanas antes do tempo; ao nascer, pesava apenas 1,3 quilo. Depois de passar semanas no hospital, Nia evoluiu bem e recebeu alta com boa saúde, mas, nas semanas seguintes, em casa, começou a ter dificuldade para ganhar peso.

Enquanto trabalhava com minha equipe e com Charlene para compreender a causa, fui ficando cada vez mais preocupada. Passávamos horas orientando Charlene sobre como preparar comida para a filha, quando alimentá-la e quanto de comida dar a ela. Medíamos as funções vitais de Nia e fazíamos exames de sangue. Monitorávamos seu peso e sua altura como o centro de controle do lançamento de um ônibus espacial. Durante esse tempo, nossa imagem de Charlene também começou a ficar mais nítida. Indo além de sua apatia característica, ela ficava rapidamente irritada e aflita quando a filha chorava ou se agitava. Mandava que se calasse ou a ignorava por completo. Parecia-me um claro caso de depressão pós-parto, mas não havia persuasão que convencesse Charlene a buscar ajuda.

Por fim, a saúde de Nia atingiu um ponto crítico e ficamos sem opção. Ela estava sofrendo de má evolução ponderal, termo médico que descreve bebês que não ganham peso suficiente e acabam não conseguindo atingir os marcos de crescimento. Nos primeiros anos de vida, mais de 1 milhão de conexões neurais são formadas por segundo, de forma que, se uma criança não ingere a quantidade necessária de gorduras e proteínas para fazer conexões cerebrais saudáveis, isso pode ter impactos significativos.[2] Recomendei que Nia fosse hospitalizada, na esperança de que, sob cuidados constantes, ela ganhasse o peso de que precisava desesperadamente. Nia passou quatro dias no hospital e foi exatamente isso que aconteceu, mas, logo depois de receber alta, os ganhos que obteve foram perdidos. Redobramos nossos esforços, convocando nossa assistente social e tentando com afinco fazer com que Charlene começasse um tratamento, mas no fim das contas tivemos que encaminhar Nia para mais uma internação no hospital. Dessa vez, depois de conversar com a equipe do hospital, chegamos à conclusão de que estava na hora de acionar o Child Protective Services (CPS) [Serviço de Proteção à Criança]. Como nós, eles estavam observando os mesmos problemas na dinâmica entre Charlene e Nia. Charlene ainda estava sofrendo de depressão e se recusava a buscar ajuda. Depois de receber alta pela segunda vez, Nia voltou a ter dificuldade de ganhar peso e evoluir em casa. Com um aperto no coração, sabendo que Charlene iria entrar em parafuso, tive que fazer algo que nenhum pediatra gosta de fazer: uma denúncia ao CPS.

Eu não tinha certeza se Charlene estava sendo abertamente negligente, se não alimentava Nia ou se a machucava, o que sabia era que Nia estava muito abaixo do terceiro percentil para o peso, mesmo levando em conta o fato de ela ser prematura. Ela estava na zona de risco, e àquela altura ficou claro que a dinâmica entre mãe e filha vinha afetando o crescimento da menina. Em casos como esse, pode ser difícil analisar as coisas. Sabemos que bebês prematuros têm um risco maior de sofrer negligência simplesmente porque têm demandas maiores — padrões de sono mais irregulares, amamentação mais frequente — e que essas demandas podem ser o suficiente para fazer com que pais já exaustos fiquem sobrecarregados. Mas quando um bebê não tem contato visual recíproco com a pessoa responsável por cuidar dele, expressões faciais estimulantes, aconchego e beijos, podem ocorrer danos hormonais e neurológicos, e isso pode impedir que cresça e se desenvolva normalmente. Quando não recebe cuidados, um bebê não se desenvolve da maneira adequada, mesmo que esteja suficientemente nutrido. O problema de Nia era que ela não estava se alimentando o suficiente? Ou será que Charlene estava tão deprimida que não conseguia estimulá-la? A verdade é que poderiam ser ambas as coisas.

Coloco então minha lente do estresse tóxico sobre a situação. Na tenra idade de 5 meses, com a mãe deprimida e o pai ausente, Nia já contava duas EAIs. Eu tinha fortes suspeitas de que Charlene também possuía sua cota de EAIs. Apesar da tristeza inicial que senti por ter que fazer a denúncia e colocar Charlene sob o olhar rigoroso do CPS, uma questão mais importante voltou a aparecer: como é possível que as EAIs sejam transmitidas de forma tão confiável de geração para geração? Para muitas famílias, parecia que o estresse tóxico era transmitido de maneira mais consistente de pais para filhos do que qualquer doença genética que eu já tivesse visto.

Vejamos, por exemplo, Cora, que morava havia muitos anos em Bayview e era a principal responsável pelos cuidados de Tiny, seu bisneto de 10 anos. Aos 68 anos, Cora não tinha planos de criar nenhuma outra criança, mas quando os agentes do conselho tutelar ligaram para dizer que a mãe de Tiny estava presa e eles precisavam encontrar um lar para o menino, Cora ficou dividida. Seu filho, o avô de Tiny, não tinha condições de cuidar da criança. Tanto ele quanto a avó de Tiny tinham lutado contra a dependência de álcool e de outras substâncias, e ela havia morrido de insuficiência renal pouco antes de completar 50 anos. E agora parecia que a mãe de Tiny ia passar um bom tempo na prisão. Cora estava exausta. Ainda assim, não podia deixar que o menino ficasse nas mãos do sistema.

Cora levou Tiny para uma consulta de rotina comigo. Sua maior preocupação era o comportamento dele. Recebia ligações da escola praticamente todos os dias. No episódio mais recente, ele tinha virado a carteira em sala de aula e, quando a professora o levou para um canto para repreendê-lo, Tiny a chutou, o que lhe rendeu uma suspensão. Durante o exame, tive a chance de ver sobre o que Cora estava falando. A maioria das crianças tem um comportamento exemplar no consultório do médico, então observar Tiny foi revelador. Ele nos interrompia com frequência, rasgava com agressividade o papel da mesa de exames para chamar nossa atenção e em seguida pulava da mesa, abria gavetas e tirava o que houvesse dentro. Em determinado momento, ele se agachou no chão e conseguiu desconectar o cabo do meu computador da tomada antes que eu pudesse impedi-lo. Sem dúvida, tomar conta de Tiny era exaustivo.

A consulta de Cora e Tiny aconteceu nos primeiros dias de funcionamento da clínica em Bayview, antes de começarmos a fazer rastreamentos regulares de EAIs, mas eu percebi que ele ia precisar de diversos recursos. Pedi licença por um momento e fui bater à porta do dr. Clarke para uma breve consulta. Quando voltei para meu consultório, entrei da mesma maneira que sempre fazia, dando dois toques breves antes de abrir a porta com gentileza. A cena que presenciei me fez parar subitamente.

Tiny estava encolhido em um canto, as mãos protegendo o rosto dos golpes que a bisavó desferia nele. Ombros, cabeça, rosto, corpo — Cora estapeava e berrava, agredindo-o muito.

Eu quase não consegui acreditar no que estava vendo. Ela estava realmente espancando o menino *no consultório médico*?

— *Pare com isso!* — falei com firmeza. Atravessei a sala em dois passos largos e me interpus fisicamente entre os dois. — Você não pode bater em crianças nesta clínica nem em qualquer outro lugar.

Dei uma olhada em Tiny para me certificar de que ele não estava seriamente machucado. Em seguida expliquei calmamente a Cora que, como era obrigada a me reportar a eles, teria que chamar o Serviço de Proteção à Criança.

— Pode ligar — respondeu Cora. — Eles não têm que criar ninguém, quem cria sou eu. Ele precisa levar um corretivo. Ou então vai acabar na prisão igual à mãe.

Ficou óbvio para mim que Cora acreditava estar fazendo a coisa certa. Depois de ver duas gerações se perderem, estava usando as ferramentas que tinha aprendido em sua própria criação para manter Tiny na linha. A ironia era que, apesar das intenções de Cora, a surra sem dúvida estava desencadeando uma cascata neuroquímica que fazia com que fosse *mais* provável que Tiny acabasse como a mãe e os avós. Naquele dia, convenci Cora a ficar comigo enquanto eu fazia a ligação para o Serviço de Proteção à Criança. Ela pôde ver que eu não a estava "denunciando", mas sim agindo em sua defesa, informando que ela precisava de mais ferramentas que a ajudassem a lidar com o comportamento difícil de Tiny sem recorrer à violência. No fim das contas, ela confiou em mim o suficiente para concordar em se tratar com o dr. Clarke; as surras pararam, e a família permaneceu intacta.

• • •

Durante muito tempo, aquela interação com Cora permaneceu em mim. Eu pensava nela e em Tiny e nas gerações entre eles. Via por todo lado à minha volta evidências de EAIs multigeracionais. Mas foram as mães e os filhotes de rato em um estudo de referência realizado pelo dr. Michael Meaney e por seus colegas na McGill University que me ajudaram a juntar as peças para tentar compreender e, por fim, interromper o legado biológico do estresse tóxico.

Meaney e sua equipe analisaram dois grupos de mães e filhotes de rato.[3] Eles notaram que, depois que os ratinhos eram manipulados pelos pesquisadores, as mães acalmavam seus filhotes estressados lambendo-os e limpando seu pelo. É basicamente o equivalente humano de abraçar e beijar. O fascinante era que nem todas as mães o faziam com a mesma intensidade. Algumas demonstravam um comportamento que envolvia altos níveis de lambidas e limpeza. Outras exibiam um comportamento com níveis baixos de lambidas e limpeza, o que significava que não davam a mesma quantidade de beijos molhados e abraços constrangedores quando seus filhotes estavam tendo um dia difícil.

Eis a parte que me fez sentar mais ereta em minha cadeira: os pesquisadores observaram que o desenvolvimento da resposta ao estresse dos filhotes era diretamente afetado pelo fato de a mãe ser uma "alta lambedora" ou uma "baixa lambedora". Eles descobriram que os filhotes das mães que lambiam mais tinham níveis mais baixos de hormônios do estresse, incluindo a corticosterona, quando eram manipulados pelos pesquisadores ou estressados de alguma outra maneira. Esse efeito muitas-lambidas-menos-estresse também evidenciou um padrão dose-resposta: quanto mais os filhotes de rato eram lambidos e limpos, mais baixos eram seus níveis de hormônio do estresse.[4] Além disso, os filhotes das mães que lambiam mais tinham um "termostato do estresse" mais sensível e eficaz. Por sua vez, filhotes de mães que lambiam pouco não apenas tinham picos mais altos de corticosterona em resposta a um estressor (nesse caso, ficar presos por vinte minutos), mas também apresentavam mais dificuldade de desligar sua resposta ao estresse do que os filhotes de mães que lambiam mais. O comportamento de lamber e limpar os pelos que ocorria nos primeiros dez dias de vida dos filhotes prognosticava mudanças em sua resposta ao estresse que duravam *por toda a vida*. Ainda mais surpreendente: as mudanças continuavam na *geração seguinte*, porque filhotes fêmeas que tinham mães altas-lambedoras se tornavam elas também altas-lambedoras quando procriavam.

Pensei em Charlene e Nia enquanto lia sobre o trabalho de Meaney e me perguntei quantas "lambidas e limpeza de pelos" a própria Charlene teria recebido quando criança. Ela certamente estava enfrentando sua própria cota de estressores. Testemunhei em minha casa como pode ser assustador ter um filho prematuro, mesmo para os pais que têm mais apoio e são mais resilientes. Quando entrou pela porta da minha clínica, Charlene era a jovem mãe deprimida de um bebê prematuro, mas ela não tinha sido assim a vida toda.

Durante a infância e a adolescência em Bayview, o futuro de Charlene parecia promissor. Estrela de futebol no ensino médio, ela parecia ter superado todas as expectativas quando seu talento lhe rendeu uma bolsa de estudos. Mas uma lesão no joelho no primeiro ano da faculdade interrompeu seus sonhos. Ela abandonou os estudos no ano seguinte e, depois de alguns anos em casa, engravidou. Agora tinha dificuldade de cuidar da filha pequena. Eu me preocupava tanto com Charlene quanto com Nia. Meu treinamento médico havia me ensinado a fazer o diagnóstico da má evolução ponderal. O que eu não havia aprendido era como interromper o ciclo intergeracional de estresse tóxico.

Devorei a pesquisa de Meaney, procurando aquele mecanismo tão importante na origem. O que os pesquisadores esperavam descobrir era *como* esse comportamento quando ainda eram filhotes poderia acabar afetando a resposta ao estresse e o comportamento dos ratos pelo resto da vida. Em outras palavras, esses cientistas estavam procurando a raiz da mudança. Assim como eu.

O que eles descobriram foi que as mães estavam, na verdade, mandando uma mensagem para seus filhos que mudava a maneira como sua resposta ao estresse era acionada, mas o mecanismo, o *como* das mudanças, revelou não ser genético, mas sim *epigenético*.

Muitas pessoas ainda encaram os genes e o ambiente como coisas totalmente separadas: você nasce com um código genético específico que determina sua biologia e sua saúde e tem experiências que modificam as coisas mais maleáveis, como seu caráter e seus valores. Manter os genes e o ambiente em esferas separadas alimentou anos de debates sobre o que seria mais importante, a natureza ou a criação. As pessoas vêm discutindo isso há muito tempo, mas, conforme a ciência avança, há cada vez menos o que discutir. Os cientistas podem agora afirmar de modo bastante definitivo que não há como separar as duas coisas. Na verdade, atualmente sabemos que *tanto* o ambiente *quanto* o código genético moldam *tanto* a biologia *quanto* o comportamento. Considerando como os genes e o ambiente trabalham juntos, não é surpresa que o debate tenha se estendido por centenas de anos sem nenhum vencedor à vista. Felizmente, com os avanços da ciência, podemos finalmente ver que há uma sincronicidade vital que determina nossa aparência, o funcionamento do nosso corpo e, no fim das contas, *quem somos*.

A maioria das pessoas sabe que o DNA é o código genético, o projeto básico de sua biologia. Para levar essa compreensão um passo adiante, seu corpo usa esse código como um modelo para produzir as proteínas que formam novas células e garantem que todas as coisas dentro dessas células funcionem. Toda célula carrega o seu código genético completo dentro de si, assim como o maquinário capaz de ler esse código e de decidir que partes da sequência serão traduzidas em proteínas.

O ambiente e as experiências desempenham um importante papel em determinar quais partes de seu código genético serão lidas e transcritas em cada nova célula que seu corpo cria. Como as experiências ou o ambiente fazem isso? Bem, na realidade o corpo não "lê" de fato todas as "palavras" do seu DNA. O que os cientistas descobriram é que dentro das células estão tanto o genoma (seu código genético completo) quanto o epigenoma, outra camada de marcadores químicos que fica por cima do DNA e determina quais genes serão lidos e transcritos em proteínas e quais não serão. O termo *epigenética* na verdade significa "acima do genoma". Esses marcadores epigenéticos são transmitidos de pais para filhos junto com o DNA.

Uma maneira de imaginar isso é a seguinte: o genoma é como as notas musicais em uma partitura e os marcadores epigenéticos são como notações que dizem quão alto, baixo, rápido ou devagar tocar essas notas. Pode haver uma notação para pular toda uma seção da música de uma vez. Essas notações epigenéticas estão sujeitas às experiências, podendo ser reescritas pelo seu ambiente.

A ativação da resposta ao estresse é uma das principais formas pelas quais o ambiente pode mudar as notações epigenéticas. Conforme tenta se adaptar ao estresse gerado pelas suas experiências, seu corpo ativa ou desativa alguns genes, particularmente aqueles que regulam como você vai reagir a acontecimentos estressantes *no futuro*. Esse processo do epigenoma trabalhando com o genoma para responder ao ambiente se chama *regulação epigenética* e é fundamental para compreendermos por que o estresse tóxico causa tantos danos a nossa saúde *ao longo da vida*. Quando uma criança de 4 anos quebra um osso, esse trauma não fica codificado em seu epigenoma; é algo que não a afeta em longo prazo. Mas quando uma criança de 4 anos é submetida a adversidades e estresse crônico, alguns genes que regulam como o cérebro, o sistema imunológico e os sistemas hormonais respondem ao estresse são ativados e outros são desativados, e, a menos que haja alguma intervenção, eles permanecem assim, mudando a maneira como o corpo da criança funciona e, em alguns casos, levando a doenças e à morte precoce.

Há alguns processos que são responsáveis pela regulação epigenética, mas os dois que melhor conhecemos no que diz respeito à genética do estresse são a metilação do DNA e a modificação das histonas. Na metilação do DNA, um marcador bioquímico chamado grupo metila se liga ao começo de uma sequência de DNA. Esse marcador impede que o gene seja ativado; ele funciona como um aviso de NÃO PERTURBE pendurado na maçaneta de um quarto de hotel. Ele diz à equipe de manutenção do DNA para não entrar e não traduzir essa sequência genética em proteínas, basicamente silenciando essa parte do código genético.

As histonas são como um cinto de castidade para o DNA. São as proteínas que mantêm o material genético guardado, impedindo que o maquinário de transcrição do DNA chegue até ele. Quando determinados marcadores bioquímicos se ligam às histonas, elas são modificadas: mudam de forma e se tornam mais abertas, permitindo que o DNA seja lido e transcrito. O que nos leva de volta às mães ratas e seus filhotes. O estudo de "lambição de filhotes" é um bom exemplo desse tipo de regulação epigenética. Meaney e sua equipe descobriram que as mães que lambiam mais seus filhotes estavam estimulando a liberação de altas doses de serotonina em sua prole. Você já deve ter ouvido que a serotonina é o antidepressivo natural do corpo. Ela eleva o humor e atua como uma espécie de prozac para os filhotes de rato. Essa serotonina não fazia apenas com que os filhotes se sentissem *melhor*, ela também ativava um processo químico que mudava a transcrição da parte do DNA que regula a resposta ao estresse. Meaney e seus colegas acabaram demonstrando que toda aquela lambição e limpeza de pelos no fim das contas mudava os marcadores epigenéticos no DNA dos filhotes de rato, levando a mudanças na resposta ao estresse para a vida toda.[5]

Esse tipo de mudança epigenética é como um atalho na comunicação para a natureza. Quando as mães ratas não lambem seus filhotes, elas estão essencialmente dizendo a eles que há algo com que se preocupar no ambiente, então eles devem ficar em alerta máximo. Em vez de esperar pelo processo de adaptação genética, que leva gerações, para mudar o DNA da prole, essa informação sobre o ambiente é passada para o filhote de rato rapidamente por meio de uma alteração no epigenoma. Para analisar mais de perto esse processo, a equipe de pesquisa de Meaney fez algo brilhante; seguindo o exemplo de um filme meloso para a televisão, eles trocaram alguns dos filhotes de rato após o nascimento. Colocaram os filhotes de mães que lambiam muito com mães que lambiam pouco, e vice-versa. O estudo descobriu que a metilação do DNA dos filhotes seguia o padrão da mãe adotiva, e *não* da mãe biológica. A mesma coisa acontecia com o seu comportamento — quando uma ratinha nascida de uma mãe que lambia muito era criada por uma mãe que lambia pouco, ela se revelava uma rata adulta ansiosa, com níveis elevados de hormônio do estresse, que se tornava uma mãe que também lambia pouco quando tinha seus próprios filhotes. Meaney e sua equipe descobriram que as diferenças nas lambidas e na limpeza do pelo que aconteciam bem cedo (nesse caso, nos dez primeiros dias da vida do filhote de rato) faziam uma grande diferença.

Para ir ainda mais longe, Meaney e seus colegas testaram se era possível reverter os padrões de metilação do DNA *depois* que um rato chegava à vida adulta. Usando tricostatina A, uma solução capaz de remover os marcadores de metilação do DNA, eles desenvolveram uma maneira de alterar *quimicamente* os padrões de metilação. Quando injetaram a solução de tricostatina A no cérebro da prole adulta tanto das mães que lambiam muito como das mães que lambiam pouco, ela eliminou completamente as mudanças na resposta ao estresse dos ratos adultos.

Esse estudo foi empolgante para mim por diversas razões, entre elas o fato de demonstrar que o mecanismo daquelas mudanças de longo prazo não era simplesmente genético. As experiências adversas dos meus pacientes em Bayview eram fatores que afetavam até mesmo seu DNA e provavelmente o modificavam *epigeneticamente.*

O trabalho de Meaney me mostrou não apenas como as mães podem afetar negativamente seus filhotes quando não os lambem o suficiente, mas também como podem *ajudá-los* ao lambê-los mais. O fato de que o ambiente é algo que podemos modificar significa que há muita esperança para filhotes humanos nascidos de mães que não lambem muito. Esses filhotes não são casos perdidos; não são defeituosos. Se puderem viver em um ambiente seguro, estável e acolhedor no início da vida, a biologia diz que isso os prepara para desenvolver uma resposta saudável ao estresse na vida adulta. Como mencionamos, a chave para impedir que uma resposta tolerável ao estresse adentre a zona do estresse tóxico é a presença de um adulto acolhedor que atenue adequadamente o impacto do estressor. No caso dos filhotes de rato, são as lambidas e a limpeza dos pelos feitas pelas mães. No caso de um humano, pode ser um pai que ouve e abraça. Esse amortecimento é extremamente importante, não apenas para atenuar os hormônios do estresse, mas também para prevenir o tipo de mudança epigenética que leva a uma resposta ao estresse desregulada e os problemas mais graves que decorrem dela.

· · ·

Mas eu ainda tinha algumas perguntas. Sabemos que um filhote de rato cuja mãe lambia pouco provavelmente teria problemas com a regulação de sua resposta ao estresse que perdurariam por toda a vida. E sabemos também que uma resposta ao estresse hiperativa pode dar início a uma cascata de mudanças nas funções neurológicas, endócrinas e imunológicas. No nível do DNA, porém, como esse estresse crônico afeta a probabilidade de desenvolver determinadas doenças, como o câncer? Depois de observar como mudanças no epigenoma podem ser transmitidas de geração em geração, eu me perguntava se riscos maiores para determinadas doenças também eram incorporados. Haveria alguma parte do DNA que era modificada pelo estresse e que ativava permanentemente o gene para a doença? Ou haveria alguma outra coisa acontecendo? Foi apenas quando conheci o maravilhoso mundo dos telômeros que descobri que havia mais de uma maneira de reprogramar o DNA.

· · ·

Provavelmente não será surpresa que a única coisa que eu ame mais do que um cientista porreta é *uma* cientista porreta. Então você pode imaginar meu entusiasmo quando descobri sobre uma dupla dinâmica bem no meu quintal. Fui apresentada ao trabalho da dra. Elizabeth Blackburn e da dra. Elissa Epel, da Universidade da Califórnia em São Francisco, por uma amiga que tem muitas qualidades maravilhosas, mas que também é um *pouco* obcecada com o envelhecimento prematuro. No que diz respeito a esse assunto, tendo a ignorar o falatório e me atenho a levar uma vida saudável e usar um creme noturno, mas quando minha amiga mencionou as palavras *cromossomos* e *morte prematura de células* em uma conversa sobre os mais recentes avanços no combate à passagem dos anos, meus ouvidos se aguçaram. Tratava-se de uma descoberta científica *legítima* na busca para entender o processo de envelhecimento. A dra. Blackburn é um dos três cientistas que receberam o Prêmio Nobel por descobrir como os telômeros, as sequências nas extremidades dos cromossomos, trabalham para proteger o DNA do tipo de dano que pode levar ao envelhecimento prematuro e à morte. Blackburn juntou-se à psicóloga da saúde Elissa Epel e as duas partiram em uma investida científica, explorando como exatamente os telômeros podiam ser encurtados ou danificados e, mais importante, como deter esse processo.

Blackburn e Epel investigaram como a alimentação, o exercício e até mesmo o foco mental afetavam a saúde dos telômeros. Para mim, no entanto, a parte mais interessante do que elas descobriram foi que o estresse tinha um grande impacto na extensão e na saúde dos telômeros, e isso, por sua vez, tinha um grande impacto no risco de desenvolver doenças.

Vamos recuar um segundo. Então o que exatamente são os telômeros? Sequências? O que sempre me ajuda é pensar nos telômeros como os para-choques nas extremidades das sequências de DNA. Telômeros são sequências *não codificantes* às quais, durante muito tempo, ninguém deu muita atenção. À primeira vista, eles não produzem proteínas e não são muito ativos no corpo. Mas pesquisadores descobriram que na verdade os telômeros servem a um propósito vital: protegem as sequências de DNA, garantindo que, a cada vez que elas são replicadas pelas células, a cópia seja fiel ao original. Os telômeros são muito sensíveis ao ambiente, o que significa que, assim como os para-choques dos carros, eles sempre sofrem o primeiro impacto. Qualquer coisa que seja bioquimicamente prejudicial (como o estresse) danifica muito mais os telômeros do que o DNA. Quando os telômeros são danificados, eles enviam sinais para o resto da célula avisando que os para-choques sofreram impactos demais e que a célula precisa responder. Há duas maneiras principais de a célula reagir. A primeira é que, quando os telômeros ficam curtos demais (muitos motoristas barbeiros na vizinhança), a célula pode se tornar senescente, uma palavra que os cientistas usam para dizer velha. Isso significa que a célula se aposenta e deixa de fazer seu trabalho. Veja o colágeno (a proteína responsável pela elasticidade da pele e por prevenir rugas). Se uma grande quantidade de fibroblastos que deveriam estar produzindo colágeno resolvesse se mudar para uma casa de repouso, você ficaria parecendo uma década mais velho do que é.

Muitas coisas podem danificar os telômeros e levar ao envelhecimento celular prematuro, mas o estresse crônico é uma das principais. Quando uma célula fica velha ou morre, não é o fim do mundo, mas, se há uma mortalidade celular muito grande em um lugar, isso pode acarretar problemas de saúde. Por exemplo, se muitas células morrem no pâncreas, você não vai conseguir produzir insulina suficiente, o que pode levar à diabetes. Além da senescência, a outra resposta que uma célula pode ter a telômeros danificados ou encurtados é se tornar pré-cancerosa ou cancerosa. Quando isso acontece, significa que a capacidade da célula de copiar o seu DNA corretamente está comprometida, e ela começa a codificar mutações que dizem: "Continue a produzir células para sempre!" Isso faz com que as células se repliquem descontroladamente e formem um tumor que continua a crescer sem parar. Simplificando, quando há danos demais aos telômeros e eles se tornam excessivamente curtos, isso pode levar ao envelhecimento celular prematuro, a doenças ou ao câncer. Isso acrescenta mais uma variável divertida ao jogo de sedução; em um futuro não muito distante, as mulheres talvez comecem a procurar por parceiros com telômeros longos.

A pesquisa sobre os telômeros e o estresse é relativamente nova, mas sabemos que a adversidade na primeira infância prognostica telômeros mais curtos nos adultos, mostrando-nos as influências duradouras que o estresse no início da vida tem sobre o envelhecimento celular e os processos de adoecimento.[6] Elissa Epel se juntou ao pesquisador Eli Puterman e a outros colegas para examinar dados de 4.598 homens e mulheres coletados como parte do U.S. Health and Retirement Study [Estudo sobre a Saúde e a Velhice nos Estados Unidos].[7] Eles avaliaram a adversidade cumulativa tanto na infância quanto na vida adulta revisando as respostas dos questionários de saúde. Para os estressores na infância, os critérios incluíam a família do participante receber ajuda de parentes por causa de dificuldades financeiras, a família se mudar por causa de dificuldades financeiras, o pai do participante perder o emprego, o vício em drogas ou consumo de álcool do pai ou da mãe causar problemas em casa, se o participante sofreu abusos físicos antes dos 18 anos, se repetiu de ano na escola ou se teve problemas com a lei. As perguntas sobre os estressores para os adultos investigavam a morte de um cônjuge, a morte de um filho, ter direito ao Medicaid,* vivenciar um desastre natural, ser ferido em combate, ter um parceiro viciado em drogas ou álcool, ser vítima de um ataque físico ou ter um cônjuge ou filho com uma doença grave. Epel e Puterman em seguida analisaram o comprimento dos telômeros de cada um dos participantes. Eles descobriram que, apesar de as adversidades acumuladas ao longo da vida prognosticarem de maneira significativa o encurtamento dos telômeros, esse encurtamento se devia na maior parte das vezes às adversidades vivenciadas na infância; a adversidade na vida adulta por si só não estava significativamente associada ao encurtamento dos telômeros. Para cada adversidade na infância que um participante do estudo vivenciava, suas chances de ter telômeros curtos aumentavam 11%. Os dados reunidos por Epel e Puterman também mostraram que as adversidades no lar, como abuso ou ter pai ou mãe viciado em drogas ou álcool, eram um indicador mais forte de encurtamento dos telômeros do que as dificuldades financeiras.

Um trabalho dos pesquisadores Aoife O'Donovan e Thomas Neylan comparou os telômeros de pessoas com transtorno de estresse pós-traumático com os telômeros de pessoas com boa saúde mental. O que eles descobriram foi que, no geral, as pessoas que sofriam de estresse pós-traumático tinham telômeros mais curtos do que as pessoas no grupo-controle.[8] No entanto, realmente interessante foi o fato de que as pessoas que sofriam de transtorno de estresse pós-traumático que *não* tinham vivenciado adversidades na primeira infância *não* tendiam a ter telômeros curtos.

A boa notícia é que, mesmo que você tenha telômeros encurtados, mantê-los saudáveis pode protegê-los de serem ainda mais encurtados. Como você mantém seus telômeros saudáveis? Uma maneira importante é aumentar os níveis de telomerase, uma enzima que pode alongar os telômeros. Mais uma vez, a ciência é nova, mas sugere que, mesmo que comece com telômeros mais curtos do que o normal, ainda assim você pode atrasar seu declínio aumentando seus níveis de telomerase com práticas como meditação e exercício físico.

---

* Programa de saúde social do governo dos Estados Unidos para pessoas de baixa renda. [*N. da T.*]

LAMBA SUA CRIA! • 117

• • •

Então isso quer dizer que os genes não importam? Que tudo que você precisa é de uma mãe que o lamba muito e limpe bastante seus pelos? Não é bem assim. Embora a parte epigenética da equação seja nova e excitante e revele muitas coisas que não sabíamos, não dá para desconsiderar o impacto do DNA que vem dos bons e velhos óvulo e espermatozoide. Como sabemos, tudo está relacionado com a natureza *e* com o cuidado. Você está passando para seus filhos *tanto* o seu genoma *quanto* o seu epigenoma, e ambos contam na hora de determinar a saúde. Por exemplo, você pode ser abençoado com telômeros extremamente longos. Talvez todas as mulheres no lado materno de sua família tenham vivido além dos 100 anos sem nunca aparentar ter mais que 75. Mas no início de sua infância você vivenciou adversidades, e agora tem uma pontuação alta de EAIs. Seus telômeros estão sendo dilapidados em um ritmo mais rápido do que o normal, mas, por eles serem geneticamente longos, você tem uma atenuante. Nesse caso, pode ser que não haja um resultado dramático; você não necessariamente vai viver até os 100 anos, mas talvez não enfrente a mortalidade prematura que sua pontuação de EAIs prognosticaria. Entretanto, se não tiver a vantagem genética dos telômeros longos, a história pode ser bem diferente. Se enfrentar adversidades na infância, o encurtamento dos seus telômeros pode levar a um quadro de saúde pior do que você vivenciaria se tivesse telômeros mais longos. E assim como dois irmãos com a mesma mãe e o mesmo pai podem ter olhos de cor diferente, eles também podem ter telômeros de comprimento diferente, o que pode levar a prognósticos distintos mesmo que experimentem doses similares de adversidade.

• • •

A pesquisa sobre os telômeros e a regulação epigenética reforçou o que eu já suspeitava: a detecção precoce é fundamental. Agora mais do que nunca, eu acreditava que, se pudéssemos identificar aqueles que tinham mais risco de sofrer de estresse tóxico por meio do rastreamento de EAIs, aumentaríamos as chances tanto de identificar mais cedo doenças relacionadas quanto de tratá-las de forma mais efetiva. Não apenas isso, mas também é possível que conseguíssemos prevenir doenças futuras tratando o problema de base: um sistema de resposta ao estresse danificado. Se colocarmos os protocolos certos em prática nos consultórios pediátricos de toda a cidade, de todo o país, de todo o mundo, poderemos intervir a tempo de reverter danos epigenéticos e mudar o prognóstico da saúde em longo prazo para os cerca de 67% da população com EAIs *e* seus filhos. E, um dia, seus bisnetos.

O potencial para resultados como esse e a ciência por trás deles me deixou animada. Eu já havia evoluído de falar sem parar no ouvido das pessoas em festas para entrar em contato com pessoas bem relacionadas na comunidade médica em busca de alguém que tivesse mais poder do que eu e que estivesse disposto a se comprometer a fazer alguma coisa. Em minha clínica já tínhamos começado a instituir uma rotina de rastreamento de EAIs para todos os pacientes, mas havia tantos outros médicos que poderiam se beneficiar dessa informação. Eu cresci em Palo Alto, na década de 1980, quando o bairro ainda era mais próximo da classe média (em vez de um lugar de pessoas ricas como é agora), e sabia que crianças com EAIs viviam em muitos tipos diferentes de bairros. Vários dos meus colegas de turma no ensino médio em Palo Alto tentaram suicídio enquanto eu morava lá, e mais tarde ouvi histórias de dependência química e distúrbios mentais dos pais que os estudantes tinham enfrentado em silêncio. Mesmo em áreas com condições de vida muito melhores do que em Bayview, o estresse tóxico era essencialmente invisível para o sistema de saúde.

Bayview pode ser um lugar bastante óbvio para se procurar o impacto da adversidade, mas o estresse tóxico é uma epidemia invisível que afeta todas as comunidades. Desde que o Estudo sobre EAIs foi publicado, 39 estados e o Distrito de Columbia têm coletado dados sobre EAIs da população. Aqueles que reportam seus dados relatam que entre 55% e 62% da população vivenciaram pelo menos uma categoria de EAI, e entre 13% e 17% têm uma pontuação de EAIs de quatro ou mais.[9] Os estados com as taxas mais altas de EAIs entre crianças pequenas eram Alabama, Indiana, Kentucky, Michigan, Mississippi, Montana, Oklahoma e Virgínia Ocidental.[10] Sem serem controlados, os efeitos das EAIs e do estresse tóxico criado por elas estavam sendo passados adiante por pais bem-intencionados em famílias por todo o país e, sem dúvida, ao redor do mundo.

Depois de uma ótima conversa com o dr. Martin Brotman, diretor do California Pacific Medical Center na época e meu fiel apoiador, vi minha chance. Todos os diretores de hospital em São Francisco faziam parte de uma organização chamada Hospital Council of Northern and Central California [Conselho de Hospitais do Norte e Centro da Califórnia]. Esse grupo foi criado por diversas razões, mas uma de suas muitas funções era tratar das disparidades de assistência médica na cidade. O dr. Brotman era um dos que comandavam a força-tarefa dentro do conselho responsável por combater as disparidades na assistência médica e ficou empolgado com o que lhe contei sobre as EAIs e nosso trabalho na clínica. Ele imediatamente me convidou para dar uma palestra sobre EAIs para o conselho. Sentindo aquele tipo de excitação que quase nos faz ter vontade de vomitar, deixei seu escritório naquele dia pensando: *É isso!* Essa é a minha chance de ir até as pessoas que tomam as decisões e norteiam a assistência médica e expor essa questão. Não posso estragar tudo.

Passei semanas me preparando para minha apresentação.

No dia, eu sabia que estava preparada, mas enquanto esperava no saguão depois de ter chegado ridiculamente cedo, percebi que nunca havia ficado tão nervosa, nem mesmo em meus exames para obter a licença para praticar medicina. Eu tinha apenas um pequeno espaço de tempo na agenda dos diretores; quando finalmente fui conduzida até a sala, todos eles estavam lá. Em sua grande maioria eram homens mais velhos, quase todos brancos; havia mais ou menos doze, confortavelmente sentados em torno de uma mesa em formato de U, papéis empilhados e espalhados em volta de pratos de salada, diversas bebidas pousadas ao lado dos laptops. Alguns sorriram com simpatia, enquanto outros apenas fizeram um cumprimento com a cabeça. Por um minuto, amaldiçoei minha má sorte por ter conseguido uma brecha no fim do que obviamente tinha sido uma longa reunião de negócios. Se não conseguisse prender a atenção deles, esperava pelo menos conseguir mantê-los acordados. O dr. Brotman se levantou e gentilmente me apresentou. Apertei a mão de todos e em seguida fui até a frente da sala e coloquei meu drive no computador. Depois do que pareceram os trinta segundos mais longos da minha vida, o drive se conectou e abri meu primeiro slide do PowerPoint.

Ergui o olhar e vi uma mulher caucasiana, baixinha e atarracada, nos fundos da sala, recolhendo os pratos e enchendo as xícaras de café em silêncio. Por um instante passou pela minha cabeça que eu não me importaria de trocar de lugar com ela. Um tremor de insegurança me desestabilizou por um momento. Respirei fundo. Se aquilo fosse por mim, eu nem estaria ali. De jeito nenhum. Mas era pelos meus pacientes. Com isso em mente, expirei em silêncio e comecei a falar. Por uns bons 25 minutos falei sem parar, apresentando os dados, a ciência, os mecanismos biológicos. Como o dr. Felitti, eu tinha certeza de que depois que vissem as porcentagens, o grande número de pessoas que viviam com os efeitos das EAIs, eles ficariam impressionados. Eu não falei sobre meus pacientes; falei sobre seus sistemas de resposta ao estresse. Os meses que passei praticando os pontos do meu discurso em ocasiões que beiravam o socialmente inapropriado tinham me ajudado a refinar o que eu considerava meus argumentos mais contundentes.

Finalmente parei de falar.

Fiz uma pausa por alguns momentos, com o intuito de deixar que a importância de tudo que eu tinha dito fosse absorvida. Em seguida disse algo como:

— Muito bem, então o que vão fazer a respeito?

Observei as expressões e percebi de imediato que a reação deles não ia ser o que eu esperava. Senti um aperto no estômago. Uma queimação lenta começou a tomar meu rosto, espalhando o constrangimento célula a célula. Meu corpo pode ter registrado isso antes da minha mente, mas eu logo me dei conta de uma coisa. Embora parecesse que todos concordavam que o que eu acabara de dizer era surpreendente e importante, eles claramente tinham percebido que eu era profundamente ingênua a respeito de como as coisas funcionavam. O que estava escrito em suas expressões foi logo seguido de afirmações que queriam basicamente dizer:

— Muito bem, Nadine, o que *você* vai fazer a respeito?

Olhando em retrospecto, percebo que tudo o que fiz foi apresentar-lhes um problema. Quando eles me perguntaram sobre soluções, eu não tinha boas respostas. Eles me questionaram sobre protocolos de triagem e quiseram saber quais seriam as melhores opções de tratamento e como eu achava que elas poderiam ser implementadas. Eu me esforcei para explicar que até aquele momento não havia um protocolo para nada. Era por isso que eu estava recorrendo a *eles*. Eles não descobriam como implementar as melhores ferramentas de triagem universal e não elaboravam protocolos para os outros médicos? Esse era o trabalho deles, certo?

A julgar pelo teor de suas perguntas, definitivamente, não.

Ficou muito claro que os diretores não iam abraçar aquela causa em seu tempo livre, apesar de serem favoráveis a ela. Em termos de prioridade, certamente ela não ia passar à frente das atualizações sísmicas para seus edifícios ou da próxima auditoria da Joint Commission on Accreditation of Healthcare Organizations [Comissão Conjunta de Acreditação de Organizações de Saúde]. Quão ingênua eu tinha sido por pensar que eles simplesmente largariam tudo por aquilo? Balbuciei minhas despedidas, o tempo todo me sentindo como um balão de desenho animado que vai lenta e tristemente murchando no meio da sala. Não me lembro exatamente como aquela reunião terminou, o que eu disse ou quem me dispensou com um aceno gentil e um aperto de mão. Os últimos minutos permanecem um pouco nebulosos.

Finalmente, cheguei ao elevador e comecei a apertar sem parar o botão para descer.

Eu tinha trabalhado muito duro, tinha me preparado, tinha conseguido convencê-los, mas ainda assim nada iria resultar disso. Eu estava vivendo no mundo das EAIs e do estresse tóxico de forma tão intensa havia tanto tempo que parecia a coisa mais importante do universo. Era simplesmente bizarro para mim que eu pudesse explicar isso para outros médicos, que eles pudessem enxergar também e até concordar, mas ainda assim não dessem um pulo da cadeira. Eu não estava brava nem chateada com eles — eu estava apenas confusa. Minha confiança na realidade como eu a conhecia fora abalada, e isso me levou a uma linha de questionamentos que não tinha considerado antes. E se aquele quebra-cabeça que eu havia montado sobre a adversidade não fosse o incêndio de grandes proporções que achava que era? Pior: e se não houvesse nada que pudéssemos fazer a respeito?

III

Prescrição

7

O antídoto para as EAIs

Ao DEIXAR A REUNIÃO com o conselho de hospitais naquele dia, eu estava tão distraída com meus questionamentos contraproducentes que nem percebi quando ela me chamou pela primeira vez.

As portas do elevador se abriram.

— Com licença, doutora? — repetiu ela.

Eu me virei e vi que era a mulher que estava servindo café para os diretores na sala de reunião no começo da minha apresentação.

— Sim?

Ela deu um passo hesitante na minha direção. De perto, pude ver que tinha os cabelos mal tingidos e um dente faltando no lado direito, mas estava bem arrumada em seu uniforme. Parei por um momento e deixei que a porta do elevador se fechasse atrás de mim, dando total atenção a ela.

— Sou eu — disse a mulher.

— Perdão?

— Era de mim que a senhora estava falando lá dentro. Essas EAIs, as coisas ruins que acontecem com as pessoas quando são crianças, todas aquelas coisas de que a senhora estava falando aconteceram comigo. Eu vivi todas elas. Acho que tenho a pontuação máxima.

Ela fez uma pausa e respirou fundo, desviando o olhar para uma pequena tatuagem cinza-escura no pulso esquerdo.

— Eu tenho me esforçado para permanecer sóbria e tive muitos problemas de saúde. Depois de ouvir o que a senhora disse agora há pouco, sinto que finalmente entendi o que tem acontecido comigo.

Seus olhos encontraram os meus.

— Enfim, eu só queria dizer... Obrigada. Continue fazendo o que a senhora está fazendo.

— Qual é o seu nome? — perguntei.

— Marjorie — respondeu ela, sorrindo.

Eu sorri de volta.

— Obrigada, Marjorie.

• • •

Desde aquele dia com Marjorie e o conselho de hospitais, depois de cada palestra e cada apresentação, faço questão de ir até as pessoas que estão limpando as mesas ou desmontando o sistema de som para perguntar o que acharam. Não importa quão bem minhas apresentações tenham sido recebidas profissionalmente, falar com essas pessoas sempre me dá uma compreensão mais ampla de como a história das EAIs está se desenrolando no dia a dia das pessoas. Eu vou embora sabendo que, independentemente do contexto geográfico, da origem étnica e das condições socioeconômicas, todos somos afetados pelas EAIs de maneiras similares. Fui treinada para acreditar no poder da medicina clínica e da saúde pública para melhorar vidas, no entanto, com base nessas conversas, fica claro que muitas pessoas que vivenciaram EAIs e estão enfrentando seus efeitos duradouros não sabem com o que estão lidando. Nenhum médico lhes disse que pode haver um problema com seu sistema de resposta ao estresse, muito menos sugeriu o que fazer a respeito. Aqueles poucos minutos diante do elevador com Marjorie serviram ao mesmo tempo como um ponto de referência e um leve chute no traseiro. Se não tínhamos um protocolo clínico para abordar as EAIs e seus muitos impactos sobre a saúde, estava na hora de *criar* um. Felizmente, eu era ingênua demais para imaginar quão grandiosa essa tarefa acabaria sendo.

O ANTÍDOTO PARA AS EAIS • 127

Em pequena escala, já fazíamos avanços na clínica, então eu sabia que estávamos no caminho certo. Juntamente com a triagem de EAIs para todas as crianças em seus checkups anuais, estávamos avaliando ativamente nosso plano de tratamento através das lentes do estresse tóxico e começando a procurar modelos de tratamento baseados em evidências que enfocavam os aspectos biológicos subjacentes de crianças, pais e comunidades que lidavam com os impactos das adversidades. Além da nossa, não havia clínicas pediátricas que eu conhecesse que fizessem rastreamentos de rotina para EAIs em 2008. Era mais provável que os pacientes com estresse tóxico chamassem a atenção de seu pediatra com sintomas de problemas comportamentais ou TDAH, o que, no fim das contas, era uma boa notícia para eles, porque significava que provavelmente seriam encaminhados a um profissional da área de saúde mental, uma das poucas especialidades que já tinham reconhecido a ligação entre as adversidades na infância e uma saúde precária. Infelizmente, muitos médicos não tinham um entendimento claro de que doenças clínicas como asma e diabetes também poderiam ser manifestações de estresse tóxico. Como vimos com Diego, a psicoterapia era, na verdade, uma das intervenções terapêuticas mais bem fundamentadas para tratar pacientes com sintomas de estresse tóxico, fossem esses sintomas comportamentais ou não.

Quando os clínicos gerais têm fácil acesso a serviços de saúde mental para seus pacientes, esses pacientes têm mais chances de obter o tratamento de que precisam. Tendo isso em vista, uma das melhores abordagens para ajudar médicos que cuidam de pacientes com EAIs e estresse tóxico (estatisticamente falando, todos os médicos nos Estados Unidos) são serviços de saúde comportamental integrados. Isso significa simplesmente ter serviços de saúde mental disponíveis no consultório do pediatra (ou do clínico geral). Mais tarde eu descobriria que essa era uma das novas boas práticas, uma prática já aprovada por quase todas as agências nacionais de supervisão de saúde, incluindo o Departamento de Saúde e Serviços Humanos dos Estados Unidos. A comunidade de Bayview demandava serviços de saúde mental antes de eu ler o Estudo sobre EAIs, e foi por isso que chamei o dr. Clarke para trabalhar conosco. Ter um médico especializado em saúde mental em nosso consultório foi uma decisão tão acertada, e o dr. Clarke era tão requisitado, que logo busquei mais recursos de saúde mental para nossa clínica.

Para a maioria dos pediatras que trabalham em áreas carentes e de baixa renda, como eu, os recursos disponíveis em geral se limitavam ao encaminhamento a uma agência comunitária, possivelmente um assistente social se você tivesse sorte, e então você deveria cruzar os dedos e talvez rezar um pouco. Mas nos meses que antecederam o início do tratamento de Nia, começamos a trabalhar com a dra. Alicia Lieberman, da Universidade da Califórnia em São Francisco, uma renomada psicóloga infantil especializada em psicoterapia pais-criança. Esse tipo de terapia se concentra nas crianças desde o nascimento até os 5 anos de idade e se baseia na noção de que, para ajudar as crianças pequenas a enfrentar adversidades, é preciso tratar os pais e a criança como um time. O aspecto inovador dessa terapia, e o que a dra. Lieberman acredita ser responsável por torná-la tão eficaz, é o reconhecimento de que é fundamental conversar de verdade com crianças sobre como os traumas as afetavam, e também a sua família, mesmo quando se trata de crianças muito pequenas.

Alicia Lieberman se recorda, como uma de suas primeiras lembranças, da experiência de acordar no meio da noite com uma estranha sensação de movimento. Ela cresceu no Paraguai durante uma época de instabilidade e revolução política e viu o pai, um pediatra que denunciava as injustiças sociais que testemunhava, se tornar alvo do governo. Ele era preso periodicamente para ser interrogado, mas, como membro respeitado da comunidade, era mandado de volta para casa todas as vezes. A crescente agitação social deixava a família constantemente no limite. Cada vez mais líderes comunitários eram presos ou simplesmente "desapareciam".

Quando acordou naquela noite, Alicia viu que a mãe e o pai estavam carregando a cama com ela ainda deitada. Os pais transportavam a filha adormecida para o cômodo mais recôndito da casa a fim de protegê-la das balas perdidas que poderiam atravessar as paredes. No fim das contas, ela e a família emigraram, tomando um transatlântico para Israel. No navio, um companheiro de viagem perguntou à menina como era viver sob aquele tipo de estresse. À menção dos eventos que estavam deixando para trás, a dra. Lieberman se lembra de ficar tensa e de se dar conta de que *o estresse vive no corpo*.

A dra. Lieberman baseou seu trabalho profissional em um lugar de profunda familiaridade pessoal e curiosidade em relação ao trauma e ao estresse.

Além da instabilidade e do medo que resultavam das circunstâncias políticas da família, quando Alicia tinha 4 anos, a morte trágica de um dos filhos fez com que seus pais mergulhassem em um estado de profunda tristeza. Nunca contaram aos outros filhos o que aconteceu, e a jovem Alicia teve que elaborar sua própria narrativa, uma história criada por sua imaginação em meio à confusão e à tristeza. Conforme se aprofundou no estudo da psicologia infantil, ela viu que falar aberta e honestamente sobre o passado com as crianças não era uma prática comum. O pensamento corrente na época era que as crianças pequenas não compreendiam coisas como morte e violência, e tentar falar com elas a respeito só serviria para traumatizá-las mais uma vez. A dra. Lieberman duvidava que a prática de contar histórias de Papai Noel para as crianças quando coisas ruins aconteciam estivesse lhes fazendo bem.

Ela desconstruiu o antigo mito de que crianças e bebês não precisavam de tratamento para os traumas, porque de alguma forma não entendiam nem se lembravam das experiências caóticas que enfrentavam. Seu trabalho é baseado em pesquisas que mostram que as adversidades no início da vida em geral têm um enorme efeito em bebês e crianças pequenas, assim como ocorreu com os girinos do dr. Hayes. Depois de anos como clínica, ela chegou à conclusão de que a necessidade das crianças de criar uma história ou narrativa a partir de eventos confusos é na verdade muito normal. As crianças são compelidas a dar sentido ao que acontece com elas. Quando não há explicação clara, elas inventam uma; a interseção do trauma com o egocentrismo da infância, apropriado para o desenvolvimento, muitas vezes leva a criança a pensar: *eu fiz isso acontecer.*

A dra. Lieberman procurou explorar formas de permitir que pais e filhos falassem aberta e honestamente sobre traumas. Ela também reconheceu, de maneira acertada, que a infância difícil dos pais e as cicatrizes que eles ainda carregavam podiam afetar o modo como reagiam aos filhos em circunstâncias estressantes ou traumáticas, comprometendo sua capacidade de agir como um amortecimento protetor. Sua mentora Selma Fraiberg lhe ensinou que as famílias podem aprender a "dizer o indizível" e que os pais podem encontrar ferramentas para apoiar e proteger seus filhos, mesmo em momentos de crise. No fim das contas, a dra. Lieberman acabaria codificando o protocolo da psicoterapia pais-criança, demonstrando sua eficácia em cinco experiências randomizadas distintas.[1] Apoiada pela ciência mais recente, a psicoterapia pais-criança é hoje um dos principais tratamentos nos Estados Unidos para crianças pequenas que vivenciaram traumas, e é fundamental para ajudar toda a família a começar a se curar.

A psicoterapia pais-criança leva em consideração todas as outras pressões e dramas com os quais tanto os pais quanto a criança têm que lidar — outros membros da família, a comunidade, o trabalho (ou a falta dele) —, tudo que afeta o vínculo entre pais e filhos. Isso permite que os pacientes façam conexões entre os traumas do passado e os estressores do presente, para que possam reconhecer melhor seus gatilhos e administrar seus sintomas.

Tradicionalmente, se uma mãe está deprimida, ela procura seu próprio terapeuta e eles trabalham juntos. A abordagem da psicoterapia pais-criança se baseia na premissa de que a qualidade do relacionamento e a saúde da *ligação* entre os pais e a criança são absolutamente fundamentais para a saúde e o bem-estar. Não havia caso que exemplificasse isso de maneira mais clara do que o caso de Charlene e Nia. Felizmente, o dr. Todd Renschler, um bolsista de pós-doutorado sob a supervisão da dra. Lieberman, tinha acabado de se juntar à nossa equipe quando Charlene e Nia entraram na minha sala de espera. Charlene ficou compreensivelmente furiosa comigo durante meses depois que fiz a denúncia ao Serviço de Proteção à Criança, mas no caso delas era exatamente o que precisava acontecer. Para não perder a custódia de Nia, Charlene teve que procurar ajuda para lidar com sua depressão pós-parto, o que significava psicoterapia intensiva.

Quando compareceu à sua primeira sessão de psicoterapia pais-criança com o dr. Renschler, Charlene tinha os fones do iPod enterrados nos ouvidos e o volume era tão alto que ele podia acompanhar as batidas da música. Ela colocou Nia no sofá ao seu lado e encarou o dr. Renschler com um olhar vazio. Não preciso dizer que as primeiras sessões foram bastante difíceis. Charlene se sentia traída por mim e obrigada a fazer algo contra sua vontade. Médico experiente e paciente, o dr. Renschler foi construindo uma relação com Charlene aos poucos, começando por dar a ela alguma possibilidade de escolher como seriam as sessões, oferecendo-lhe algum poder em uma situação em que se sentia totalmente impotente. Em vez de se concentrar de imediato na saúde de Nia e na depressão de Charlene, ele começou abor-

O ANTÍDOTO PARA AS EAIS • 131

dando o que Charlene dissera ser seu maior problema, algo com o que todos os pais de uma criança pequena se identificam: uma séria privação de sono. Nia acordava várias vezes à noite, e Charlene estava exausta e frustrada.

Não era surpresa que Charlene e Nia estivessem tendo problemas para dormir. Pesquisadores descobriram que os bebês de mães deprimidas têm mais dificuldade de regular o sono;[2] eles dormem em média 97 minutos a menos por noite do que bebês de mães não deprimidas e têm mais despertares noturnos. As adversidades na infância aumentam significativamente o risco para quase todos os distúrbios do sono que existem, incluindo pesadelos, insônia, narcolepsia, sonambulismo e distúrbios psiquiátricos do sono (alguém se lembra do caso de comer durante o sono?).[3] O sono noturno tem uma poderosa influência sobre a função cerebral, os hormônios, o sistema imunológico e até a transcrição do DNA.[4]

O sono ajuda a regular de maneira adequada os eixos hipotálamo-hipófise--adrenal e simpático-adrenomedular. Durante o sono, os níveis de cortisol, adrenalina e noradrenalina baixam. Como resultado, a privação de sono está associada com a elevação dos níveis de hormônios do estresse e o aumento da reatividade ao estresse.[5] Como vimos nos capítulos 5 e 6, esses hormônios dão início à festa, ativando as respostas cerebrais, hormonais, imunológicas e epigenéticas ao estresse. Os efeitos são função cognitiva, memória e regulação do humor prejudicadas.[6]

A privação de sono não nos deixa apenas sonolentos e irritados; ela também nos deixa doentes. A privação de sono está associada ao aumento de inflamações e à redução da eficácia do sistema imunológico.[7] Enquanto dormimos, nosso sistema imunológico faz uma atualização do sistema, usando o tempo de inatividade para calibrar suas defesas. Todo mundo sabe que é importante dormir quando estamos doentes, mas é igualmente importante quando estamos saudáveis. A privação de sono deixa as pessoas mais suscetíveis a doenças porque o sistema imunológico não consegue combater de maneira adequada os vírus e as bactérias aos quais está constantemente exposto.

Os distúrbios do sono também estão associados a reduções de hormônios, como o hormônio do crescimento, e a alterações na transcrição do DNA, o que, para as crianças, pode ser especialmente problemático, abrindo as portas para problemas de crescimento e desenvolvimento.[8]

O dr. Renschler trabalhou com Charlene para criar uma rotina que ajudasse Nia a dormir por períodos mais longos. Ele começou ajudando Charlene a entender a importância de colocar Nia para dormir em um ambiente fresco, escuro e silencioso, no mesmo horário todas as noites, evitando atividades estressantes ou estimulantes antes de dormir, dando-lhe um banho relaxante e lendo uma história para ela antes de dormir. Por fim, tanto mãe quanto filha começaram a ter algumas horas de sono muito necessárias. Sentir-se compreendida e finalmente apoiada em relação a esse problema ajudou Charlene a acreditar que o dr. Renschler sabia o que estava fazendo. Mais importante, ela enxergou que ele estava lá para *ajudá-la*.

Logo, Charlene começou a se abrir sobre sua falta de apoio. Seu ex--namorado (pai de Nia) tinha sido abusivo durante a gravidez e agora tinha saído de cena. Ela morava com a tia materna, que criara Charlene e o irmão mais novo desde que a mãe deles se suicidou, quando Charlene ainda era criança. Quando ela disse à tia que estava grávida, recebeu mais críticas do que apoio. Apesar de viver com ela, Charlene se sentia completamente isolada, e as coisas só pioraram quando Nia nasceu prematura. Quanto mais o dr. Renschler e Charlene se aprofundavam em suas conversas sobre seu relacionamento com a tia, mais ela expressava querer ter um tipo diferente de relacionamento com Nia. Em termos práticos, atingir esse objetivo se resumia a analisar como ela estava interagindo com Nia. Nas sessões de terapia, quando Nia chorava ou sorria, o dr. Renschler incentivava Charlene a pensar em como se sentia e o que achava que aquilo significava. Certa vez, quando estava no colo da mãe, Nia estendeu o braço e arrancou os fones de ouvido de Charlene. Primeiro, ela ficou irritada com o "mau comportamento" da filha, mas quando o dr. Renschler se perguntou em voz alta o que mais Nia poderia estar querendo comunicar com aquele ato, Charlene admitiu que talvez sua bebê só quisesse sua atenção. A tia de Charlene era crítica, distante e não estava disposta a dar o tipo de apoio que ela desejava, então, quando uma dinâmica semelhante parecia estar se desenrolando com Nia, o dr. Renschler ajudava Charlene a reconhecer isso e a pensar em como poderia reagir de forma diferente.

Logo, o relacionamento começou a mudar. Charlene começou a tirar um dos fones de ouvido durante as sessões e, por fim, ambos. Conforme ela foi ficando mais sintonizada com a filha, Nia passou a responder com menos gritos e mais arrulhos e risadas que, como qualquer pai ou mãe sabe, são as doces recompensas que fazem valer a pena todas as mamadas noturnas e manhãs mal-humoradas. Charlene também começou a assumir um papel mais ativo na solução do problema de ganho de peso de sua bebê. Nas sessões com o dr. Renschler, ela pedia que ele a orientasse a preparar a mamadeira na temperatura certa e fazia muitas perguntas sobre papinhas e alimentação. Nossa equipe médica trabalhou em conjunto para dar a Charlene conselhos práticos, informações nutricionais e acesso a recursos. Também nos comunicávamos regularmente em equipe sobre o progresso de Nia. Por meio dessas conversas encorajadoras, o ressentimento de Charlene em relação à denúncia ao Serviço de Proteção à Criança começou a diminuir, e ela foi ficando menos zangada comigo.

Embora estivesse indo muito bem nas sessões de terapia e no relacionamento com Nia, Charlene continuava a ter problemas com a tia. Um dia, preparou uma papinha para Nia (um grande passo para ela!) e se esqueceu de guardar uma tigela depois que terminou. A tia ficou tão irritada que disse a Charlene que ela não podia mais usar a cozinha. Charlene se sentiu frustrada e derrotada. Lá estava ela, tentando fazer a coisa certa, e sua tia a punia por um pequeno descuido. Mas o incidente abriu espaço para que Charlene conversasse mais com o dr. Renschler sobre sua relação com a tia, a perda da mãe e até seus sentimentos de desamparo e depressão após o nascimento de Nia. A tia ficou zangada quando Charlene engravidou e, sem ela como sistema de apoio, Charlene se sentiu completamente sozinha. Então a bebê parou de crescer repentinamente e teve que nascer por uma cesariana de emergência, e ninguém sabia explicar a Charlene por quê. Afinal, ela não fumava nem usava drogas e, até onde sabia, estava fazendo tudo certo. Na época, não tínhamos respostas para ela. Só mais tarde aprendi quão estreitamente as EAIs e as altas doses de estresse materno estão relacionadas com o nascimento prematuro, o baixo peso ao nascimento e o aumento dos índices de aborto espontâneo.[9]

Quando Nia estava na UTI pediátrica, Charlene ficou completamente desconectada fisicamente da filha. Nia não se parecia com nenhum bebê que ela já tivesse visto. Era pequena e frágil, com vários tubos e monitores conectados a seu corpo minúsculo. Charlene tinha um medo terrível de que a filha morresse e começou a se isolar emocionalmente. Pessoas indo embora era algo a que Charlene estava acostumada. Ela nunca conhecera o pai, e a mãe deixara ela e o irmão quando Charlene tinha apenas 5 anos de idade. De certa forma, Charlene estava se preparando para o inevitável: perder a filha.

Por meio das conversas com o dr. Renschler, ela percebeu que na verdade era possível falar sobre algumas dessas experiências difíceis. Desejou poder fazer isso com a tia. Mas a tia, que havia perdido um filho quando ainda era uma jovem mãe, tinha erguido suas próprias barreiras, fazendo com que o ciclo intergeracional de distância, desconexão e estresse parecesse impenetrável. Conforme o dr. Renschler e Charlene foram trabalhando juntos, Charlene começou a procurar um substituto para essa conexão materna. Embora seu ex, Tony, estivesse fora de cena, a irmã mais velha dele era acolhedora com Charlene e queria ter um relacionamento com Nia. Charlene começou a levar a filha para visitar a tia paterna e a passar mais e mais tempo na casa dela. O dr. Renschler explicou a Charlene que formar relacionamentos afetuosos, como o que ela agora tinha com a irmã de Tony, era um ingrediente importante para a saúde, tanto da filha quanto dela.

Então, de forma aparentemente inesperada, Charlene parou de ir à terapia. Ela sumiu por duas semanas e, embora o dr. Renschler tivesse telefonado e deixado várias mensagens de voz, suas ligações não tiveram retorno. Quando finalmente voltou, Charlene tinha o contorno tênue de um olho roxo e os fones de ouvido estavam firmes no lugar. Uma Nia chorosa ficou ao lado dela no sofá enquanto Charlene olhava fixamente para a parede mais uma vez. Todos aqueles meses de progresso pareciam ter evaporado. Só gradualmente o dr. Renschler conseguiu arrancar a história completa de Charlene. Ela estava visitando a irmã de Tony com Nia quando Tony apareceu do nada, agitado e esbravejando. Enquanto ela segurava Nia, ele de repente a atacou. Aterrorizada, ela fugiu para chamar a polícia, deixando Nia com a irmã de Tony. Após o ataque, foi como se Charlene e sua filha tivessem sido transportadas de volta no tempo. Nia ficava acordada a noite toda, berrando inconsolável, e elas foram levadas de volta para a terra da privação de sono. Nas sessões seguintes, ficou claro que, depois do que acontecera com Tony, Charlene entrara de novo em depressão e Nia voltara a um estado de angústia. Durante uma sessão, quando Nia chorava inconsolável, Charlene disse ao dr. Renschler: "Ela fica muito brava comigo." Eles conversaram um pouco mais sobre como Charlene se sentia quando Nia berrava e chorava, e Charlene admitiu que se preocupava com a possibilidade de Nia ter pavio curto como Tony. Ela ficava irritada com Nia por chorar porque não queria que as pessoas pensassem que sua bebê de 10 meses era destemperada como o pai.

• • •

Charlene continuou indo à terapia, e ela e o dr. Renschler se esforçaram para encontrar um caminho de volta ao sucesso que tiveram no início. Em uma sessão particularmente difícil, Charlene colocou calmamente a mão sobre a barriga. Quando o dr. Renschler lhe perguntou o que estava sentindo, ela explicou que fazia aquilo sempre que estava muito chateada; era algo que a ajudava a se acalmar quando sentia que ia perder o controle. O dr. Renschler disse que era um ótimo sinal que ela reconhecesse o momento em que se sentia assim. Muitas vezes, quando a resposta ao estresse é ativada, os sistemas biológicos ficam tão superestimulados que as pessoas não entendem o que está acontecendo. Essa falta de entendimento significa que elas não param para se recompor; simplesmente reagem de qualquer forma que seu corpo lhes diga para reagir: atacando os outros, agindo impulsivamente ou se automedicando. Para Charlene, intuitivamente isso fazia sentido.

A conversa sobre biologia abriu a porta para o dr. Renschler discutir *mindfulness*, ou atenção plena, a prática de estar consciente dos pensamentos e sentimentos internos de maneira constante. Havia várias técnicas para se acalmar que Charlene podia usar sempre que se sentisse estressada ou sobrecarregada, e ela e o dr. Renschler trabalharam usando a respiração e a consciência para se concentrar e atenuar a resposta do corpo ao estresse. Charlene começou a empregar técnicas de *mindfulness* em casa quando ela e a tia brigavam, e descobriu que era de grande ajuda. Apesar de o trauma com Tony ter feito com que Charlene recuasse, no fim, depois de registrar queixa contra ele por agressão e de superar a vergonha e a raiva que sentia por causa disso, as coisas melhoraram. O dr. Renschler, com o apoio da equipe da clínica, continuou a trabalhar com Charlene e Nia a alimentação, o sono e *mindfulness*, reforçando técnicas que poderiam ser usadas repetidas vezes quando acontecessem coisas que acionassem os gatilhos das duas, trazendo os traumas à superfície.

A boa notícia foi que quanto mais saudável Charlene ficava, mais saudável Nia ficava. Com o tempo, ela ganhou peso e alcançou os marcos de desenvolvimento, e o caso do Serviço de Proteção à Criança foi resolvido com sucesso. Charlene começou a procurar trabalho e até descreveu para o dr. Renschler como usou seus exercícios de *mindfulness* para se acalmar durante uma entrevista de trabalho estressante. Ela conseguiu o emprego, mudou-se para seu próprio apartamento e por fim iniciou um relacionamento saudável. A essa altura, Charlene já havia me perdoado pela denúncia ao Serviço de Proteção à Criança. Eu fazia questão de checar como estavam mãe e filha quando chegavam para as consultas com o dr. Renschler. No fim das contas, retomamos nosso relacionamento e voltamos a realizar os exames regulares de Nia. Quando Charlene me contou sobre ter conseguido o emprego, foi como uma vitória. Em vez de apenas tratar os sintomas da dificuldade de Nia de ganhar peso, tratamos a raiz do problema: o estresse causado pela depressão e pelos traumas e uma dinâmica familiar doentia. Apesar dos reveses ao longo do caminho, a psicoterapia pais-criança foi um verdadeiro sucesso, mudando a dinâmica que estava afetando a saúde de Nia e fortalecendo a capacidade de Charlene de agir como um amortecedor para sua filha quando surgiam problemas.

Nunca me esquecerei da imagem de uma robusta Nia aos 16 meses, andando pela clínica, rindo e sendo perseguida pela mãe. Como médico, há momentos em que você percebe que salvou uma vida. É uma tremenda sensação de satisfação (misturada com exaustão) que com mais frequência ocorre em meio ao caos do hospital após uma ressuscitação bem-sucedida. Quando vi Nia vindo pelo corredor, fui tomada pelo mesmo sentimento: *Nós conseguimos.*

* * *

O ANTÍDOTO PARA AS EAIS • 137

Conforme meus colegas e eu passamos a fazer um esforço consciente para enxergar nossos pacientes através das lentes das EAIs, as pequenas vitórias começaram a ser cada vez mais constantes. Embora certamente houvesse desafios e obstáculos, estávamos tendo grande sucesso em encontrar maneiras de ajudar nossos pacientes com EAIs a acalmar seus sistemas de resposta ao estresse perturbados e a controlar os sintomas de modo mais eficaz. Descobrimos que o foco na biologia subjacente do estresse tóxico e nos fatores que ajudavam a equilibrar as vias desreguladas — sono, serviços integrados de saúde mental e relacionamentos saudáveis — fazia uma grande diferença para nossos pacientes. Logo, estávamos em busca de mais instrumentos que integrassem nosso kit de ferramentas para tratar o estresse tóxico.

A obesidade pediátrica era um dos principais problemas de saúde que desejávamos tratar. Com uma consistência desoladora, o código postal 94124 tinha a mais elevada taxa de obesidade em toda a cidade de São Francisco. Bayview é um deserto alimentar, o que significa que há muito mais restaurantes de *fast-food* lá do que em qualquer outro bairro e quase nenhum lugar onde comprar frutas e legumes frescos. Eu mesma vivenciei isso quando não tive tempo de fazer compras e não consegui levar meu almoço para o trabalho durante uma semana. Minhas opções incluíam todos os tons gordurosos de *fast-food*: trailer de tacos, Taco Bell, McDonald's, KFC e, o menor dos males, Subway. Apesar do que o departamento de marketing diz, há uma quantidade limitada de dias seguidos que uma garota consegue comer sanduíches do Subway.

Graças ao subsídio de uma fundação local, conseguimos implementar um ótimo programa de tratamento da obesidade, baseado em um programa de sucesso em Stanford. Todas as terças-feiras à noite, dois nutricionistas do California Pacific Medical Center e dois treinadores da Associação Cristã de Moços de Bayview iam até a clínica para orientar um grupo de pacientes com excesso de peso e seus pais. As crianças iam com os treinadores praticar alguma atividade física divertida em um antigo galpão nos fundos da clínica. Era uma estrutura bem simples, mas o espaço era grande o bastante para um grupo de vinte crianças jogar vôlei, dançar zumba, usar bambolês e fazer o que quer que fosse para se exercitar. Ao mesmo tempo, seus pais recebiam instruções práticas sobre como preparar refeições nutritivas, e todos terminavam a noite com um delicioso e saudável jantar. Para completar, recebemos algumas bicicletas doadas por uma empresa local, de forma que cada criança que alcançasse os objetivos de seu tratamento ganharia uma bicicleta. Era de esperar que essa reluzente isca infantil fosse suficiente para manter meus pacientes na linha, mas a verdade é que a maioria de nossas crianças enfrentava muitas dificuldades.

Os pais de Bayview simplesmente não podiam deixar que os filhos corressem livremente no parque local como meus pais faziam comigo e meus irmãos. Os pais de Bayview agiam para que os filhos permanecessem seguros mantendo-os dentro de casa, o que significava que todas as dinâmicas familiares estressantes eram intensificadas. Meus colegas e eu sabíamos que, como sempre, nossas crianças com EAIs precisavam de ajuda extra. Para isso, nos certificávamos de que todos os pacientes do programa com uma alta pontuação de EAIs (que eram a maioria) também recebessem tratamento de saúde mental com o dr. Clarke. Suas sessões de terapia se concentravam em como suas experiências de vida individuais poderiam estar afetando seu peso. Os resultados foram tão bons que quase me fizeram querer comemorar dançando zumba (quase). A obesidade pediátrica é uma questão notoriamente difícil de resolver, especialmente em comunidades como Bayview, mas, no fim do programa, todas as bicicletas tinham sido doadas.

O sucesso do programa nos mostrou que abordar as EAIs como parte de um programa de redução de peso era essencial. Mas, em uma reviravolta interessante, descobrimos que se nosso objetivo fosse simplesmente tratar as EAIs, em vez da obesidade, os exercícios e a boa alimentação continuariam a ser uma parte importante do processo. Nossa intenção inicial não era tratar o estresse tóxico de nossos pacientes com partidas de queimado e aulas de culinária, mas foi uma agradável surpresa ver como as crianças melhoraram quando acrescentamos uma dieta saudável e a prática de exercícios à terapia. Eu me reunia para conversar com as mães e avós toda semana, e elas relatavam que, quando mudavam a dieta e a prática de exercício aumentava, as crianças dormiam melhor e se sentiam mais saudáveis e, em muitos casos, seus problemas comportamentais e às vezes suas notas melhoravam.

Descobrimos que havia bastante ciência fundamentando o que estávamos testemunhando clinicamente. Os dados mostravam que a prática regular de

O ANTÍDOTO PARA AS EAIS • 139

exercícios ajudava a aumentar a liberação de uma proteína chamada BDNF (do inglês *brain-derived neurotrophic fator*, ou fator neurotrófico derivado do cérebro), que basicamente atua como uma espécie de fertilizante para as células cerebrais e nervosas.[10] O BDNF atua em partes do cérebro importantes para a aprendizagem e a memória, como o hipocampo e o córtex pré-frontal. Sabemos há muito tempo que a prática de exercícios melhora a saúde cardiovascular, mas há cada vez mais pesquisas em novas e excitantes direções, mostrando que mover o corpo fortalece o cérebro, assim como os músculos.

Quando a intenção é combater o estresse tóxico, tratar o sistema imunológico desregulado é tão importante quanto proteger a função cerebral. Também já ficou provado que praticar exercícios com assiduidade ajuda a regular a resposta ao estresse e reduz a presença de citocinas inflamatórias.[11] Como você deve se lembrar, as citocinas são os alarmes químicos que acionam nosso sistema imunológico e dizem a ele que é hora de combater. Para uma pessoa com estresse tóxico, a atividade física moderada (como suar por cerca de uma hora por dia) pode ajudar o corpo a tomar decisões melhores na hora de escolher em quais brigas entrar e de quais se retirar. (Embora o exercício *moderado* ajude a regular melhor a resposta ao estresse, não há necessidade de se inscrever em uma ultramaratona. Se você exagerar, o desgaste intenso do corpo pode na verdade aumentar os níveis de cortisol.)

Vimos que a prática de exercícios fez uma enorme diferença para nossas crianças, mas uma boa alimentação também era importante. Fazer algumas mudanças específicas em relação ao tipo de combustível colocado no tanque (por exemplo, substituir *fast-food* gordurosa por proteínas magras e carboidratos complexos) melhorava a capacidade do corpo de se regular. Explicávamos que praticar exercícios e ter uma alimentação saudável não apenas contribuía para a perda de peso, mas também ajudava a fortalecer o sistema imunológico e melhorar a função cerebral.

Já falamos sobre como a inflamação é uma das formas pelas quais um sistema imunológico bem regulado combate infecções, mas, como acontece com tudo o mais no corpo, o equilíbrio é fundamental. Inflamações em excesso provocam todos os tipos de problemas, desde distúrbios digestivos até complicações cardiovasculares. Comer alimentos ricos em ácidos graxos ômega-3, antioxidantes e fibras de frutas, verduras e grãos integrais ajuda a combater inflamações e a restabelecer o equilíbrio do sistema imunológico.[12] Por outro lado, uma dieta rica em açúcar refinado, amidos e gorduras saturadas pode provocar mais inflamação e desequilíbrio.[13] Ao escolher um padrão mais saudável de alimentação e acrescentar exercícios moderados a sua rotina, nossos pacientes encontraram duas ótimas maneiras de equilibrar seus sistemas biológicos.

· · ·

Àquela altura, minha equipe e eu tínhamos algumas estratégias importantes que usávamos especificamente para tratar e curar a resposta ao estresse desregulada: bons hábitos de sono, saúde mental, relacionamentos saudáveis, prática de exercícios e boa alimentação. Não é surpresa que essas sejam as mesmas coisas que, como mostraram as pesquisas de Elizabeth Blackburn e Elissa Epel, aumentam os níveis de telomerase (a enzima que ajuda a reconstruir os telômeros encurtados).[14] É claro que fiquei animada em descobrir mais. Então, mais uma vez, mergulhei na literatura em busca de tratamentos que pudessem baixar os níveis de cortisol, regular o eixo hipotálamo-hipófise-adrenal, equilibrar o sistema imunológico e melhorar o funcionamento cognitivo. Repetidas vezes, as pesquisas apontavam para um tratamento em particular: a meditação. Embora muitos de nós tenham sido levados a acreditar que a meditação requer vestimentas coloridas e o topo de uma montanha, ou pelo menos muitos cristais e muito suco verde, treinar a mente, felizmente, se tornou algo muito mais popular do que isso. Apesar de as técnicas baseadas em práticas de meditação terem começado com seitas religiosas há milhares de anos, elas agora são usadas por um improvável sucessor: a comunidade médica. De cardiologistas a oncologistas, os médicos começaram a incorporar o treinamento mental em seus tratamentos clínicos.

O dr. John Zamarra e seus colegas analisaram de perto um grupo de pacientes adultos em Nova York que sofriam de doença arterial coronariana para verificar que efeitos (se é que havia algum) a meditação poderia ter sobre sua condição cardiovascular.[15] Metade do grupo foi designada de

O ANTÍDOTO PARA AS EAIS • 141

forma aleatória a participar de um programa de meditação durante oito meses, enquanto a outra metade ficou em uma lista de espera. Todos foram submetidos a um teste ergométrico no início e no fim do estudo. Surpreendentemente, os resultados biométricos demonstraram que, ao fim do estudo, os pacientes do grupo de meditação foram capazes de se exercitar na esteira a uma intensidade 12% maior e durante 15% mais tempo antes de sentir dor no peito. Ainda mais interessante, durante o teste ergométrico, o grupo de meditação experimentou um atraso de 18% no início das mudanças no eletrocardiograma que indicavam isquemia do coração, enquanto no grupo-controle não houve alteração em nenhum dos parâmetros clínicos. Pesquisadores que conduziram um estudo similar sobre meditação e saúde cardiovascular encontraram uma diferença na espessura da parede arterial.[16] Eles observaram que a meditação estava associada à reversão do estreitamento das artérias, o que, para pacientes que sofrem de doença cardíaca isquêmica, pode ser vital. Em outro estudo envolvendo pacientes com câncer de mama e câncer de próstata, os pesquisadores descobriram que a meditação estava associada à redução dos sintomas de estresse, ao aumento da qualidade de vida e a um melhor funcionamento do eixo hipotálamo-hipófise-adrenal.[17] Outros estudos mostraram que a meditação diminui os níveis de cortisol, melhora a qualidade do sono e a função imunológica e diminui as inflamações — todas partes fundamentais para manter nossos sistemas biológicos equilibrados e capazes de mitigar os efeitos do estresse tóxico.

Quanto mais eu lia, mais fazia sentido para mim. Se o estresse pode afetar de forma negativa o funcionamento do corpo em um nível químico básico, então eu podia entender como uma prática calmante é capaz de mudar positivamente essas mesmas reações químicas. Enquanto o estresse ativa o sistema lutar ou fugir (também chamado de sistema nervoso simpático), a meditação ativa o sistema descansar-e-digerir (também chamado de sistema nervoso parassimpático). O sistema nervoso parassimpático é responsável por coisas como diminuir a frequência cardíaca e a pressão arterial, e combate diretamente os efeitos da resposta ao estresse. Dada a profunda conexão entre a resposta ao estresse e os sistemas neurológico, hormonal e imunológico, uma mente mais calma e mais saudável parecia uma boa forma de começar a reverter os efeitos do estresse tóxico.

Não demorou muito para que eu decidisse tirar a ciência das publicações científicas e colocá-la em prática na clínica. Logo percebemos que ler dados sobre meditação era uma coisa, mas descobrir a maneira certa de levá-la até nossos pacientes era algo totalmente diferente. Eu me preocupava com a possibilidade de meus pacientes acharem que a meditação era algo restrito aos círculos hippies do distrito de Haight-Ashbury e que não cabia em Bayview. Eu não queria de jeito nenhum uma senhora chamada Raio de Luar chegando para dizer a meus pequenos pacientes que eles só precisavam "encontrar o centro de seu ser". Eu tinha que fazer com que meus pacientes e seus pais enxergassem além do fator esotérico, apresentando a eles a meditação e a técnica de *mindfulness* de um modo que os fizesse querer experimentá-las.

Estando na área da baía de São Francisco, onde a ciência de ponta se mistura à sensibilidade cultural, eu sabia que tinha que haver uma opção intermediária; era apenas uma questão de tempo até encontrá-la. E a encontrei em uma organização impressionante chamada Mind Body Awareness Project (MBA). A MBA vinha fazendo um trabalho de *mindfulness* (meditação e yoga) com crianças em centros de detenção juvenil e obtendo sólidos resultados. Eu já havia examinado os dados sobre quantas crianças nesses centros de detenção têm seu próprio quinhão de EAIs (um estudo publicado mais tarde analisou mais de 60 mil jovens no sistema de justiça juvenil da Flórida e descobriu que 97% tinham experimentado pelo menos uma das categorias de EAIs, e 52%, quatro ou mais categorias), então concluí que seria uma boa opção.[18] Depois de me reunir com o diretor executivo da MBA, Gabriel Kram, e de ouvir sua história, fiquei ainda mais convencida de nossa proposta de parceria.

Gabriel cresceu em uma casa de classe média alta e frequentou uma escola particular de elite em St. Louis, Missouri, antes de ir para Yale estudar neurobiologia. Alguns anos depois, ele começou uma prática diária de meditação, descobriu como se sentia desconectado de seu verdadeiro eu e abandonou a faculdade. Passou por um período de intensa revolta e acabou se envolvendo com um grupo seriamente duvidoso. Como nunca havia convivido com pessoas que não tinham as melhores intenções no coração, Gabriel confiou automaticamente neles. Uma noite, o líder do grupo lhe deu uma dose de LSD e, em seguida, saiu com ele com a intenção de fazê-lo matar alguém. Ele entregou uma faca a Gabriel, identificou o alvo e o empurrou na direção da vítima inocente. Gabriel deu alguns passos e parou. Naquele momento, viu uma imagem clara do pai. Percebeu que, se fizesse aquilo, nunca mais poderia olhar para o pai sem ter que esconder alguma coisa. A imagem do pai literalmente o impediu de ir adiante. Aquele momento marcou uma virada na vida de Gabriel e, embora traumático, abriu a porta para uma cura profunda. Quando ele voltou para a faculdade, a prática de *mindfulness* se tornou o centro que o ajudava a permanecer conectado com seus valores e sua integridade.

O que motivou o trabalho de Gabriel com jovens encarcerados foi sua consciência de que, se não fosse pelo pai, pelo relacionamento estável e amoroso com ele, talvez não tivesse se impedido de fazer o impensável. E esse amor e essa conexão não eram um privilégio de todas as crianças. Por causa da possibilidade que havia reconhecido em si mesmo, ele sentiu um forte desejo de ajudar aqueles que não tinham uma pessoa assim na vida, alguém que fizesse você parar em um momento crucial. Essa conexão estável e segura, junto com as ferramentas essenciais da técnica de *mindfulness*, o ajudaram imensamente, e ele queria compartilhar isso.

Se um dia tiver a sorte de conhecer Gabriel, a primeira coisa que irá notar é a intensidade dele. Longe de ser intimidante, ele é completamente magnético e, quando nos reunimos para planejar nosso programa, eu já sabia que meus pacientes iriam amá-lo.

Para começar, recrutamos quinze meninas com pontuação de quatro ou mais EAIs para um programa de dez semanas que envolvia uma sessão semanal de *mindfulness* e yoga com duração de duas horas. Eu participei do programa com as meninas e fui fornecendo informações a respeito de como a resposta ao estresse atua sobre o corpo, como reconhecê-la e colocá-la de volta sob controle quando começa a atuar em demasia. Eram minhas duas horas favoritas na semana. A maioria das minhas pacientes havia sofrido algum tipo de violência sexual, e muitas tinham pais com distúrbios mentais ou que estavam encarcerados, às vezes ambos. Foi incrível ver como os treinadores da MBA se conectaram com nossas pacientes. No fim do programa, quase todas relataram se sentir menos estressadas e, melhor ainda, como se tivessem novas ferramentas para lidar com situações estressantes. Duas das meninas pararam de brigar na escola, e a maioria relatou dormir melhor e se sentir mais capaz de se concentrar e se conectar na escola.

Com nosso programa de meditação e nosso programa de nutrição e exercícios, vimos a evidência diária do progresso, não olhando números em uma planilha, mas examinando crianças que literalmente dançavam na sala de espera, exibindo boletins que tinham ido de péssimas notas a menções honrosas. Como sua médica, pude ver como, com o tempo, elas começavam a atingir suas metas clínicas — maior controle da asma, perda de peso e assim por diante —, mas as experiências especiais para mim foram ver Nia andando e Charlene sorrindo e testemunhar uma criança com altíssima pontuação de EAIs perder 5 quilos e levar uma bicicleta para casa.

De maneira lenta, mas segura, estávamos construindo nosso conjunto de intervenções clínicas para combater os efeitos do estresse tóxico. Bons hábitos de sono, saúde mental, relacionamentos saudáveis, prática de exercícios, nutrição e *mindfulness* — por intermédio de nossos pacientes, constatamos que essas seis coisas eram fundamentais para a cura. E igualmente importante: a literatura fornecia evidências de *por que* essas coisas eram eficazes. Fundamentalmente, todas tinham como alvo o mecanismo biológico de base: um sistema de resposta ao estresse desregulado e as perturbações neurológicas, endócrinas e imunológicas que resultam disso.

Eu observava todas as maneiras pelas quais essas intervenções estavam melhorando a vida de meus pacientes. Sabia que era real, mas, como cientista, também sabia que eram evidências anedóticas. Nós não tínhamos a mão de obra nem o dinheiro necessários para fazer o tipo de registro sistemático de dados que traduziria todos aqueles bons boletins e toda aquela distribuição de bicicletas em uma pesquisa sólida capaz de resistir ao escrutínio dos círculos científicos. Em determinado ponto, até pensei comigo mesma: *Deveríamos estar registrando tudo isso.* Mas nossa equipe estava muito sobrecarregada. Concluí que ou fazíamos ou registrávamos, mas não tínhamos braço para ambos os esforços. E decidi que, por ora, fazer era mais importante.

8

Parem o massacre!

Nos primeiros dias de funcionamento da clínica em Bayview, por volta de 2007, eu estava dirigindo pela vizinhança quando o carro à minha frente parou de repente.

No começo, foi um mero aborrecimento. Minha mente já estava trinta minutos no futuro, participando de uma reunião da comunidade na Associação Cristã de Moços de Bayview. Cerca de quinze segundos se passaram até eu perceber que era hora de girar o volante para a esquerda e desviar daquele carro. Quando estava prestes a fazer esse movimento, porém, um carro vindo da direção oposta emparelhou comigo e parou.

Um pequeno alarme em meu cérebro reptiliano começou a tocar. *O que está acontecendo aqui? Isso parece suspeito.* Olhei pelo espelho retrovisor e me preparei para engatar a ré, mas, antes que pudesse colocar a mão no câmbio, outro carro virou a esquina e me bloqueou por trás.

Eu estava encurralada.

Senti meu corpo ficar tenso. Com uma das mãos no volante, levei lentamente a outra até o botão que travava as portas. O cara no primeiro carro saiu e passou por mim com um pacote nas mãos. Quando ele se inclinou para a frente para entregar o pacote ao cara no carro ao meu lado, sua camisa se ergueu, revelando o punho de uma arma saindo do cós da calça. *Minha nossa!* Minha mente disparou. *Eles estão negociando drogas! E se eles se desentenderem e começarem a atirar? E se esse cara me vir e decidir que sou uma testemunha?* Meu coração começou a bater duas vezes mais rápido e meu cérebro era como um rádio que sintonizava apenas uma estação: Como Diabos Saio Daqui?! Encolhi-me no banco, desejando ser invisível e, se possível, à prova de balas.

Então, sem sequer olhar na minha direção, o cara voltou para o carro e foi embora.

Minutos depois, sentada no carro, ilesa, o rádio do meu cérebro mudou subitamente para a estação Minha Nossa, O Que Acabou de Acontecer?

Depois que me acalmei, pensei imediatamente em meus pacientes. Naquele dia em 2007, eu ainda estava me acostumando com Bayview, mas, para meus pacientes pediátricos, aquele tipo de coisa podia acontecer a caminho da escola ou do mercado em qualquer dia da semana.

Aprendi desde cedo que a ameaça da violência armada é uma realidade diária em Bayview, algo em que você tem que pensar toda vez que vai até a esquina comprar um litro de leite. Anos depois, conheci a procuradora de São Francisco, Kamala Harris, em um evento de arrecadação de fundos bem na época em que iniciamos o projeto de *mindfulness* na clínica de Bayview, e nossa conversa naturalmente se voltou para o que ambas considerávamos um problema devastador em um bairro que amávamos. Eu já havia ouvido Harris falar antes, na televisão e em eventos, e ficou imediatamente óbvio para mim por que as pessoas sempre falavam dela como uma excelente profissional, alguém que estava *resolvendo as coisas*. Ela era jovem, carismática e sabia como energizar um ambiente. No começo, hesitei um pouco em abordá-la, mas Harris era mais acessível do que eu poderia esperar; meu nervosismo desapareceu rapidamente e tivemos uma ótima conversa. Ela estava curiosa a respeito de nosso trabalho em Bayview e queria saber mais sobre o estresse tóxico. Foi reconfortante encontrar uma pessoa envolvida na política que não ficava apenas repetindo frases de efeito sobre como melhorar as coisas para as pessoas; dava para perceber que ela estava realmente *ouvindo*. Ela parecia genuinamente receptiva a ouvir diferentes abordagens para resolver os problemas da comunidade.

Quando comecei a falar do Estudo sobre EAIs de Felitti e Anda, descobri que Harris adorava números tanto quanto eu. Ela me contou sobre um estudo interno que havia realizado com o Departamento de Polícia de São

Francisco. O departamento queria ter uma visão detalhada das vítimas de homicídio na comunidade, e uma das conclusões que surgiram dessa análise tinha a ver com a alta taxa de jovens assassinados. Entre outras coisas, o estudo revelou que 94% das vítimas de homicídio com menos de 25 anos em São Francisco tinham abandonado os estudos. Como procuradora do Estado, Harris era a chefe dos promotores; seu trabalho era ser a voz oficial das vítimas e ir atrás dos autores dos crimes. Mas ela queria primeiramente saber se haveria uma maneira de a cidade *evitar* que as pessoas se tornassem vítimas do crime. Como fazer isso? Harris achava que, se conseguisse conceber uma abordagem inteligente para conter a evasão escolar, isso salvaria vidas. Afinal, as crianças que estavam na escola não estavam nas ruas, o que significava que não seriam vítimas de tiroteios.

Harris estava interessada em chegar à raiz do problema, prevenindo em vez de simplesmente responder aos efeitos depois que a cadeia de violência era posta em movimento. Prevenção não é algo de que você ouve um procurador-geral falar todos os dias, então, quando ela me contou sobre o programa de redirecionamento que estava desenvolvendo para manter as crianças na escola, fiquei *realmente* impressionada. Eu disse que achava que ela estava certa e que acreditava que poderíamos ir ainda mais longe. Eu tinha ouvido havia pouco tempo uma história sobre uma médica especializada em emergências pediátricas em Kansas City, Missouri, que parecia apontar a raiz de *ambos* os nossos problemas.

• • •

Como Harris, a dra. Denise Dowd estava procurando maneiras de evitar que crianças fossem baleadas. Sua busca começara mais de uma década e meia antes, em 1992, quando uma colega no departamento de emergência mostrou a ela um artigo de um jornal local, o *Kansas City Star*. Um jornalista tinha feito um perfil de todos os jovens da cidade que morreram em decorrência de ferimentos à bala no ano anterior. O artigo incluía fotos e nomes completos, e, ao folhear os perfis, as duas médicas se deram conta de que a maioria das vítimas tinha sido paciente delas. Muitas das famílias usavam o departamento de emergência como se fosse um consultório, indo até lá sempre que seus filhos precisavam consultar um médico. Com o tempo, a dra. Dowd e seus colegas passaram a conhecer essas famílias e estabeleceram relacionamentos com seus pacientes recorrentes. Então foi impossível não pensar: havia algo que poderiam ter feito? Poderiam encontrar uma forma de reconhecer a próxima criança em risco quando estivesse sentada diante deles na emergência e ajudá-la antes que fosse tarde demais?

A dra. Dowd decidiu revisar os prontuários de todos os pacientes pediátricos com lesões por arma de fogo em Kansas City naquele ano, procurando por quaisquer fatores que pudessem ser um traço comum e possivelmente evitável. Ela obteve o histórico de saúde, internações hospitalares, registros dos serviços de emergência e relatórios do legista de todas as crianças que haviam morrido em decorrência de violência armada no ano anterior. E descobriu que seus históricos médicos revelavam um padrão que se repetia com uma consistência trágica. A história típica era assim: o paciente é levado à emergência pela primeira vez como um bebê de 9 meses com um hematoma suspeito e o caso é encaminhado para o Serviço de Proteção à Criança. A investigação é inconclusiva. A próxima anotação em seu prontuário é do pediatra e detalha várias visitas para imunizações às quais ele não compareceu. Aos 4 anos, a professora da pré-escola reclama que ele não fica parado, tem acessos de raiva frequentes e agride outras crianças quando fica aborrecido. Ele é diagnosticado com TDAH e começa a tomar remédios. Aos 10 anos, arruma brigas e causa problemas na escola. Dessa vez, é diagnosticado com transtorno desafiador opositivo e passa a tomar mais remédios. Aos 14 anos, chega à emergência com uma fratura do quinto metacarpo, o osso da mão que forma a junta do dedo mindinho. Os médicos chamam de fratura do boxeador, porque é o osso que costuma quebrar quando alguém soca um objeto. A anotação final em seu prontuário médico é aos 16 anos, quando é levado para o pronto-socorro com vários ferimentos à bala. Dessa vez, ele não vai mais embora.

• • •

Em 2009, pareceu-me óbvio que o paciente protótipo da dra. Dowd era um exemplo claro de estresse tóxico não tratado. Mas em 1992, quando a dra.

Dowd revisava aqueles prontuários, a pesquisa de Felitti e Anda ainda estava no futuro. A dra. Dowd encarava essas semelhanças no histórico médico como um padrão perturbador, mas as ligações biológicas ainda não haviam sido feitas.

Depois de falar mais a respeito do Estudo sobre EAIs e de outras pesquisas sobre o estresse tóxico, Harris e eu concordamos que estávamos encarando o mesmo problema, só que de pontos de vista diferentes. Eu estava tentando resolver os problemas médicos das crianças e ela, como a dra. Dowd, estava tentando manter as crianças seguras. Mas e se pensássemos juntas e tratássemos da raiz potencial de *ambos* os problemas: as EAIs? Para a população de crianças vítimas de violência armada, a pesquisa da dra. Dowd sugeria que provavelmente íamos lidar com muitos índices elevados de EAIs. Isso significava dificuldade de controlar os impulsos e capacidade de concentração prejudicada — enormes obstáculos para que permanecessem na escola com sucesso. Para uma criança com uma área tegmental ventral desregulada (*Vegas, baby!*), praticamente qualquer coisa, de uma ida ao restaurante Taco Bell até fumar um baseado, pode ser mais interessante do que assistir a uma aula de história. Como poderíamos manter as crianças seguras na escola *e* tratar a biologia subjacente que as estava colocando em risco em primeiro lugar?

Harris e eu continuamos nossa conversa sobre as profundas implicações sociais que cercam as EAIs, a assistência médica e o sistema de justiça criminal. Um dia, fui me encontrar com ela no infame Hall of Justice, no número 850 da Bryant Street. (Qualquer um que tenha tido o carro rebocado em São Francisco conhece muito bem esse endereço.) Enquanto conversávamos em seu escritório com paredes revestidas de painéis de madeira, compartilhei algumas de minhas ideias que haviam amadurecido desde nosso primeiro encontro. Eu tinha certeza de que, se conseguíssemos convencer mais médicos, como a dra. Dowd e eu, a identificar as crianças que precisavam de intervenção, poderíamos trabalhar para começar a curar suas desreguladas respostas ao estresse de forma que programas salvadores como o de Harris tivessem uma chance ainda maior de sucesso. Poderíamos evitar não apenas os prognósticos de saúde adversos, mas também os prognósticos sociais adversos. Eu achava que talvez ela pudesse usar sua posição como procuradora do Estado para fazer com que a cidade investisse em pesquisa e coleta de dados a fim de descobrir se usar a lente das EAIs poderia fazer diferença.

Harris ouviu com atenção até eu terminar. Então fez uma pausa e me olhou nos olhos.

— Nadine, é *você* que tem que fazer tudo isso acontecer. Crie um centro.

Eu ri.

— Mas eu já estou muito ocupada fazendo o que faço.

— Você e Victor poderiam fazer isso juntos. Pense nisso — disse ela com um tom gentil e decidido, que fez aquilo parecer mais um fato consumado do que uma sugestão.

Foi ela quem me apresentou a Victor Carrion e deu início à parceria que levou à revisão dos prontuários dos pacientes da clínica.

Harris acabaria se tornando procuradora-geral da Califórnia e depois senadora, o que dá uma boa ideia do quão convincente ela pode ser. Fiquei lisonjeada por ela acreditar que eu poderia contribuir para a pesquisa rigorosa e para o compromisso de mudar a sensibilização em larga escala em relação ao trabalho que já estávamos realizando, mas saí de lá naquele dia certa de que ela estava superestimando minhas habilidades. Ela havia escolhido a mulher errada. Minha experiência de abrir a clínica em Bayview, mesmo com o apoio de um dos melhores hospitais de toda a área da baía de São Francisco, tinha sido exaustiva. Dias longos, dinheiro insuficiente, arrecadação de fundos, criação de protocolos, rotatividade de pessoal — parecia que tínhamos acabado de fazer com que as coisas funcionassem razoavelmente bem na clínica. Criar uma organização é muito difícil, e eu não estava com nenhuma pressa de fazer isso novamente.

· · ·

Embora um novo centro parecesse fora do meu alcance, a conversa com Harris ampliou minha perspectiva. Se as EAIs estavam afetando não apenas a saúde, mas também os prognósticos sociais, eu não poderia trabalhar apenas no âmbito médico-comunitário. Eu teria que falar com pessoas das áreas de educação e justiça criminal para entender melhor como o estresse tóxico estava relacionado com os problemas que elas observavam.

Quanto mais eu conhecia pessoas e falava sobre as EAIs, mais eu compreendia que a solução para esse problema teria de ser muito maior do que a clínica em Bayview. Eu sabia, com base nos dados do dr. Felitti, que 67% da população de classe média do Kaiser, a maioria branca, tinham pelo menos uma EAI e que um em cada oito tinha quatro ou mais. Uma coisa é ler artigos de pesquisa que falam sobre taxas de prevalência e probabilidades. Outra coisa completamente diferente é conhecer as Marjories do mundo e ouvir suas histórias. Quando as estatísticas têm rosto, elas parecem muito mais pesadas. A pior parte para mim era pensar nos homens, mulheres e crianças lutando contra os efeitos das EAIs e do estresse tóxico, andando por aí todos os dias sem saber qual era o problema e, pior, sem saber que há tratamentos eficazes. Os médicos não dizem isso a eles porque provavelmente não sabem. Para qualquer pessoa que observasse a rotina em um consultório médico médio — ou em qualquer outro lugar na sociedade — seria como se a pesquisa não existisse. Quanto mais eu sabia, mais inaceitável era para mim que quase ninguém parecesse ter essa informação.

Como resultado, passei a me manifestar ainda mais (se é que isso é possível). Agora, quando ia a congressos de medicina e saúde pública, eu tentava ativamente influenciar a programação de forma a promover a conscientização sobre as EAIs e o estresse tóxico. Como sempre, meu trabalho na clínica de Bayview me fundamentava e continuava a atiçar a vontade que eu tinha de divulgar aquela informação. A única coisa ruim de voltar para Bayview era a realidade da minúscula capacidade de impacto da clínica. Havia uma urgência tão grande de *fazer mais* conflitando com a natureza reduzida de nossa operação. Nós tínhamos três consultórios, uma sala de atendimento psicológico e um escritório. Eu compartilhava o escritório com dois outros médicos e minha assistente de pesquisa, Julia, o que significava que não podíamos todos ficar lá ao mesmo tempo. O dr. Renschler e o dr. Clarke dividiam a sala de atendimento psicológico, então precisávamos escalonar seus horários. Os dentistas que vinham de uma clínica parceira para prestar serviços odontológicos gratuitos algumas vezes por mês montavam "cadeiras de dentista portáteis" (eu juro que pareciam cadeiras de praia) e faziam avaliações, limpezas e aplicações de flúor no galpão onde também guardávamos nossos prontuários e executávamos nosso programa de exercícios.

Para responder à pergunta do conselho de hospitais e da procuradora Harris — *O que você vai fazer a respeito?* —, precisaríamos de pesquisadores que nos ajudassem a medir o impacto do nosso trabalho. Essa era a única maneira de convencer o conselho de hospitais, a prefeitura, o *mundo* de que havia algo que poderíamos fazer em termos médicos para combater o estresse tóxico. O dr. Carrion e sua equipe poderiam nos ajudar a projetar estudos capazes de resistir ao escrutínio acadêmico, mas, para fazer esse trabalho, eles precisariam ser incorporados à clínica, e nós literalmente não tínhamos espaço para isso. Éramos como sardinhas em lata. Em determinado momento, o conceito de mesas-beliche passou pela minha cabeça. Se quiséssemos ter um amplo impacto, precisaríamos testar rigorosamente os tratamentos para garantir que funcionariam em todos os consultórios pediátricos, não apenas nos nossos.

Felizmente, havia uma pessoa que muitas vezes sabia quando eu necessitava de ajuda antes mesmo de mim. Daniel Lurie era o fundador e diretor da Tipping Point Community, uma organização de arrecadação de fundos que tinha como meta acabar com a pobreza na área da baía de São Francisco. A Tipping Point tinha sido uma das minhas maiores financiadoras, ajudando-nos a abrir a clínica em Bayview e custeando nossa parceria com o programa da dra. Lieberman. Lurie passava muito tempo se reunindo com líderes de organizações que a Tipping Point apoiava, ouvindo suas dificuldades e frustrações e tentando entender como sua organização poderia ajudar.

Em uma dessas reuniões, eu me vi conversando com Lurie e com o dr. Mark Ghaly, diretor médico do centro de saúde de Bayview. Em determinado momento, Lurie nos perguntou o que considerávamos o maior problema da comunidade. O termo *EAIs* saiu de minha boca imediatamente, e o dr. Ghaly concordou que vinha observando os mesmos padrões e conexões entre adversidades e problemas de saúde em sua clínica. Lurie perguntou o que faríamos a respeito se dinheiro não fosse um problema. Logo eu estava divagando de maneira mirabolante sobre um centro que se concentraria em elaborar novos protocolos e tratamentos para crianças com um nível elevado de EAIs e em defender a adoção dessas soluções em todo o país. O dr. Ghaly ficou entusiasmado e acrescentou algumas sugestões sobre como tornar o centro a pedra angular da comunidade. Ao fim da conversa, vi as engrenagens na mente de Lurie girando, o que é sempre um ótimo sinal.

PAREM O MASSACRE! • 153

Algumas semanas depois, Lurie me ligou para dizer que havia encontrado uma forma de a Tipping Point nos ajudar a conseguir o dinheiro para criar o centro. A organização faria do nosso projeto o foco do evento para arrecadação de fundos do ano seguinte. Nós precisaríamos elaborar um plano com um planejamento orçamentário cuidadoso e uma visão clara do que queríamos realizar, mas a Tipping Point nos ajudaria a conseguir o dinheiro. Estava na hora de colocar todos os nossos sonhos no papel. Enquanto Lurie falava, fiquei estranhamente quieta. Aquela era realmente a nossa chance e, dessa vez, eu estaria totalmente preparada, não apenas com a apresentação do problema, mas também com as soluções.

Assim que terminei a conversa com Lurie, liguei para Victor Carrion. Conversamos sobre os tipos de recursos necessários para conduzir as intervenções para o estresse tóxico. Sonhávamos com um tipo de laboratório inovador que faria três coisas por nossos pacientes: prevenir, rastrear e curar os impactos das EAIs e do estresse tóxico. O objetivo primordial era sempre usar a ciência clínica originada de nosso centro para mudar a *prática* médica. Para fazer isso, chegamos a uma sinergia entre três pilares: trabalho clínico, pesquisa e sensibilização. O braço clínico seria dedicado a cuidar dos pacientes e desenvolver novas abordagens para tratar o estresse tóxico em um cenário do mundo real. A pesquisa significava que iríamos contratar uma equipe para fazer o que o dr. Clarke, Julia Hellman e meus outros parceiros vinham fazendo na clínica de Bayview: vasculhar a literatura sobre as melhores práticas e usá-las para nortear nosso trabalho clínico. Além disso, nossa equipe de pesquisa nos ajudaria a descobrir como validar as intervenções e ferramentas que estávamos usando e estaria sempre atenta a maneiras de refinar essas práticas de acordo com os mais altos padrões da ciência médica. A sensibilização era a peça final. Era com ela que esperávamos aumentar a conscientização e compartilhar as soluções encontradas que estavam funcionando em nossa clínica para que, eventualmente, pudéssemos vê-las sendo adotadas em larga escala por todos os pediatras nos Estados Unidos e em outros lugares.

Depois de fazer uma sondagem no mundo da filantropia, decidimos unir forças com Katie Albright, uma incansável defensora dos direitos das crianças que estava tentando criar um centro próprio que ofereceria serviços complementares. Instalar nossas duas organizações no mesmo prédio e arrecadar fundos como uma frente unificada seria muito mais atraente para potenciais doadores do que se cada um de nós fizesse isso individualmente.

Chamadas telefônicas entusiasmadas, anotações ilegíveis rabiscadas no verso de envelopes de correspondência e deliciosos picos de adrenalina preencheram os dias e semanas que se seguiram enquanto desenvolvíamos os planos para o que acabaríamos chamando de Center for Youth Wellness [Centro de Bem-Estar Juvenil].

. . .

Cumprindo com sua palavra, Lurie usou toda a influência da Tipping Point para financiar nosso sonho, realizando seu maior evento beneficente até então. Os organizadores contrataram uma produtora para fazer um sofisticado vídeo promovendo a ideia do centro e, de alguma forma, conseguiram que John Legend fosse a estrela principal do evento. A noite foi um sucesso do qual me lembro em trechos surreais de excitação e vivacidade. Usei um vestido preto *vintage* de Oscar de la Renta que consegui em uma loja de aluguel de roupas e meus saltos de 10 centímetros da sorte, que acabavam com meu sistema musculoesquelético, mas me faziam acreditar que tudo era possível. (Quando me sentei ao lado de John Legend no jantar, fiz uma nota mental para nunca jogar fora aqueles sapatos.) No meio da noite, Lurie subiu ao palco e apresentou o plano que tínhamos elaborado para o centro. O vídeo completou seu apelo à ação, e então começaram os lances. Os filantropos da área da baía de São Francisco e os titãs da tecnologia responderam, seus bastões luminosos iluminando a sala escura. Quando vi, a Tipping Point havia arrecadado 4,3 milhões de dólares e John Legend estava no palco cantando minha música favorita. Como médica, sei que não é possível morrer de felicidade, mas quando fui para a pista de dança com meus saltos da sorte, por um momento pareceu perigosamente possível.

. . .

Agora que tínhamos o financiamento para iniciar o projeto, precisávamos definir os passos para transformar o sonho em realidade. O dr. Carrion tornou-se cofundador junto comigo, e foi a união perfeita. Continuamos a pensar em abordagens para tratamento e pesquisa. Kamala Harris e Daniel Lurie nos emprestaram especialistas de suas equipes para nos ajudar a resolver os detalhes. Pouco depois do evento beneficente, nos reunimos para pensar nos aspectos práticos das coisas e percebemos quão rápido os 4,3 milhões de dólares voariam pela janela quando divididos entre três organizações: a expansão da clínica de Bayview, o novo Center for Youth Wellness e o centro de defesa da criança de Katie Albright. Parecia uma quantia enorme quando eu estava comemorando na pista de dança, mas, com o insano mercado imobiliário de São Francisco, não era o suficiente nem mesmo para comprar um prédio. Na verdade, alugar, projetar e reformar um prédio de 2,5 mil metros quadrados, além de atender aos rigorosos códigos federais para uma clínica de saúde, consumiria quase todo o montante.

Por mais desencorajador que fosse perceber que não estávamos nadando em dinheiro, tínhamos o bastante para começar. Era o financiamento inicial e foi o suficiente para criarmos o Center for Youth Wellness (CYW). A clínica de Bayview, sustentada em parte pelo hospital, continuaria fazendo o que já fazia: checkups regulares para crianças da comunidade e rastreamento de EAIs. Quando os resultados de um paciente fossem positivos para EAIs, a equipe clínica do CYW forneceria os serviços multidisciplinares concentrados no tratamento do estresse tóxico: saúde mental, *mindfulness*, visitas domiciliares, aconselhamento nutricional, tudo o que nossa pesquisa havia nos mostrado que poderia fazer a diferença. A equipe de pesquisa registraria os dados e a equipe de sensibilização divulgaria as informações. Seria um centro de cuidados médicos completo para crianças e, esperávamos, um modelo para futuras organizações.

Depois de um ano de planejamento e captação de recursos para o CYW, finalmente chegou a hora de colocar o plano de negócios em prática e construir. Em agosto de 2011, fiz a transição do meu cargo de diretora médica do Bayview Child Health Center para o cargo de diretora executiva do Center for Youth Wellness. Na época, o título de *diretora executiva* era uma mera aspiração. Não havia muito o que dirigir: eu trabalhava literalmente da minha cozinha. Tive a sorte de contar com a ajuda de Rachel Cocalis, recém-formada e futura advogada que se ofereceu para trabalhar de graça como minha assistente até que nos tornássemos oficiais e pudéssemos pagá-la. Eu ainda estava atendendo pacientes na clínica de Bayview, mas havia reduzido meus horários para um dia por semana e passado o bastão de diretora médica para uma colega, a dra. Monica Singer. Meu trabalho era focar no plano do CYW e colocá-lo em prática. O trabalho fundamental de contratar uma equipe significava fazer entrevistas em cafés e na minha mesa de jantar.

• • •

Embora dar início ao CYW fosse um dos desafios mais assustadores que eu já havia enfrentado, tudo estava, na verdade, indo muito bem para uma operação tão básica. E foi por isso que eu estava totalmente despreparada para o que aconteceu em seguida.

Mesmo não tendo sequer aberto nossas portas (na verdade, ainda estávamos negociando o aluguel de um prédio a apenas alguns quarteirões da clínica em Bayview), tivemos que solicitar à prefeitura uma alteração no código de zoneamento para permitir o tipo de clínica que estávamos propondo. Embora devesse ter sido um processo corriqueiro, coisas estranhas começam a acontecer em Bayview quando as pessoas ficam sabendo que você tem 4,3 milhões de dólares. De repente, um grupo pequeno, mas determinado, de indivíduos (seis, para ser exata) começou a se manifestar e colocar obstáculos ao nosso projeto. Eles não queriam que instalássemos nosso centro no local que havíamos encontrado porque alegavam que estava contaminado com "pó tóxico". Eles não tinham nenhuma evidência de contaminação, mas o rumor foi o suficiente para emperrar os trabalhos. Nós pagamos por duas rodadas de testes ambientais, que não encontraram nada tóxico. Envolvemos até mesmo o departamento de meio ambiente de São Francisco para fazer uma amostragem independente que corroborasse as conclusões de nossos especialistas: nada de pó tóxico. Mas o grupo não se deixava dissuadir. Quando o departamento de planejamento concedeu nossas licenças de construção, eles recorreram, provocando um atraso de três meses. Eu queria arrancar meus cabelos. Nós estávamos sob pressão para construir o centro e atender as crianças, mas eu sentia que estava perdendo tempo e dinheiro passando por essas tribulações.

Mais tarde eu ficaria sabendo que essa é uma prática comum em comunidades de baixa renda. Quando as pessoas escutam que há dinheiro sendo investido na comunidade, há um pequeno contingente que essencialmente ganha a vida tentando obter um quinhão dele. Essas pessoas não estavam interessadas no fato de a comunidade se beneficiar por ter mais serviços de alta qualidade para as crianças. Elas queriam o dinheiro *em seus bolsos*. Essas pessoas criam problemas para a equipe que está à frente do projeto, geralmente usando a raça como para-raios, e, em seguida, se mostram prontamente disponíveis para atuar como "consultores da comunidade" que podem ajudar o projeto a avançar por um bom dinheiro.

Apesar de eu entender o impulso de "garantir o seu" quando não havia muito disponível, não éramos uma corporação multimilionária com dinheiro para esbanjar. Aquele grupo de seis pessoas estava se concentrando em um número enganoso. Sim, a Tipping Point tinha arrecadado 4,3 milhões de dólares para o *projeto inteiro*, mas o que era fácil não ver, a menos que você estivesse em nossas reuniões fazendo contas, era que esses dólares estavam sendo divididos por três. Depois de pagar o aluguel e a reforma, não sobrou quase nada, e ainda tínhamos que pagar a equipe. Claramente, aquele grupo tinha uma ideia totalmente equivocada sobre quanto tínhamos no bolso.

Uma tarde, um membro da equipe entrou no escritório temporário que o CYW havia alugado ao lado da clínica em Bayview. Em suas mãos havia um panfleto que dizia PAREM O MASSACRE! A DRA. BURKE QUER FAZER EXPERIÊNCIAS COM NOSSOS FILHOS!

Fiquei em silêncio por um momento, tentando digerir o que estava acontecendo bem diante de mim. Minha mente considerou alguns palavrões que me esforcei para não verbalizar. Acusações de experimentos médicos em comunidades afro-americanas são especialmente pesadas porque se baseiam em um histórico de exploração vergonhosa e antiética de negros pela comunidade médica. Como esse grupo sem dúvida sabia, invocar esse histórico alimentava medos legítimos nas pessoas, desencadeando uma desconfiança de longa data nos profissionais da área médica. Fiquei revoltada por eles usarem o trauma oriundo dessas situações em benefício próprio.

Fui imediatamente para a internet para verificar os fóruns da comunidade e vi postagens e artigos sobre por que as pessoas na vizinhança não deveriam confiar "naquela jamaicana". Se eu não estivesse tão chateada, talvez tivesse rido da genialidade. Em vez de usar a raça, eles usaram a minha nacionalidade, tachando-me de estrangeira do mal. Pensei em meus pacientes e em seus pais lendo aquelas mensagens e senti um aperto no peito e uma quentura subindo pelo rosto. Demorei um minuto para me acalmar, mas tentei me convencer de que qualquer pessoa em Bayview que me conhecesse saberia que aquilo não passava de um monte de mentira.

Até então, eu estava tentando apaziguar aquele grupo derrubando todos os obstáculos que eles levantavam. Naquele momento percebi que era hora de uma abordagem diferente.

Eu precisaria me encontrar pessoalmente com a líder do grupo, uma força da natureza, fumante, de 84 anos, que vou chamar simplesmente de Irmã J. Já havia escutado histórias sobre ela contadas pelos pais de meus pacientes e por outros na comunidade durante anos, mas até aquele momento eu nunca havia sido alvo de uma de suas "campanhas". A Irmã J tinha vivido em Bayview durante a maior parte da vida e era uma lenda por mérito próprio. Ativista de longa data, fez muito pela comunidade. Batalhou por questões ambientais e lutou por moradia e empregos justos. Infelizmente, em se tratando dela, a linha entre benefício para a comunidade e benefício próprio podia ficar um pouco obscura. Quando a cidade de São Francisco decidiu avançar com o maior sistema municipal de energia solar do país, ela ameaçou pôr entraves ao projeto e insistiu para que moradores de Bayview executassem o trabalho. Embora tenha de fato garantido um bom número de empregos para os moradores do bairro, uma das concessões foi um sistema de energia solar gratuito para sua casa. Em outras ocasiões, o benefício para a comunidade era menos claro. Quando a cidade de São Francisco tentou implementar medidas de segurança em relação à posse de armas com a finalidade de diminuir o número de crianças vítimas de violência armada, a Irmã J foi a principal autora do esforço legal apoiado pela National Riffle Association para barrar a legislação. Ela alegou que os direitos garantidos pela Segunda Emenda estavam sendo violados.

Algumas pessoas em minha equipe se perguntavam se não deveríamos simplesmente entrar no jogo e "contratá-la" como consultora. Minha resposta foi simples: Só. Por. Cima. Do. Meu. Cadáver. Eu não ia gastar nossos limitados recursos para alimentar um círculo vicioso de exploração. Meu objetivo ao me encontrar com ela era explicar o que estávamos tentando fazer e por que era tão importante. Eu sabia que no fundo ela se preocupava com a comunidade, e esperava que, se entendesse que não tínhamos um caminhão de dinheiro e estávamos apenas tentando fornecer serviços que ajudariam as crianças, talvez nos desse uma folga.

Não demorou muito para que eu me pegasse tocando nervosamente a campainha da Irmã J, tentando tirar o panfleto sobre parar o massacre da minha cabeça. Eu queria exalar um ar de calma e solidariedade. Não era uma tarefa fácil. Quando ela abriu a porta, tive que baixar o olhar. Ela podia até ser uma presença imponente, mas tinha apenas 1,5 metro de altura, com vincos profundos na pele macia do rosto e óculos que se equilibravam na ponta do nariz. Mais parecia uma matriarca, como uma daquelas avós sulistas que sabiam como manter gerações da família unidas e garantir que todos conhecessem "nossa história". Ela gentilmente me convidou a entrar e, em uma sala de estar perfeitamente arrumada, nos sentamos em um sofá preservado para toda a eternidade sob uma capa de plástico grosso.

Antes que eu pudesse dizer qualquer coisa, ela me entregou um cartão de visita que lhe outorgava o título de Ícone da Comunidade. Ergui o olhar e procurei em seu rosto por um sinal de quem estava se divertindo em segredo, evidência do que eu só podia imaginar que fosse uma piada autodepreciativa. Em vez disso, ela nos serviu chá e começou a falar.

A dinâmica de poder era palpável. O chá e as maneiras eram sua forma sutil de me dizer quem mandava ali. Sua voz era rouca depois de décadas como fumante, mas ela continuou a discursar pelas duas horas seguintes.

Quase ininterruptamente, ela me contou a história de sua vida. Eu entendi que aquele monólogo tinha como objetivo me apresentar suas credenciais: o que ela havia feito pela comunidade e por que era tão respeitada (e temida). Mas fui distraída por uma profunda ironia: sua vida era repleta de EAIs. O cômputo mental que eu vinha fazendo colocava sua pontuação em sete ou oito no momento em que ela terminou.

Finalmente, tive a oportunidade de dizer a ela por que estava ali. Comecei a explicar tudo que eu tinha observado em meus pacientes, por que aquele trabalho era tão importante para mim e o quanto eu achava que poderíamos melhorar as coisas não apenas em Bayview, mas em muitas comunidades em todo o país e no mundo que eram profundamente afetadas por EAIs. Antes que eu pudesse ir muito longe, ela me interrompeu e começou a falar novamente. Ficou claro que eu estava lá para ouvir, não para falar. A intenção nunca tinha sido que aquilo fosse uma conversa de mão dupla. Respirei fundo e considerei minhas opções. Eu não estava obtendo muitos progressos no sentido de fazê-la mudar de ideia a respeito do nosso prédio, e parte de mim queria engolir o chá e ir embora, mas decidi ficar firme e continuar tentando. Ela era a pessoa entre minhas crianças e o sonho do Center for Youth Wellness. Deixei que continuasse por mais alguns minutos, e ela chegou à sua última história de ativismo.

— Eu falei a eles que ia explodir aquele prédio... mas não faria isso com você, querida — disse ela, dando uma risada.

Do nada, lágrimas brotaram em meus olhos e escorreram pelo meu rosto.

Não foi a ameaça velada ou a decepcionante falta de diálogo que me deixou chateada; foi a completa inutilidade dos últimos meses que eu tinha passado tentando trabalhar com aquele grupo. Eu acredito no poder da conversa, da conexão e da empatia quando se trata de lidar com os problemas de uma comunidade, mas finalmente tinha chegado a uma situação na qual isso simplesmente não iria funcionar. Mesmo que eu fosse Nelson Mandela, isso não teria feito diferença para a Irmã J; seus próprios objetivos eram a única coisa na qual ela estava interessada.

Ela começou a falar de novo, mas pela primeira vez eu a interrompi.

— Acho que podemos fazer mais por nossas crianças — falei, ficando de pé.

Eu vi seus olhos se estreitando, mas antes que ela pudesse dizer qualquer coisa, continuei.

— Irmã J, nossas crianças merecem mais.

E depois de dizer isso, apertei sua mão e fui embora.

• • •

Nas noites seguintes, não consegui dormir. Havia uma cópia do folheto "Parem o Massacre!" na minha mesa de cabeceira, e todas as noites, quando me deitava, sentia meu coração acelerar. Quantas pessoas teriam visto aquele panfleto? Havia tantas pessoas na vizinhança que eu ainda não conhecia. Será que alguém realmente acreditava que eu estava fazendo experimentos com crianças? Rumores são como cupim em pequenas comunidades como Bayview; eles se espalham rápido e causam muito estrago. Pior: como a comissão de planejamento reagiria às alegações? Eu não fazia ideia. Estava começando a perceber que a falta de investimento externo em Bayview não se devia apenas ao fato de as pessoas que não moravam lá não se importarem; até mesmo as pessoas que se importavam tinham que enfrentar obstáculos ridículos colocados diante delas por um punhado de guardiões equivocados. Agora eu conseguia entender que alguém tentando melhorar as coisas em Bayview achasse mais fácil desistir.

Felizmente, algumas noites antes da audiência com a comissão de planejamento, recebi uma ligação do escritor e jornalista Paul Tough. Antes do turbilhão que antecedeu o lançamento do CYW, ele escreveu um artigo na revista *The New Yorker* sobre a clínica de Bayview e nosso trabalho em torno das EAIs e do estresse tóxico. Como estava mais acostumada a ler revistas de medicina, eu não tinha ideia de como isso era importante até a edição chegar às bancas. Não é exagero dizer que o artigo mudou tudo. Ao destacar o assunto, despertou um enorme interesse entre colegas médicos e novos apoiadores e levou nosso trabalho até o grande público. Paul e eu tínhamos ficado amigos durante as semanas e meses que ele passou caminhando comigo até o trabalho e me seguindo pela clínica; então, de vez em quando, ele me ligava para saber como as coisas estavam indo, e dessa vez desabafei sobre a Irmã J. Alguns minutos depois de começar a contar minha história triste, respirei fundo e ouvi uma risada do outro lado da linha.

— *Qual* é o motivo para rir?

Paul me contou que Geoff Canada, fundador da Harlem Children's Zone e um dos meus heróis pessoais, também havia enfrentado resistência de membros da comunidade quando sua organização estava construindo uma nova escola e um centro comunitário no meio de um projeto habitacional no Harlem. Tough havia escrito um livro sobre o lendário educador e o trabalho de sua organização para transformar o futuro educacional das crianças no Harlem. Canada viu a oposição evaporar quando as pessoas se deram conta de que a Harlem Children's Zone estava lá para ajudá-las e que o prédio e a organização eram um patrimônio.

— É um rito de passagem — assegurou-me ele. — Você vai sobreviver. Considere isso um distintivo de honra.

• • •

Depois de minha conversa com Paul, consegui dar um passo atrás e ter um pouco de perspectiva. Ocorreu-me que o trauma que é endêmico em comunidades como Bayview não é apenas transmitido de pais para filhos e codificado no epigenoma; é passado de pessoa para pessoa, incorporando-se ao DNA da sociedade. Era exatamente esse tipo de ciclo que esperávamos romper com nosso trabalho no CYW. Perceber isso me fez encarar aquele obstáculo como um sintoma de uma comunidade assolada por traumas, e não como um sinal de que eu estava fadada ao fracasso. Paul também me lembrou de focar no que eu já sabia: a maioria de meus pacientes e seus pais apoiava nosso plano de abrir o CYW. Pais satisfeitos encaminhavam constantemente parentes e amigos para se consultar conosco e sempre perguntavam quando iríamos contratar mais médicos e terapeutas. Eles tinham visto em primeira mão o bem que estávamos fazendo à comunidade. Nós sabíamos que um grupo pequeno, mas estridente, iria se opor ao nosso requerimento durante a audiência com a comissão de planejamento, mas eu também sabia que a maioria das pessoas queria nos ver abrir as portas de uma instalação maior e melhor. Eu precisava me concentrar em explorar essa força em vez de me preocupar com a oposição.

Nos dias que se seguiram à minha conversa com Paul, minha equipe e eu começamos a conversar com os pais de nossos pacientes e outras pessoas da comunidade. Dissemos a eles que o projeto estava em risco e que precisávamos que comparecessem à prefeitura. No dia da audiência, as pessoas organizaram caronas e nós conseguimos vans para ajudar a levar nossos apoiadores que não dispunham de transporte. Muitas pessoas tiveram que tirar o dia de folga no trabalho. Por seu tempo e esforço, o melhor que conseguimos fazer foi fornecer o almoço: sanduíches do Subway. Conforme as pessoas iam chegando, nós lhes entregávamos adesivos verdes para indicar seu apoio ao nosso projeto. Quando a audiência começou, a sala estava lotada e a multidão se espalhou pelo corredor. Os membros da comissão de planejamento cumpriram a agenda e finalmente chegou a nossa hora. Um pequeno grupo de pessoas se levantou e se manifestou contra o projeto.

Então foi a nossa vez.

Família após família se levantou e testemunhou. Eram pessoas de todas as formas e tamanhos e de todas as cores do arco-íris. Alguns levaram seus filhos, e todos falaram sobre o que havíamos feito por sua família, o que isso significava para eles e quantos outros serviços ainda eram necessários. A cada pessoa que falava, eu sentia meu corpo relaxar e meu peito se abrir. Em determinado momento, olhei para minha equipe e apenas balancei a cabeça. Uma coisa era ouvir aquela gratidão na privacidade da clínica; outra coisa era ouvi-la ser proclamada publicamente e com tanto sentimento. Naquele momento, minha fé em nosso trabalho se aprofundou. Ali, diante de mim, estava o diagrama do nosso sucesso: uma comunidade de pessoas que lutavam contra um legado de EAIs, enfrentando obstáculos consolidados por ciclos históricos de marginalização e violência, mas que mesmo assim se uniam para defender uma vida melhor para seus filhos. Essas famílias testemunharam que estávamos fazendo algo poderoso e importante por suas crianças. O ciclo podia ser rompido. Crianças estavam ficando na escola em vez de irem para as ruas. Pais estavam aprendendo a conversar com seus filhos em vez de se desconectarem deles. Aquele grupo diante de mim via no CYW uma oportunidade para que sua família e sua comunidade ampliassem o processo de cura coletiva. Eu me dei conta de que o CYW já tinha o ingrediente mais importante para o sucesso: a confiança e o apoio da comunidade que desejávamos servir.

• • •

Depois que todos deram seus depoimentos, a comissão de planejamento pediu aos que se opunham ao CYW que ficassem de pé.

Quatro figuras solitárias se levantaram.

Em seguida, a comissão pediu a todos que tinham ido até lá para apoiar o projeto que se levantassem.

Um mar de adesivos verdes se ergueu simultaneamente, uma grande família de mais de duzentos apoiadores: pacientes, pais, funcionários, amigos e familiares. Emocionada, fiquei mais uma vez impressionada com o modo como as pessoas de nossa comunidade cuidavam umas das outras. Aquele momento mostrou como Bayview é para quem vê e sente a comunidade de dentro, e devo dizer: é maravilhoso.

Quando a comissão de planejamento votou unanimemente a nosso favor, uma onda de aplausos ruidosos ecoou pela sala.

9

O homem mais sexy do mundo

PARA A MAIORIA DAS PESSOAS, o nome dr. Robert Guthrie não faz o coração palpitar, mas como meus irmãos gostam de me lembrar, eu devo ser um caso especial. Em minha opinião, o dr. Guthrie está lado a lado com John Kennedy Jr. e Idris Elba. Definitivamente, está na minha lista das "pessoas, vivas ou mortas, com quem mais gostaria de jantar". Não sei se a revista *People* existia em 1961, mas, se existia, o desenvolvimento da triagem neonatal deveria ter garantido ao dr. Guthrie um lugar na capa da edição "O Homem Mais Sexy do Mundo".

Ouvi falar dele pela primeira vez quando era uma jovem estudante de medicina aprendendo sobre triagem neonatal, uma maneira importante de os médicos identificarem uma longa lista de doenças potencialmente fatais, como hipotireoidismo e anemia falciforme. Qualquer pessoa que tenha tido um filho deve se lembrar que, em algum momento, cerca de 24 horas após o nascimento, o calcanhar do bebê é picado e uma gota de sangue é coletada para que o laboratório possa fazer o que chamamos de teste do pezinho. Esse teste permite que os médicos identifiquem doenças (como o hipotireoidismo) muito antes de os sintomas surgirem e tratem o problema de base antes que ele cause danos. Isso significa prognósticos muito melhores para os pacientes, e atualmente é o procedimento padrão em todos os países desenvolvidos ao redor do mundo. Mas as coisas nem sempre foram assim.

O dr. Guthrie começou sua carreira pesquisando sobre o câncer, mas sua vida mudou em 1947, quando ele e sua esposa, Margaret, tiveram o segundo filho, um menino que chamaram de John. Não muito tempo depois que John nasceu, ficou claro que ele tinha uma deficiência mental significativa, condição a que na época as pessoas se referiam como "retardo mental". Apesar de levá-lo a diversos especialistas, os Guthrie nunca descobriram a causa da deficiência de John. Depois do nascimento do filho, Guthrie passou a se dedicar à prevenção de deficiências mentais. Em 1957, ele havia se tornado vice-presidente da divisão de Buffalo da New York State Association for Retarded Children [Associação das Crianças Retardadas do Estado de Nova York]. No ano seguinte, a irmã de Margaret Guthrie, Mary Lou Doll, deu à luz uma menina que batizou de Margaret, em homenagem a sua amada irmã. No início, Margaret era a imagem de uma criança feliz, dando todos os sorrisos e arrulhos que os livros nos dizem para esperar. Com o tempo, porém, o comportamento da bebê Margaret mudou. Ela passou a ficar mais quieta e a interagir menos e, aos 7 meses, começou a regredir em todos os marcos de desenvolvimento e a ter o estranho hábito de deixar a cabeça cair. Preocupada, Mary Lou Doll levou a filha ao pediatra, que diagnosticou a "queda de cabeça" de Margaret como convulsões e determinou que a bebê tinha "um grau de retardo". Embora naquela época houvesse um teste disponível para identificar a fenilcetonúria, uma doença genética rara, ele não foi realizado. O pediatra, no entanto, recomendou um eletroencefalograma, embora tenha dito que não havia pressa, "pois ela era muito nova para que fossem obtidos resultados específicos".[1]

Foi apenas quando Margaret já estava com 1 ano de idade que Mary Lou conversou com o cunhado sobre a filha. Ele sugeriu que ela levasse a bebê à Universidade de Minnesota, onde ela finalmente foi testada e diagnosticada com fenilcetonúria. A doença é causada por uma deficiência enzimática que torna o organismo incapaz de metabolizar a fenilalanina, um aminoácido encontrado na maioria das proteínas, incluindo o leite materno e a fórmula infantil. Com o tempo, um subproduto da fenilalanina se acumula no corpo e intoxica lentamente o cérebro e o sistema nervoso em desenvolvimento.

As convulsões de Margaret Doll eram resultado de um acúmulo tóxico desse subproduto da fenilalanina. Existe tratamento para a doença, mas eis o detalhe crucial: não se trata de um remédio de 1 milhão de dólares nem de um dispositivo médico implantável. Para evitar a neurotoxicidade da fenilcetonúria em uma criança, a única coisa que se precisa fazer é parar de dar a ela alimentos que tenham fenilalanina. Se você já leu as letras miúdas em uma lata de refrigerante dietético, talvez tenha se perguntado por que está escrito: "Este produto contém fenilalanina." Essa informação se destina a ajudar as pessoas com fenilcetonúria a manter uma dieta livre dessa substância, o que é fundamental para sua saúde.

Margaret Doll começou a adotar uma dieta livre de fenilalanina aos 13 meses de idade e, com o tempo, recuperou alguns de seus marcos de desenvolvimento. Ela se sentou aos 18 meses e começou a andar quando tinha 2 anos e meio de idade, mas permaneceu com uma deficiência intelectual severa; psicólogos avaliaram que Margaret tinha um QI de 25.[2]

A tristeza pelo filho e pela sobrinha fez do dr. Robert Guthrie um homem com uma missão. Ele sabia que, caso a fenilcetonúria fosse identificada cedo, a dieta com restrição de fenilalanina impediria danos neurológicos graves. Na época, a doença era diagnosticada pelo que se chamava de "teste da fralda", que envolvia verificar a presença dos subprodutos tóxicos da fenilalanina na urina. Embora fosse preciso, o teste não era sensível o suficiente para detectar o subproduto tóxico até que um dano cerebral grave já tivesse ocorrido.[3]

Guthrie decidiu encontrar uma forma melhor de medir a fenilalanina no sangue. Lançando mão de métodos de sua experiência na pesquisa do câncer, ele conseguiu elaborar um teste que exigia apenas algumas gotas de sangue. O sangue era colocado em um pedaço de papel de filtro, que em seguida era introduzido em uma cultura de bactérias que cresciam apenas na presença de fenilalanina. Se as bactérias crescessem, ele sabia que havia fenilalanina onde não deveria haver.

Em 1960, um dos primeiros experimentos com o teste de Guthrie foi realizado em crianças na Newark State School for the Mentally Retarded [Escola para os Mentalmente Retardados do Estado de Newark]. O teste confirmou todos os casos conhecidos de fenilcetonúria, bem como quatro que não tinham sido detectados. Logo depois, Guthrie montou um laboratório perto do Hospital Infantil de Buffalo e, durante dois anos, testou mais de 400 mil bebês de 29 estados para a fenilcetonúria.[4] O novo método de triagem identificou 39 casos de fenilcetonúria em recém-nascidos, e o tratamento foi iniciado a tempo de prevenir danos cerebrais. Além disso, o teste não deixou de identificar nenhum caso da doença.

. . .

Durante anos depois de ter desenvolvido o teste, Guthrie foi um defensor ferrenho da triagem de todos os recém-nascidos para fenilcetonúria antes de deixarem o hospital. Lutou lado a lado com organizações afins para exigir que o teste fosse obrigatório por lei. Ele conseguiu, e por fim o teste de triagem neonatal se expandiu ainda mais; agora identifica mais de 29 doenças que podem levar a danos neurológicos de longo prazo. O teste de Guthrie é usado em mais de setenta países e é responsável por ajudar inúmeras crianças a alcançar o potencial que têm ao nascer. Agora, se isso não faz com que alguém seja merecedor do título de "O Homem Mais Sexy do Mundo", sinceramente não consigo imaginar o que faça.

Para mim, o verdadeiro legado de Guthrie foi que ele estabeleceu o precedente para a triagem universal. É algo em que penso toda vez que vejo uma pontuação de EAIs no prontuário de um paciente. Da mesma forma que os bebês com fenilcetonúria não nascem com sinais externos de que têm a doença genética, as crianças não entram no meu consultório com uma placa em volta do pescoço dizendo "eu tenho estresse tóxico". É por isso que o *universal* é tão importante quanto a *triagem*. Mais uma vez, lembro-me do que Guthrie mostrou ao mundo: que não devemos esperar que nossas crianças venham até nós com sintomas de danos neurológicos quando há algo simples que podemos fazer para evitá-los.

. . .

Três anos depois de abrirmos o Center for Youth Wellness, comecei a cuidar de uma nova paciente que me trouxe à mente a lição de Guthrie mais uma vez. Lila tinha 2 anos e meio de idade, era loira, vivaz e precoce. Um dia, no outono de 2015, eu estava sentada à mesa de reuniões com meus colegas tomando chá e revisando seu prontuário. Uma vez por semana, o CYW realiza rodadas multidisciplinares; é quando discutimos planos de tratamento para pacientes que foram identificados pela clínica como estando sob alto risco de estresse tóxico. Essa abordagem foi algo que começou na clínica de Bayview por necessidade.

Nos primeiros dias da clínica de Bayview, fiquei sobrecarregada não pela carga de trabalho (embora ela fosse insana também), mas pelas situações terríveis nas quais meus pacientes e suas famílias com frequência estavam. Eu tinha sido treinada para tratar asma e infecções, mas meus pacientes precisavam de muito mais do que prescrições de bombinhas e antibióticos. Às vezes, eles precisavam de moradia, proteção contra pais abusivos e até coisas simples como artigos de higiene básicos. Um dia, o pai de um paciente me contou que a família havia sido completamente roubada; a pessoa que invadiu a casa levou até o papel higiênico. Esse mesmo pai começou a pregar tábuas nas janelas para evitar outra invasão. Logo depois, todos os três filhos dele foram parar em meu consultório no mesmo dia com exacerbações agudas da asma, e o pai perguntou, com toda a sinceridade: "Ei, doutora, a senhora acha que é ruim para os pulmões deles estarmos fumando metanfetamina em casa com todas as janelas fechadas?"

Naquela mesma semana, examinei uma paciente de 7 anos com queixa de dores de cabeça crônicas. Ela havia acabado de ser retirada da casa do tio, uma quitinete onde literalmente assistiu a seu tio abusar sexualmente de sua prima de 15 anos, filha dele.

Naquela época, eu ditava minhas anotações em um gravador e, quando as ouço agora, juro que meu coração se lembra, doendo mais uma vez de pesar pelos meus pequenos pacientes. Havia dias em que eu saía da sala de exames, fechava a porta do escritório, apoiava a cabeça na mesa e chorava. E certamente eu não era a única. No almoço ou depois do trabalho, falava sobre meus pacientes com o dr. Clarke e nossa assistente social, Cynthia Williams, em parte para desabafar, mas também porque conversar uns com os outros ajudava. Juntos, colocávamos nossas cabeças para pensar em meios de apoiar nossos pacientes, o que era bom para eles e para nós.

Por fim, percebi que o que estávamos fazendo na clínica era uma versão informal de uma prática que aprendi na ala de oncologia em Stanford, conhecida como rodadas multidisciplinares. Na unidade de oncologia pediátrica, há compreensivelmente alguns pacientes com necessidades significativas. Toda semana um grupo se reunia, incluindo oncologista-chefe, assistente social, terapeuta, especialista em crianças (profissional que ajuda as crianças durante procedimentos dolorosos), nefrologista (médico renal) e quaisquer especialistas necessários para aquele caso específico.

Era um exemplo perfeito de dividir e conquistar. Quando se está tratando de crianças com câncer, por definição, há uma situação incrivelmente delicada e complexa — é claro que uma pessoa só (seja ela médica ou não) não é capaz de atender adequadamente todas as suas necessidades. Quando eu pensava em nossos pacientes na clínica de Bayview, suas necessidades não pareciam muito diferentes em termos de complexidade de atendimento. Então, em vez de ficarmos nos lamentando na copa, Cynthia Williams, dr. Clarke e eu começamos a nos reunir toda semana, levando uma pilha de prontuários para revisar e chamando aquelas reuniões, ao estilo de Stanford, de rodadas multidisciplinares.

Logo de cara, vimos que aquela prática fazia uma enorme diferença. Ela permitia que eu realizasse bem o meu trabalho sem ter que dividir minha energia atuando em várias frentes. Quando entrava em uma sala de exames, eu sabia que teria um lugar para onde levar todos os problemas difíceis enfrentados em casa que também estavam afetando a saúde de meus pacientes. Eu não precisava ser assistente social nem terapeuta; podia deixar que Williams e o dr. Clarke desempenhassem seu trabalho de uma maneira que se coordenasse com o que eu estava fazendo na sala de exames. Como resultado, meus pacientes tinham uma médica melhor, e suas necessidades adicionais eram tratadas por pessoas treinadas para cuidar delas.

Nós não estávamos cientes disso na época, mas nossa abordagem mais tarde iria se tornar uma boa prática conhecida como *team-based care*, ou "cuidado baseado em equipe". A vida de nossos pacientes não ficou menos complicada, mas descobrimos que esse novo modelo os ajudava a melhorar mais rápido e tinha a vantagem adicional de elevar a moral da equipe (especialmente a minha). Foi um sucesso tão grande que, ao abrirmos o CYW, uma das prioridades foi levar essa prática adiante.

Anos depois, quando olhei para as pessoas ao redor da mesa no CYW, senti um misto de orgulho e confiança ao ver dois assistentes sociais, um psiquiatra, um psicólogo clínico, uma enfermeira e dois coordenadores de bem-estar cujo trabalho era gerenciar a intrincada rede de planos de tratamento do paciente que envolvia todas as disciplinas. Eu estava prestes a contar a todos sobre o que acabou por ser minha paciente mais inesperada em meses e sabia que juntos poderíamos ajudá-la.

• • •

Quando entrou pela primeira vez em minha sala de exame, Lila apenas acompanhava o irmão mais novo, Jack, que estava lá para uma consulta de revisão depois de uma visita à emergência para tratar uma infecção de ouvido e um forte resfriado. Era a terceira infecção de ouvido que ele tinha em apenas 9 meses de vida, tendo também passado por dois episódios de pneumonia. Os pais queriam garantir que aquele resfriado não se transformasse em outra infecção pulmonar. Lila tinha a mesma idade de meu filho Kingston (sim, consegui encontrar um marido e ter um filho no meio de tudo isso). Eu ri quando ela correu pela sala de exames fazendo perguntas precoces, assim como Kingston fazia todas as manhãs enquanto eu o vestia.

A família era nova no bairro, havia acabado de se mudar para a área da baía de São Francisco vinda de Ohio, então, depois que examinei o ouvido (estava tudo bem) e auscultei os pulmões (limpos), agendamos exames físicos para Lila e o irmão. A família era simplesmente adorável. Eu vejo muitas famílias lindas em minha área de trabalho, mas eles realmente se destacavam. Molly e Ryan eram pais jovens, mas completamente dedicados, e para mim pareciam tão unidos quanto os Cleaver.* Durante o exame, deparei-me com uma fralda suja (ossos do ofício), e Ryan se apressou em trocá-la, desculpando-se profusamente. Foi bom ver ambos os pais tão dedicados aos cuidados com os filhos.

---

* Personagens da sitcom americana *Leave it to Beaver*, que foi ao ar de 1957 a 1963, os Cleaver representavam o ideal da família suburbana nos Estados Unidos de meados do século XX. [*N. da T.*]

Duas semanas depois, quando vi que as duas crianças tinham exames físicos marcados comigo, sorri. Estava ansiosa para vê-los novamente. Entrei na sala e revisei os formulários de prescrição padrão e os históricos médicos. Fiquei feliz em constatar que Jack não apresentava novos sintomas e notei que a única preocupação de Molly era com o crescimento de Lila. Ryan não pôde acompanhá-los na consulta, então coube a Molly explicar o histórico da filha. Ela me disse que, ao nascer, Lila estava no percentil 25 de altura e peso, mas nos seis meses seguintes caiu para abaixo do percentil 3 e permaneceu lá. O pediatra anterior dera orientações sobre a dieta e até recomendara um suplemento nutricional, mas nada parecia funcionar. Molly não entendia por que Lila era tão pequena. Tanto ela quanto Ryan tinham estatura mediana, e Lila nunca teve problemas crônicos de saúde. Quando me sentei com ela para terminar de rever os formulários do histórico médico, verifiquei a pontuação de EAIs e tive de me forçar para não olhar duas vezes.

· · ·

Talvez a mãe não tenha entendido as instruções, pensei. *Talvez tenha escrito sua própria pontuação de EAIs em vez da dos filhos.* De acordo com os formulários, Lila tinha uma pontuação de sete EAIs, e seu irmão de 9 meses, de cinco.

Comecei com meu discurso habitual, imaginando que Molly perceberia seu erro.

— Novas pesquisas têm mostrado que a exposição de crianças a acontecimentos estressantes ou traumáticos pode levar a um risco maior de problemas de saúde e de desenvolvimento, como asma e dificuldades de aprendizagem. Por causa disso, aqui na clínica fazemos um rastreamento de todos os nossos pacientes para experiências adversas na infância. Vou repassar esta lista de dez itens, e você não precisa me dizer quais sua filha vivenciou, apenas quantos. Gostaria de ter um momento para revisar suas respostas.

Molly assentia com a cabeça o tempo todo.

— Eu acredito completamente nisso — disse ela.

— Então já ouviu falar em EAIs? — perguntei, um pouco perplexa.

— Não, mas quando li a respeito no papel, fez todo sentido.

Ela confirmou que as pontuações dos filhos realmente eram sete e cinco. *Então ela não tinha preenchido o formulário errado.*

Essa conclusão foi um soco no estômago. Eu examino pacientes com pontuações altas de EAIs, alguns muito novos, todos os dias, e é sempre duro. Mas os maneirismos de Lila me lembravam tanto meu próprio filho que sua pontuação de EAIs me atingiu de uma maneira que eu não tinha previsto. A médica em mim ficou satisfeita por descobrir o que poderia estar acontecendo com sua saúde, mas, como mãe, senti um aperto no estômago. Eu queria abraçar Lila, apertá-la com força junto ao peito e dizer a ela que tudo ia ficar bem. Eu queria fazer aquelas sete EAIs desaparecerem, como se estivesse curando com um beijo os dodóis de Kingston. Mas não podia. E não era esse meu papel. O que eu podia fazer era garantir que as EAIs de Lila não ficassem inscritas em sua biologia pelo resto da vida. Na realidade, esse era o meu trabalho.

Eu sabia, com base na pontuação de EAIs de Lila, que ela corria um risco muito maior de ter diversos problemas de saúde na vida adulta do que outras crianças. Mas o que essa informação significava para a maneira como eu deveria fazer meu trabalho no dia a dia? Felitti e Anda tinham analisado prognósticos de saúde em adultos, mas era provável que Lila ainda demorasse algumas décadas para enfrentar aquelas doenças. Felizmente, nossa equipe de pesquisa no CYW tinha feito um bom progresso em preencher algumas daquelas lacunas.

Nossa equipe revisou mais de 16 mil artigos de pesquisa sobre o impacto das adversidades na infância na saúde das *crianças*. O que descobrimos foi que as adversidades na infância estão associadas a uma variedade de doenças e condições que podem ser observadas nas crianças ainda na infância. Em bebês, a exposição a EAIs está associada a atraso no crescimento, atrasos cognitivos e distúrbios do sono.[5] Crianças em idade escolar apresentam taxas mais altas de asma e resposta menos eficiente à medicação para controle da asma (como salbutamol), maiores taxas de infecção (como viroses, infecções de ouvido e pneumonia) e mais dificuldades de aprendizagem e problemas comportamentais, e adolescentes apresentam maiores taxas de obesidade, *bullying*, violência, tabagismo, gravidez na adolescência, paternidade na adolescência e outros comportamentos de risco, como atividade sexual precoce.[6]

Sentei-me para explicar a Molly o que eu suspeitava estar acontecendo com a saúde de sua filha.

— Eu acho que, por causa do que Lila vivenciou, seu corpo pode estar produzindo mais hormônios do estresse do que deveria, e isso pode estar afetando seu crescimento — falei.

Isso pareceu fazer sentido intuitivamente para Molly.

— Sim. Nós estávamos tentando melhorar o seu peso com o pediatra anterior. O pai dela passava alguns períodos longe de casa, e parecia que, enquanto ele estava fora, o peso dela aumentava um pouco, mas, assim que ele retornava, ela voltava a perder peso. Definitivamente, houve muito estresse em nossa casa.

— Uau. Você disse isso ao médico anterior?

— Não — respondeu ela. — Ele nunca perguntou.

Se não fosse pelas pontuações de EAIs, ninguém suspeitaria que Lila e o irmão tivessem um risco tão alto de tantos problemas de saúde e desenvolvimento. Possivelmente, eles poderiam ter recebido alguma atenção se tivessem começado a apresentar problemas de comportamento na pré-escola, mas, mesmo nesse caso, talvez fossem diagnosticados com TDAH e conduzidos para o caminho da medicação. Se eles nunca manifestassem sintomas comportamentais — mesmo que desenvolvessem asma, uma doença autoimune, ou qualquer uma das outras consequências imunológicas significativas do estresse tóxico —, o problema *fundamental* provavelmente teria passado despercebido e continuaria sem tratamento. Guthrie mostrou que a única maneira de conseguir progressos significativos no prognóstico dos pacientes é fazer um rastreamento *universal*, porque, do contrário, estaremos contando com a sorte: a "sorte" de os sintomas de Lila se agravarem o suficiente para que o médico fizesse mais perguntas. A sorte de que esse médico em particular tivesse ouvido falar de EAIs e soubesse fazer essas perguntas. Quanto dano pode ocorrer enquanto esperamos que as perguntas certas sejam feitas, que os testes corretos sejam realizados? Guthrie sabia. Sua cunhada sabia. Eles viram o que acontecia quando a fenilcetonúria não era testada indistintamente, quando a oportunidade de intervenção precoce era perdida. É por isso que um grama de triagem é melhor do que um quilo de cura.

• • •

No caso da fenilcetonúria, está claro que a intervenção precoce é necessária para tratar a doença com sucesso, mas e quanto às EAIs e ao estresse tóxico? Na verdade, é igualmente claro. Toda a ciência sobre o desenvolvimento do sistema neuro-endócrino-imunológico nos diz a mesma coisa: a intervenção precoce é melhor (e eu quero dizer muito, muito, *muito* melhor). Isso não quer dizer que crianças mais velhas e adultos que tiveram EAIs não possam se beneficiar de intervenções (adiante, falarei mais a esse respeito), mas quanto mais tarde começamos, mais intensivo (e caro) o tratamento tem que ser e menos chances ele tem de se mostrar eficaz. Isso acontece porque, quando começamos cedo, temos mais ferramentas com as quais trabalhar.

As últimas décadas de pesquisas em neurociência explicam por que as adversidades no início da vida têm um impacto tão grande no desenvolvimento das crianças. Os períodos pré-natal e da primeira infância oferecem janelas de oportunidade especiais, pois são "períodos críticos e sensíveis" do desenvolvimento. Um *período crítico* é um momento do desenvolvimento em que a presença ou ausência de uma experiência resulta em mudanças irreversíveis.[7] Grande parte do que sabemos sobre períodos críticos vem das pesquisas acerca da visão binocular (a capacidade de perceber a profundidade e criar uma imagem tridimensional a partir das informações que entram por ambos os olhos). Quando um bebê nasce com olhos desalinhados (estrabismo ou ambliopia), o cérebro tem dificuldade de criar uma imagem tridimensional coerente e a percepção de profundidade fica prejudicada. Mas se o desalinhamento for identificado e corrigido antes dos 7 ou 8 anos, a criança pode desenvolver uma visão binocular normal. Depois dos 8 anos, no entanto, a janela se fecha e a oportunidade de uma visão tridimensional normal é permanentemente perdida. (Ou era o que pensávamos: novos dados sugerem que a janela para a visão binocular pode ser mais longa do que se acreditava, e pesquisas empolgantes estão concentradas em descobrir se podemos reabrir janelas que se pensava estarem fechadas.) Desde a descoberta de períodos críticos no córtex visual do cérebro, os cientistas descobriram que diversos outros circuitos cerebrais também demonstram ter períodos críticos.

Um *período sensível* é uma época em que o cérebro responde particularmente a um estímulo do ambiente, mas, ao contrário dos períodos críticos, a janela não se fecha por completo no fim do período sensível; só fica muito menor. O desenvolvimento da linguagem é um ótimo exemplo de um circuito neural que manifesta um período sensível. Todos sabem que é muito mais fácil aprender novos idiomas quando se é criança do que quando se é adulto. Eu tenho amigos europeus cujos filhos falam quatro idiomas fluentemente — inglês, francês, alemão e espanhol —, todos com sotaques impecáveis. Enquanto isso, depois de vários anos e centenas de dólares gastos no aplicativo Rosetta Stone, meu francês é *très terrible*.

Períodos críticos e sensíveis são tempos de máxima neuroplasticidade (a capacidade do cérebro de refazer conexões e se reorganizar em resposta a um estímulo). Esse crescimento e essa mudança nos neurônios e sinapses podem acontecer em resposta a lesões, exercícios, hormônios, emoções, aprendizado e até mesmo pensamento. Nosso cérebro está sempre mudando em resposta às nossas experiências e, no geral, isso é bom.

Há dois tipos de neuroplasticidade: celular e sináptica. A *plasticidade sináptica* é uma mudança na *força* da conexão ao longo da junção de uma célula cerebral com a próxima (a sinapse). É mais ou menos como mudar sua voz de um sussurro para um grito. A *plasticidade celular*, por sua vez, é uma mudança no *número* de células cerebrais que estão se comunicando umas com as outras, a diferença entre uma pessoa gritando e um estádio inteiro gritando. Enquanto a plasticidade sináptica dura a vida toda (é assim que um cão velho aprende novos truques), a plasticidade celular acontece com mais rapidez nos primeiros anos de vida. Cerca de 90% dela ocorrem até o momento em que uma criança completa 6 anos, e o restante se estende até mais ou menos os 25 anos de idade.

O desenvolvimento do cérebro funciona como aqueles estranhos arbustos de topiaria que crescem na forma do Mickey Mouse ou de um dinossauro gigante (acompanhe meu raciocínio por um segundo). Obviamente, eles não crescem dessa maneira sozinhos; são podados. Os bebês nascem com excesso de células cerebrais, e o cérebro também passa por um processo de poda. As células cerebrais dos circuitos que você *não* usa são podadas, ao passo que as células dos circuitos que você *usa* crescem e se fortalecem.

Nossas experiências, tanto as positivas quanto as prejudiciais, determinam quais vias cerebrais são ativadas e continuam a se fortalecer com o tempo. Nesse sentido, as primeiras experiências literalmente moldam o cérebro.

Sabemos que as adversidades precoces ativam os circuitos cerebrais associados à vigilância, à dificuldade de controlar os impulsos, ao aumento do medo e à inibição do funcionamento executivo. Mas se conseguirmos identificar crianças que correm alto risco de sofrer de estresse tóxico cedo o suficiente, podemos intervir a tempo de aproveitar os altos níveis de plasticidade sináptica e celular. O modo mais eficaz de refazer as conexões cerebrais é implementar intervenções precoces que ajudem a evitar que a resposta ao estresse fique desregulada e que apoiem práticas que amorteçam a resposta ao estresse (como acontece na psicoterapia pais-criança). Ao fazer isso, damos ao cérebro mais oportunidades de crescer de maneiras novas e saudáveis.

Então, o que acontece com todos nós que já somos cachorros velhos? Bem, quando se trata de aprender novos truques, a boa notícia é que as mudanças hormonais que ocorrem na adolescência, na gravidez e depois que nos tornamos pais abrem janelas de neuroplasticidade que se acredita serem períodos sensíveis adicionais.[8] A testosterona (em meninos) e o estrogênio e a progesterona (em meninas) são hormônios sexuais que levam a toda a mortificação associada à adolescência (acne, pelos corporais, seios, ciclos menstruais). Outro hormônio importante é a ocitocina, um hormônio poderoso responsável pelos vínculos emocionais que é liberado em grande quantidade pela mãe durante o parto e no período imediatamente após o nascimento do bebê. Todos esses hormônios estimulam a plasticidade sináptica, aumentando bioquimicamente nossa capacidade de aprender e nos adaptar ao ambiente.[9] Esses períodos representam oportunidades especiais de cura, momentos nos quais experiências enriquecedoras têm uma chance ainda maior de serem "incorporadas".

Mais boas notícias: na verdade há coisas que podemos fazer para aumentar nossa plasticidade sináptica; sono, exercício, boa alimentação e meditação, tudo isso melhora o processo. Dito isto, os adultos precisam de um pouco mais de paciência e prática consistente, já que a mudança não será tão radical nem tão rápida quanto em crianças pequenas. Sabemos que quanto mais cedo começamos, mais ferramentas temos — as crianças pequenas são as mais vulneráveis à adversidade, mas também têm a maior capacidade de cura quando as intervenções são iniciadas cedo. E sabemos igualmente que nunca é tarde demais para usar a biologia a nosso favor.

• • •

Guthrie ficou famoso por desenvolver em três dias o teste simplificado para detectar a fenilalanina no sangue. Infelizmente, para nós, na clínica, desenvolver um protocolo de triagem rápido e fácil para as EAIs não foi nem um pouco rápido e fácil. Em 2015, já estávamos trabalhando nele de uma forma ou de outra desde 2008. Na clínica de Bayview, começamos simplesmente perguntando sobre o histórico dos pacientes no que dizia respeito às dez EAIs e registrando essas informações em seus prontuários médicos. O problema dessa abordagem era que ela levava muito tempo e, às vezes, significava que o médico que fazia as perguntas precisava percorrer uma tortuosa pista de obstáculos emocionais que a maioria dos médicos de cuidados primários não tem nem tempo nem treinamento para percorrer com o devido cuidado. Embora isso tenha nos ajudado a fornecer um atendimento melhor a nossos pacientes, não era o ideal. Sabíamos que precisávamos fazer ajustes para que o protocolo também funcionasse para os médicos fora de nossa pequena clínica.

A grande vantagem do CYW é que ele foi construído com base nos sucessos da clínica de Bayview. Estávamos no caminho certo em termos de triagem e, quando o CYW conseguiu os recursos, nossas equipes clínicas e de pesquisa se juntaram para aperfeiçoar o formulário de triagem de forma que funcionasse para qualquer médico. Ele precisava ser simples de usar e baseado em evidências.

Avancemos alguns anos (sem falar de algum suor e algumas lágrimas, mas felizmente nada de sangue). O formulário de triagem que a mãe de Lila preencheu era muito diferente daquele que eu usava com meus pacientes no início. Em primeiro lugar, o novo questionário vinha em uma folha de papel (ou em um tablet), que os pais podiam preencher antes de eu entrar na sala de exames. Em segundo lugar (e esta foi a verdadeira inovação), no novo questionário, listávamos as dez EAIs e pedíamos especificamente que os pais do paciente *não* nos dissessem quais delas a criança tinha vivenciado, apenas quantas. Na parte inferior da página, o cuidador escrevia o número total e essa era a pontuação de EAIs. Chamamos isso de triagem "desidentificada", porque ela não identifica as EAIs individuais, o que ajuda muito a resolver dois dos nossos maiores desafios: o tempo (antes, uma triagem positiva demorava muito tempo para ser feita) e as informações delicadas que pedimos. Como tanto o dr. Felitti quanto eu tínhamos visto em primeira mão, os médicos, mais do que os pacientes, hesitam em iniciar conversas sobre incidentes passados envolvendo abuso ou negligência. Eles temem que os pacientes se sintam desconfortáveis, que não lhes digam a verdade ou, pior, que lhes digam a verdade e a consulta acabe em uma efusão de emoções ou na necessidade de fazer uma denúncia ao Serviço de Proteção à Criança. A triagem desidentificada elimina todas essas preocupações da equação.

Outra coisa importante que o questionário sobre EAIs do CYW fez foi ir além dos critérios tradicionais desenvolvidos por Felitti e Anda e perguntar sobre fatores de risco adicionais para o estresse tóxico. Nós não os chamamos de EAIs porque eles não fizeram parte do Estudo sobre EAIs e não temos um grande corpo de dados populacionais que nos indique as probabilidades de desenvolver doenças, mas nossa experiência em Bayview nos mostrou que nossos pacientes enfrentavam outras adversidades capazes de ativar repetidamente seus sistemas de resposta ao estresse. Nossa equipe de pesquisa trabalhou ativamente com a comunidade (jovens e adultos) a fim de descobrir quais eram os maiores fatores de estresse em seu dia a dia. De posse dessas informações, reformulamos nosso formulário de triagem para incluir outros fatores que, acreditamos, também podem aumentar o risco de estresse tóxico.

- Violência comunitária
- Falta de moradia
- Discriminação
- Lares temporários
- *Bullying*
- Procedimentos médicos recorrentes ou doenças potencialmente fatais
- Morte de um cuidador
- Perda de um cuidador devido a deportação ou migração

Em nossa triagem com adolescentes, também incluímos o seguinte:

- Violência física ou verbal de um parceiro amoroso
- Encarceramento juvenil

Pontuamos essas categorias adicionais separadamente para não perdermos a capacidade de aplicar as descobertas da literatura científica. Com base no Estudo sobre as EAIs, sei que quando um paciente tem uma pontuação de quatro ou mais EAIs usando os critérios de Felitti e Anda, ele tem duas vezes mais chances de desenvolver doença cardíaca e uma probabilidade quatro vezes e meia maior de ter depressão. Os pesquisadores estão apenas começando a analisar as categorias adicionais em larga escala, mas os dados preliminares indicam que estressores de âmbito domiciliar (as EAIs tradicionais) parecem ter um efeito maior sobre a saúde do que os estressores de âmbito comunitário.[10] Isso foi uma surpresa para muitos nesse campo de pesquisa (inclusive eu), mas os dados sugerem que se uma criança cresce em um ambiente comunitário estressante, mas tem um cuidador saudável e bem estruturado, é muito mais provável que ela permaneça na zona de estresse tolerável em vez de na zona de estresse tóxico.

Quando revisei a pontuação de Lila, tudo o que vi foi que sua pontuação era sete mais zero (sete para as EAIs tradicionais e zero para as experiências adversas adicionais). Essa informação foi o suficiente para que eu soubesse o que precisava fazer em seguida. Molly não precisava revelar nenhum detalhe do que tinha acontecido em sua família se não quisesse. E, em grande parte, foi o que ela fez. Mencionou apenas que Ryan tinha passado algum tempo em um programa de reabilitação e que ele tinha um histórico de EAIs. Enquanto examinava a pontuação de EAIs de Lila, parte de mim queria conhecer toda a história por trás. Queria saber como aquele pai que ficara tão satisfeito em trocar uma fralda suja poderia ter feito mal a ela. Queria saber sobre aquela mãe e sua história. Mas para fazer bem o meu trabalho, eu não podia ser a pessoa responsável por isso. Para garantir que meus outros doze pacientes marcados para o período da tarde também fossem submetidos a um rastreamento de EAIs, eu tinha que confiar em minha equipe para dar continuidade ao trabalho. O rastreamento desidentificado me permitiu reconhecer que o déficit de crescimento de Lila provavelmente se devia ao estresse tóxico. Eu precisava apenas dar a ela o tratamento certo de uma maneira rápida e descomplicada o suficiente para que pudesse fazer o mesmo de forma confiável para cada um de meus pacientes sem precisar ficar na clínica até meia-noite todos os dias.

• • •

Levei o caso de Lila para as rodadas multidisciplinares com a recomendação de que ela iniciasse psicoterapia pais-criança. Em última análise, Molly se beneficiaria mais se tratasse do âmago da questão da pontuação de EAIs da filha com o dr. Adam Moss, o mais recente bolsista de pós-doutorado de Alicia Lieberman. Seu tratamento envolveu três etapas simples. A primeira e mais importante foi ajudar Molly a entender melhor o problema e o que poderíamos fazer a respeito: nos aprofundarmos um pouco mais em como os hormônios do estresse afetam o crescimento e em como a própria Molly tinha a capacidade inata de ser um amortecedor para a reação ao estresse da filha. Para isso, tivemos que ajudar Molly a aprender como fazer com que sua própria resposta ao estresse funcionasse adequadamente. Depois, explicamos que tínhamos um especialista que ensinaria a ela como ser um amortecedor saudável para o estresse da filha. O segundo passo foi colocar mãe e filha na terapia, e o terceiro foi apenas o bom e velho suplemento alimentar, que eu achava que seria mais eficaz depois que lidássemos com o estresse tóxico de base. Em três meses, Lila estava de volta à curva de crescimento.

Quando penso nos primeiros dias com Diego e em como me sentia sobrecarregada antes de começarmos a abordagem em equipe, sei que esse foi o melhor caminho para todos. Agora, sete anos depois, parecia que sempre tinha sido assim. Era algo que simplesmente fazia muito sentido.

Infelizmente, o que faz sentido nem sempre se alinha com a realidade da prática médica. Outra de minhas heroínas médicas é Sue Sheridan. Embora não seja médica, como Guthrie, ela tem um filho com uma deficiência grave que a inspirou a trabalhar incansavelmente para ajudar famílias como a dela. A maioria das pessoas já teve ou conhece um bebê que nasceu com icterícia, uma condição que faz a pele e os olhos da criança ficarem com uma aparência amarelada. Você pode até ter visto uma foto ou duas do bebê de um amigo sob lâmpadas de fototerapia, parecendo que está em uma espécie de cama de bronzeamento artificial para recém-nascidos.

Mais de 60% dos recém-nascidos desenvolvem algum grau de icterícia. A pele amarelada característica permite que os pediatras saibam que há acúmulo de uma substância química chamada bilirrubina no organismo do bebê. A bilirrubina é produzida quando o corpo destrói as hemácias velhas. É processada naturalmente pelo fígado e excretada pelo organismo (motivo pelo qual o xixi é amarelo). Quando os bebês nascem, no entanto, demora um pouco para que o fígado se conecte e funcione a plena capacidade, então a bilirrubina pode se acumular. A bilirrubina costuma ser inofensiva, mas se os níveis ficarem muito altos, ela pode atravessar a barreira hematoencefálica e causar danos cerebrais.

Quando o filho de Sue Sheridan, Cal, nasceu, ele parecia tão saudável e lindo quanto um bebê pode ser. Mas, nas primeiras 24 horas de vida, sua pele começou a ficar amarelada. Sue e o marido foram orientados a não se preocupar, já que a icterícia era bastante comum em bebês. Nenhum teste de bilirrubina foi feito. Na época, o procedimento padrão era fazer um exame visual, o que significa que o pediatra examinava o paciente e decidia se a icterícia parecia grave o suficiente para ser tratada. Apesar de existir um exame de sangue para medir os níveis de bilirrubina, ele não era usado rotineiramente. No dia seguinte, a cor amarela de Cal continuou a se intensificar e, embora os Sheridan tivessem mais uma vez expressado sua preocupação, nenhum teste foi feito. Quando recebeu alta, com 36 horas de vida, Cal foi descrito como tendo icterícia da cabeça aos pés, mas seus pais receberam apenas um panfleto do hospital que sugeria que colocassem o bebê perto de uma janela para tomar sol. Em nenhum lugar do panfleto estava escrito que a icterícia poderia causar danos cerebrais.

Um dia depois de ir para casa, Cal ficou letárgico e começou a ter dificuldade para mamar. Alarmado, o pai o levou ao pediatra, mas ainda assim nenhum teste foi feito e eles foram mandados de volta para casa. Outro dia se passou e Cal só piorou. Finalmente, foi internado no hospital e iniciou a fototerapia. Quando o tratamento da icterícia de Cal começou, no entanto, já era tarde demais. No sexto dia de sua vida, nos braços da mãe, o corpo de

O HOMEM MAIS SEXY DO MUNDO • 183

Cal se enrijeceu, ele arqueou o pescoço e soltou um grito estridente. Mais tarde Sheridan ficaria sabendo que Cal tinha todos os sintomas clássicos de kernicterus, uma condição que ocorre quando a bilirrubina fica muito alta e atravessa a barreira hematoencefálica, causando graves danos cerebrais. Sue Sheridan literalmente assistiu enquanto o cérebro de seu bebê era dominado por uma neurotoxicidade que poderia ter sido evitada. Foi uma experiência que a assombraria pelo resto da vida.[11]

Embora raro, o kernicterus é devastador. Pode resultar em uma série de danos neurológicos irreversíveis e, no caso de Cal, significou o desenvolvimento de paralisia cerebral, perda auditiva, estrabismo e problemas de fala, entre outras alterações, e a necessidade de cuidados para o resto da vida. Como se tudo isso já não fosse pesado demais para uma jovem mãe lidar, o que realmente atormentava Sue Sheridan era o fato de que não tinha que ser assim. Por causa de uma série de trágicas falhas médicas, a urgência da condição de Cal só foi reconhecida depois que os danos já haviam sido feitos.

Anos mais tarde, quando a filha de Sue Sheridan nasceu com icterícia, ela foi rapidamente testada e tratada com fototerapia. Ao ver como teria sido fácil evitar que Cal tivesse inúmeras deficiências, Sue chorou, sentindo-se devastada novamente pelo que tinha acontecido com o filho. Foi então que começou a trabalhar. Deu início a uma campanha pela triagem universal da bilirrubina, algo que poderia ser acrescentado à rotina de cuidados com recém-nascidos por cerca de um dólar. Ela falou em conferências, testemunhou diante de agências de saúde e criou uma organização sem fins lucrativos com outras mães cujos filhos tiveram kernicterus. Para a maioria das pessoas que ouvem a história de Sheridan, a resposta parece óbvia: Façam o bendito teste. Tornem-no o obrigatório. Claro! Mas, embora tenha conseguido fazer bastante progresso junto a algumas comissões e organizações de saúde, ela também enfrentou uma enorme resistência de parte da comunidade médica.

Os médicos e os chefes das comissões que elaboram as diretrizes para exames médicos ficaram aborrecidos por ela estar tentando mudar a prática médica com base em "histórias sentimentais". O kernicterus era tão raro, eles argumentaram, que não era necessário alarmar os novos pais, que já tinham tanto com que lidar. E não se deve questionar os médicos. Como defensora da segurança do paciente, Sheridan se deparou com uma série de obstáculos que mais pareciam objeções à mudança da cultura médica do que objeções à ciência. Para Sheridan e seu filho, cuidados baseados em algo tão subjetivo quanto um exame visual tiveram consequências desastrosas, e ela estava determinada a garantir que outras crianças não fossem prejudicadas por deixarem de ser submetidas a um simples teste de rastreamento. A campanha de Sheridan conseguiu colocar o kernicterus em primeiro plano no radar dos médicos. Ela conseguiu fazer com que os Centros de Controle de Doenças emitissem um alerta para os hospitais a respeito do aumento dos casos e convenceu a Hospital Corporation of America, uma importante cadeia hospitalar, a exigir que todos os recém-nascidos fossem testados antes de receber alta. Graças, em parte, a Sue Sheridan, em 2004 a Academia Americana de Pediatria recomendou oficialmente que todas as crianças fossem submetidas a um teste de bilirrubina nas primeiras 24 horas de vida.[12]

Como alguém profundamente imersa na cultura médica, sei que muitas vezes há uma forte resistência a mudar práticas, e grande parte dessa resistência é justificada. Foi por isso que, antes de o CYW tomar medidas para compartilhar nossa ferramenta de rastreamento, decidimos fazer uma sondagem e ouvir o que a comunidade médica tinha a dizer. Conversando com colegas, obtivemos informações valiosas sobre as possíveis dificuldades de implementar um protocolo de triagem para as EAIs. Houve preocupações e perguntas ponderadas, mas houve também a boa e velha resistência obstinada à implementação de mais um protocolo de triagem.

Eu entendo que os médicos não possam rastrear tudo. Como a maioria dos meus colegas, acho que quinze minutos é uma quantidade ridícula de tempo para tudo que um pediatra tem que fazer ao examinar uma criança pequena. Nesse tempo, temos que verificar altura e peso, visão e audição, crescimento e desenvolvimento, e perguntar sobre alimentação, sono, xixi, cocô, tempo que passa diante de telas e as dezenas de perigos domésticos que vão desde tinta à base de chumbo descascando até armas de fogo. E isso antes mesmo de pegar o estetoscópio. Depois do segundo paciente do dia, eu já me vejo iniciando cada consulta com um "me desculpe pela demora".

A resposta de nossa equipe a todas essas preocupações foi desenvolver um protocolo que poderia ser concluído em três minutos ou menos. Sabíamos que era importante não apenas recomendar aos médicos que realizassem a triagem, mas também ajudá-los a entender *por que* deveriam fazê-la, como realizá-la e o que fazer quando detectavam EAIs. Então decidimos elaborar um guia do usuário que acompanhasse o formulário de triagem e respondesse a todas essas perguntas.

Mais ou menos na época em que eu estava atendendo Lila, disponibilizamos nosso protocolo de triagem gratuitamente on-line. Sabíamos que convencer as pessoas a fazer as coisas de maneira diferente era muito difícil, e foi por isso que definimos nossa meta em mil *downloads* nos próximos três anos. Para minha surpresa e nossa alegria coletiva, mais de 1.200 clínicas e profissionais de quinze países fizeram o *download* da ferramenta em apenas um ano, ultrapassando em muito nossa meta. Quando nossa equipe entrou em contato com um grupo de médicos que haviam iniciado o rastreamento de EAIs, todos disseram que nunca mais deixariam de fazer o rastreamento. É como um alarme que não para mais de tocar.

Com base no *feedback* positivo que obtivemos ao disponibilizar nossa ferramenta para os médicos, demos um passo adiante, criando uma rede para que pediatras em todo o país aprendessem juntos como realizar a triagem, o que fazer no caso de resultados positivos e como avançar no cuidado de crianças sofrendo de estresse tóxico *mais rápido*. Minha esperança é que nossa National Pediatric Practice Community on ACEs [Comunidade Nacional de Práticas Pediátricas sobre EAIs] nos aproxime mais do dia em que a triagem de EAIs será uma parte universal dos cuidados médicos. E acredito de todo o coração que *vamos* chegar lá.

Eu vi a diferença que a identificação e a intervenção precoces fizeram para meus pacientes com EAIs e, como Robert Guthrie e Sue Sheridan, tenho a missão de garantir que todas as crianças do país tenham a mesma chance de tratamento bem-sucedido. Não importa de onde vem o ímpeto da mudança — de um médico, um paciente, uma mãe, uma tragédia —, o que importa é que os pacientes recebam melhores cuidados. Temos que continuar a aperfeiçoar os protocolos, detectar problemas precocemente e tratar nossos pacientes mais vulneráveis com todos os recursos de que dispomos.

10

Força máxima de amortecimento

QUANDO EU ERA CRIANÇA, lembro-me de ter ido a São Francisco, que fica a cerca de quarenta minutos de Palo Alto, onde eu morava. Fizemos tudo que uma pessoa faz ao visitar a cidade: passeamos de teleférico, atravessamos a ponte Golden Gate e subimos a rua mais sinuosa do mundo até o topo das famosas colinas. Não faltam bairros luxuosos no alto das montanhas de São Francisco, mas Pacific Heights é provavelmente o mais elegante de todos.

Às vezes apelidado de Specific Whites* (por razões óbvias), Pac Heights era totalmente diferente do mundo onde cresci. Nós conhecíamos pessoas em Palo Alto que tinham muito dinheiro, mas aquilo era outro patamar. Minha mãe adorava passar diante das mansões com seu carro cheio de crianças, nossos rostos pressionados contra as janelas. Nunca ousamos sair do carro.

Lembro que aquelas casas sempre pareciam tão silenciosas. Não havia crianças jogando futebol na rua como meus irmãos e eu fazíamos nos fins de semana; ninguém lavando o carro na entrada da garagem. Não havia música ressoando das janelas e certamente nenhum móvel GRÁTIS na calçada no fim do mês. Quando criança, imaginava que as pessoas que viviam naquelas casas luxuosas deviam ser lindas, poderosas e totalmente diferentes das pessoas que eu conhecia.

---

* Pacific Heights quer dizer algo como "cumes do Pacífico"; a brincadeira com "Specific Whites" ("específico para brancos") é uma referência à composição populacional do bairro de classe alta. [*N. da T.*]

Avancemos algumas décadas (não é necessário dizer quantas), e eu me vi me sentindo mais ou menos como o personagem principal de *Um maluco no pedaço*.* Havia me casado com um empreendedor de sucesso e meu trabalho compreendia passar uma parte cada vez maior do meu tempo angariando fundos para o CYW. Ambas as situações me deram súbito acesso aos mesmos lugares e pessoas que antes me pareciam tão misteriosos.

Kathleen Kelly Janus era uma dessas pessoas. Conheci Kathleen quando ela foi me visitar na clínica de Bayview, em 2012. Ela havia ouvido falar bem do trabalho que estávamos fazendo na comunidade. Ela e o marido, Ted, bem-sucedidos administradores de fundos de investimento, queriam saber mais. Kathleen trabalhara durante muitos anos em um dos maiores escritórios de advocacia de São Francisco, mas dedicava uma parte tão grande de seu tempo ao trabalho jurídico gratuito que acabou deixando a firma para fundar sua própria organização sem fins lucrativos. Ela era uma defensora apaixonada dos direitos humanos e acabou se tornando professora de direito e empreendedorismo social em Stanford. Quando nos conhecemos, percebi de imediato que sofríamos da mesma comichão. Literalmente. Eu estava grávida de 33 semanas e Kathleen estava apenas algumas semanas à minha frente. Quando nos sentamos uma diante da outra em meu consultório lotado na clínica de Bayview, ambas coçávamos nossas imensas barrigas.

Nos anos seguintes, quando o CYW começou a tomar forma, Kathleen e Ted se tornaram generosos apoiadores, não apenas do trabalho, mas de mim pessoalmente. Percebi que estar na companhia de pessoas com grandes sonhos alimentava meu desejo de fazer algo igualmente grande em relação às EAIs. Sentia um novo tipo de responsabilidade em relação a meus pacientes borbulhar na superfície. Eu frequentava um ambiente no qual a maioria deles nunca teve a oportunidade de colocar os pés. E sabia que, se encontrasse uma maneira de fazer com que as pessoas se importassem com eles, podia levar seus interesses comigo para aqueles ambientes. Então, quando Kathleen me

---

* *The Fresh Prince of Bel Air*: série americana protagonizada pelo ator Will Smith, na qual ele interpretava um jovem que vivia em um bairro pobre da Filadélfia e se muda para a casa dos tios ricos, no afluente bairro de Bel-Air, em Los Angeles. [*N. da T.*]

FORÇA MÁXIMA DE AMORTECIMENTO • 189

contou que estava participando de jantares com outras mulheres que faziam coisas incríveis e me convidou para se juntar a elas, aceitei na mesma hora.

Na noite do jantar, eu estava atrasada. Meus dois últimos pacientes do dia precisaram de um pouco de tempo a mais, e, enquanto dava a volta no quarteirão de Kathleen procurando um lugar para estacionar o carro depois de dirigir quarenta minutos de Bayview até a cidade, fui tomada pela sensação de que podia até estar na mesma cidade, mas aquele era um mundo totalmente diferente.

Por fim, encontrei uma vaga e torci para que não estivesse bloqueando a entrada da garagem de Danielle Steel. A casa de Kathleen não era a maior do quarteirão, mas ainda assim era uma casa bastante imponente. Entrei e fui até a sala de estar, onde todos bebiam vinho ou água com gás e contemplavam a vista espetacular da baía e de Alcatraz, à qual só se tem acesso naquela parte da cidade. Claramente, fui a última a chegar, mas ninguém parecia aborrecido. Kathleen finalmente nos conduziu para a sala de jantar, para que ocupássemos nossos lugares.

Todas foram apresentadas, e ficou imediatamente claro que aquelas mulheres eram extremamente bem-sucedidas. Uma delas era investidora-anjo e outra havia trabalhado para o Departamento de Estado antes de abrir sua própria firma de consultoria internacional em sociedade com ninguém menos que a ex-secretária de Estado Condoleezza Rice e o ex-secretário de Defesa Robert Gates. E, como estávamos em São Francisco, havia também algumas empreendedoras de sucesso da área de tecnologia, além de algumas mulheres que, como eu, estavam tentando mudar o mundo criando organizações sem fins lucrativos. Antes do jantar, Kathleen havia distribuído um artigo sobre uma das convidadas, Caroline, que acabara de ser publicado na revista *Time*. Ah, havia ainda o fato menos relevante de que cada uma delas tinha uma beleza digna de capa da *Vogue*. Havia apenas uma mulher além de mim cujos cabelos não eram de algum tom de loiro. Aquelas mulheres eram o tipo de pessoa que você poderia facilmente amar odiar. Pareciam simplesmente impecáveis.

Mas no minuto em que começamos a falar, ficou óbvio que eu não tinha ido jantar com as protagonistas do filme *Mulheres perfeitas*. Elas eram pioneiras e ostentavam cicatrizes de batalha para provar isso. Discutimos os desafios de administrar uma organização e conseguir financiamento; lamentamos a dificuldade de conseguir "uma segunda rodada de financiamento" para uma ideia na qual você acredita profundamente. Rimos, gritamos, falamos ao mesmo tempo, batemos na mesa. Compartilhamos estratégias e dicas sobre como ser diretoras executivas, líderes internacionais e advogadas poderosas e ao mesmo tempo boas mães e boas esposas sem perder a sanidade. No fim da noite, houve abraços e conversas prolongadas.

Para minha alegria, os jantares tornaram-se um evento regular. O local e a pauta ficavam a cargo de uma mulher diferente a cada vez. Quando, alguns meses depois, chegou minha vez, fiquei animada em mobilizar aquele grupo de conselheiras em torno de uma causa.

No geral, as coisas no trabalho estavam indo bem. Eu tinha acabado de fazer uma apresentação em um TED Talk que, apesar de aterrorizante, fora um sucesso. A apresentação permitiu que nós, do CYW, conseguíssemos a conscientização e o apoio de que precisávamos para expandir nossos esforços. Eu estava percorrendo o país, indo a lugares que iam desde a Mayo Clinic até o Hospital Johns Hopkins, para falar sobre o estresse tóxico e a necessidade de rastrear as EAIs. Embora a mensagem claramente estivesse sendo ouvida, eu continuava a me defrontar com uma questão particularmente irritante: as notícias veiculadas na mídia invariavelmente apresentavam o estresse tóxico como algo que acontecesse apenas em bairros pobres. Eu tinha configurado o Google para me mandar alertas sobre *estresse tóxico*, e o título de todos os artigos que recebia continha alguma versão de "o estresse tóxico da pobreza". Isso estava me enlouquecendo. Embora soubesse muito bem que as comunidades pobres vivenciavam doses mais altas de adversidades e tinham menos recursos para lidar com elas, eu temia que a questão estivesse sendo rotulada como um "problema de pessoas pobres" ou um "problema de pessoas negras ou pardas". E não me cansava de destacar o recorte demográfico do dr. Felitti: 70% com educação universitária e 70% caucasianos. Mas não era nisso que as pessoas se concentravam.

Na noite do jantar em nossa casa, meu marido, Arno, me ajudou a preparar uma refeição incrível. Nesse caso, "ajudar" significa que eu cortei as coisas exatamente do jeito que ele me disse para cortar, enquanto ele preparava algo que parecia ter saído da capa da revista *Bon Appétit*. Enquanto ele batia e misturava, contei meu plano. Eu ia compartilhar minha frustração com o grupo e ver se elas tinham alguma ideia.

Servimos uma sopa fria de tomate e pepino, um frango assado com perfeição e uma salada de fim de verão. Quando o Pinot Noir começou a fluir, expus meu problema ao grupo. Disse que estávamos progredindo na divulgação, mas que as pessoas pareciam não compreender que o estresse tóxico tem a ver com a biologia humana básica e que as adversidades acontecem em toda parte, compreendendo todas as raças e áreas geográficas. Compartilhei meu temor de que, se aquilo se tornasse um problema de pessoas pobres e de cor, perderíamos a oportunidade de ajudar todas as crianças. Perguntei o que elas achavam que eu deveria fazer para que meus colegas entendessem que a triagem de EAIs era importante para *todos*, não apenas para as pessoas de comunidades de baixa renda ou vulneráveis.

Durante alguns segundos, todas ficaram em silêncio. Mas antes que eu concluísse que elas não tinham ideia do que eu estava falando ou, pior, que algo tinha dado terrivelmente errado com a sopa, todas começaram a falar ao mesmo tempo. Eu havia colocado a questão para um grupo de mulheres estelares, mas elas responderam como mães, esposas e filhas.

Kara, a investidora-anjo, expôs sua opinião.

— Acho que o problema é que essa questão fica oculta demais em outras comunidades. Por exemplo, meu pai era alcoólatra e era uma situação terrível. Mas ele tinha um trabalho, então ninguém sabia.

Cabeças concordaram.

Conforme a conversa foi pipocando ao redor da mesa, metade das dez mulheres compartilhou suas próprias histórias de EAIs significativas. A maior parte do que foi dito era muito similar ao que eu ouvia de meus pacientes em Bayview — pais com distúrbios mentais ou vícios, agressão sexual, abuso físico ou emocional, violência doméstica —, mas o que me impressionou foi como tudo aquilo ficava encoberto. Ao olhar para aquelas mulheres, para o que haviam realizado, para a vida que construíram para si mesmas, ninguém suspeitaria que metade delas havia experimentado grandes adversidades quando crianças.

Por fim, Kara voltou a falar.

— Eu acho que a grande questão é: o que você pode fazer quando sabe que vivenciou experiências adversas na infância? Quero dizer, saber vai de fato fazer alguma diferença?

Estava prestes a dar início à minha resposta padrão, mas, antes de começar a falar, ouvi Caroline suspirar e pousar a colher. Mais do que sua aparência de supermodelo escandinava, o que acho notável em Caroline é sua postura. Ela deve ser a pessoa mais analítica que já conheci. Seu cérebro é como um computador. Não importa qual seja a pergunta, quando Caroline responde, você tem a impressão de que ela calculou todas as opções e está apresentando a solução que tem uma probabilidade de sucesso de pelo menos 99,4%. No entanto, de repente algo em seu rosto — em seu comportamento — mudou. Todas olharam em sua direção.

— Ah, gente — disse ela, balançando a cabeça —, faz toda a diferença do mundo.

Enquanto a salada era servida, Caroline nos contou sua história.

Ela havia conhecido o marido quando fazia a graduação em Stanford. Com pendores artísticos e matemáticos em igual medida, se formou em arte e ciência da computação e era completamente fascinada pela simbiose entre homem e máquina. Naturalmente, ela se encaixava com perfeição entre as dezenas de pessoas cuja missão de vida na década de 1990 era encontrar padrões nos gigantescos conjuntos de dados gerados por uma coisa nova chamada internet. Parecia óbvio para Caroline que uma ferramenta visual era necessária, então ela encabeçou o desenvolvimento de um software que ajudava os pesquisadores a visualizar as informações de uma maneira que lhes permitisse comparar com mais facilidade as tendências observáveis nos dados. O software foi um enorme sucesso e alavancou a carreira de Caroline. Então, ela abandonou a faculdade e fundou uma empresa para desenvolver e licenciar o software. Foi por intermédio desse trabalho que ela conheceu um homem chamado Nick: alto, bonito e muito intenso.

Caroline se sentia atraída pela paixão de Nick por política e ciência e adorava como ele era capaz de passar horas falando filosoficamente sobre o que via como o inevitável futuro no qual a inteligência artificial salvaria o mundo. Tudo aconteceu rápido e em alguns meses eles estavam morando juntos. Logo se casaram e, no geral, foi maravilhoso, mas depois de alguns anos Caroline começou a sentir que havia algo errado. Algo não parecia certo, mas ela não conseguia identificar exatamente o quê.

Então, quando descobriu que estava grávida, esse primeiro momento não foi como Caroline sempre imaginou que seria. Ela não soltou um gritinho e correu para contar a Nick. Na verdade, pensou em não contar nada a ele — chegou a pensar em ir embora antes que a barriga começasse a aparecer, separar-se de Nick e sair de casa. Essa vontade parecia ao mesmo tempo uma traição e de alguma maneira a coisa certa a fazer. Ainda com 20 e poucos anos, Caroline havia fundado uma empresa e estava no caminho de um sucesso considerável. Era ali que estava sua vida e, além disso, ela amava Nick. Quando as coisas iam bem, elas iam *muito* bem. Mas as coisas não pareciam ir tão bem nos últimos tempos.

Quando Caroline contou a Nick sobre o bebê, ele reagiu de forma carinhosa e entusiasmada. Durante a gravidez, acariciava sua barriga enquanto eles estavam na cama e dizia: "Imagine, um garotinho com quem eu vou poder construir robôs." Por conta da enorme barriga de Caroline, ele a ajudava a levantar de cadeiras e levava água para ter certeza de que ela estava hidratada.

Mas, depois que Karl nasceu, as coisas mudaram. Não demorou muito para que Nick ficasse frustrado com o fato de Caroline dedicar toda a sua energia e atenção ao bebê. Como a maioria das mães sabe, um recém-nascido é um poço de necessidades bem no centro do seu mundo. Todo o restante fica em segundo, terceiro ou em nenhum plano. Caroline entendia que essa mudança devia ser difícil para o marido. Ele tinha sido retirado do trono muito rapidamente. Foram-se os tempos em que ela despenteava seus cabelos quando passava pelo sofá a caminho da cozinha para preparar o jantar. Em vez disso, ela se sentia esgotada e oprimida, e, com mais frequência do que gostaria de admitir, tinha a sensação de que ele estava atrapalhando, tornando seu trabalho como mãe mais difícil do que precisava ser. Logo, as menores coisas se tornaram discussões épicas.

O consumo de álcool de Nick aumentou drasticamente depois que o bebê nasceu. Ele sempre foi festeiro, mas, depois da chegada de Karl, as coisas saíram do controle. Logo ele começou a ter problemas no trabalho e foi demitido de uma série de empregos. Com o passar dos meses, Caroline tinha a impressão de que passava mais tempo tentando evitar brigas com Nick do que apreciando sua companhia. Tudo o irritava. Ele se recusava a ajudar nos cuidados com Karl, então, quando ela voltou a trabalhar, eles contrataram uma babá em tempo integral. Ele não gostava que Caroline conversasse com o pai ao telefone, e, quando ela finalmente encontrava uma oportunidade de sair de casa e almoçar com uma amiga, Nick ficava furioso.

Apesar de estar constantemente irritado com ela, Nick não queria que Caroline se afastasse muito dele. No começo, apenas reclamava quando ela passava algum tempo sozinha com amigos e parentes, mas não demorou para que começasse a dar ultimatos ("Eles ou eu!"). Por fim, Caroline decidiu que era mais fácil evitar todo o drama e ficar em casa vendo TV com Nick. Daquele jeito ele pelo menos parecia um pouco mais feliz. Ela se viu inventando desculpas para as amigas para explicar por que não podia sair.

Uma noite, quando Karl tinha cerca de 6 meses de idade, Caroline e Nick estavam na cozinha preparando o jantar quando algo o irritou. Como uma guimba de cigarro que desencadeia um incêndio de grandes proporções, foi uma pequena transgressão com grandes consequências. Anos depois, ela nem lembrava mais o que tinha acontecido, mas nunca esqueceu o som de Nick berrando a plenos pulmões e batendo com força as portas dos armários. Caroline ficou em silêncio. Ela sabia que era inútil argumentar, e depois que ele parou de gritar, a cozinha inteira ficou em silêncio por cerca de trinta segundos. Então, da mesa onde tomavam o café da manhã, Karl soltou um gemido. Quando Caroline olhou para o filho, o rosto dele estava vermelho como uma beterraba e ele chorava de um modo agudo e ofegante que dilacera o coração de qualquer mãe. Ainda paralisada, Caroline pensou consigo mesma que nunca tinha ouvido o filho chorar daquela forma antes. Naquele momento, a babá se aproximou, pegou Karl e o levou para outro cômodo.

Caroline se perguntava como havia chegado àquele ponto. Na superfície, as coisas pareciam bem. Sua empresa havia sido comprada e ela se juntara à equipe de liderança de uma das maiores companhias do Vale do Silício. Em casa, no entanto, as coisas estavam péssimas. O som da porta da garagem se abrindo, anunciando a chegada de Nick, fazia seu coração disparar e, ao ouvir as chaves dele na porta da frente, ela se preparava para o que poderia vir em seguida. Era uma mulher inteligente. Afinal, gerenciava centenas de engenheiros e cientistas da computação todos os dias. Sabia que tinha que haver um jeito de lidar com aquela situação. Só não sabia ainda como.

Nos raros momentos de conexão e ternura com Nick, ela perguntava com cuidado por que eles brigavam tanto. "Isso não é normal, é?" Sempre que ela mencionava a possibilidade de que algo estivesse errado, ele tinha uma de duas reações. Quando o mau humor predominava, começava um discurso violento sobre como todos os amigos dela estavam contra ele. Dizia que todos tinham inveja porque ele e Caroline se amavam enquanto seus casamentos eram entediantes e sem paixão. Quando estava de bom humor, ele a provocava falando que aquilo era "típico de mulheres". Ele a elogiava, dizendo que ela era inteligente demais para acreditar na ilusão reproduzida pelas comédias românticas a respeito do relacionamento perfeito. Chamava-a de "querida" e dizia que era assim que o amor funcionava no mundo real; as pessoas riam *e* berravam às vezes. De qualquer modo, você sabia que a outra pessoa o amava, então aguentava o tranco.

Pouco depois de Karl completar 3 anos, a família se mudou do centro da cidade para uma nova casa, enorme, linda e isolada. A babá que cuidava de Karl desde que ele nascera não pôde acompanhá-los. Até aquele momento, Karl era um garoto confiante e feliz. Ele abordava estranhos na rua e gritava animado: "Olá, eu sou o Karl!" Depois da mudança, Caroline notou que Karl se tornou retraído e tímido. Logo eles estavam recebendo ligações da creche. As professoras reclamavam que ele havia começado a bater nas outras crianças da turma. Em seu quarto aniversário, a escola deu um ultimato. Eles insistiram para que Caroline e Nick levassem Karl para ser avaliado para TDAH.

Caroline ficou preocupada. Além do pavio curto na escola, ela notou que Karl havia começado a chorar e fazer pirraça por qualquer coisa em casa. E o mais preocupante: estava ficando doente o tempo todo. Ele sempre fora um garoto saudável (ela o amamentara por um longo período), mas nos últimos tempos estava constantemente resfriado, com dor de barriga ou dor de cabeça. Ela se perguntou se a casa nova era úmida demais.

Eles foram encaminhados pelo pediatra a uma clínica de alto nível para avaliar a possibilidade de TDAH, e Karl foi examinado por um clínico experiente. Ele avaliou Karl e os pais juntos, depois passou algum tempo sozinho com Karl. Enquanto o menino de 4 anos brincava timidamente com um dos médicos assistentes perto de onde estavam, o médico disse a Caroline e Nick o que havia observado.

— Vejam bem, isso vai ser difícil de ouvir, mas seu filho não está tendo uma infância protegida — disse ele.

— O que isso quer dizer? — perguntou Caroline.

— Quer dizer que ele está sendo exposto a traumas psicológicos. Ele precisa de um ambiente mais tranquilo e menos estressante. Acreditamos que é isso que está contribuindo para o seu TDAH.

Para Caroline, a parte da conversa que a atormentaria mais tarde era também a parte que Nick não conseguia aceitar. *Exposto a traumas psicológicos.* Foi isso que o médico disse, mas Nick ignorou tudo, menos o termo *TDAH*, e embora se empenhasse em garantir que Karl tomasse sua ritalina, Nick disse a ela que o resto do que o médico dissera era besteira.

Enquanto alguns dos professores de Karl ficaram satisfeitos por seu comportamento agora estar mais administrável, Caroline ficou perturbada com o fato de o filho parecer "um completo zumbi". Seu filho espirituoso e voluntarioso havia se transformado em um garoto de olhos vidrados que não conseguia comer porque o remédio causava problemas estomacais. Eles tentaram alguns medicamentos diferentes e acabaram no adderall, mas Karl detestava o jeito como o remédio o fazia se sentir. Na escola, estava mais calmo, mas Caroline se preocupava que ele não estivesse aprendendo.

Quando passou a ter o que pensava serem ataques de pânico no meio da noite, Caroline começou a se perguntar se *ela* não seria o problema. Talvez aquela insônia acompanhada do coração batendo acelerado não tivesse a ver com Nick nem com o relacionamento deles; talvez tivesse a ver apenas com ela. Será que estava trabalhando demais? Será que tinha alguma doença? Ela não sabia, mas sabia que precisava resolver o que quer que fosse, então começou a fazer terapia para tentar descobrir. O médico prescreveu exercícios e tempo para si mesma. *Ah, tá.* Ela riu. Àquela altura, comandava uma empresa e prestava consultoria para outra. Mas o médico estava falando sério e disse a ela para reservar algum tempo para si mesma em sua agenda, da mesma maneira que faria com uma reunião de marketing. Ele disse que ela teria que prestar contas sobre esse tempo: ele iria verificar se ela havia

FORÇA MÁXIMA DE AMORTECIMENTO • 197

ou não comparecido à reunião consigo mesma. Por algum tempo, ela tentou, reservando obedientemente um tempo em seu calendário, mas não funcionou. Ela trapaceava, usando aquele tempo para terminar um ou outro projeto que simplesmente não podia esperar. Isso durou meses até que seu chefe finalmente interveio.

— Por que você não usa meu *personal trainer*? — sugeriu ele. — Eu faço questão.

Quando olhou para o rosto do chefe, ocorreu-lhe que talvez não estivesse escondendo seu estresse tão bem quanto pensava. Caroline sabia que precisava aceitar a oferta.

Com o apoio do chefe, ela descobriu que era mais fácil do que imaginava incluir um pouco de yoga em sua agenda, entre as reuniões. Em algum lugar entre a postura da árvore e a posição do cachorro olhando para baixo, ela começou a sentir o estresse se desprender lentamente, em ondas. Durante um tempo, passou a acordar cada vez menos no meio da noite. Mas não demorou muito para que o tempo que reservava para si se tornasse um problema para Nick, levando a uma grande discussão sobre seu egoísmo. Não importava que ela estivesse trabalhando duro como a única provedora da família; Nick achava que ela deveria passar menos tempo trabalhando e mais tempo com Karl e com ele, e que definitivamente, *definitivamente*, não deveria usar o tempo da família apenas para tentar *ficar mais bonita*. E começou a expressar publicamente suas opiniões sobre ela on-line.

Caroline se sentia como uma mosca presa no âmbar. Nada do que dissesse ou fizesse levaria Nick a mudar seu comportamento. Ela sabia que toda aquela raiva era terrivelmente prejudicial para Karl, mas dizia a si mesma que, afinal de contas, Nick nunca tinha batido em Karl ou nela. Ela estava determinada a garantir que Karl nunca ficasse sozinho sob os cuidados de Nick. O divórcio significava guarda compartilhada, e Caroline entrava em pânico ao pensar que não estaria lá quando Karl ficasse com o pai. E se ele se embebedasse e saísse de carro com Karl? E se ele perdesse o controle e berrasse com o filho? Por mais infeliz que estivesse, não era ela que importava. Caroline precisava proteger o filho e iria aguentar firme, custasse o que custasse. Então nada mudou. E talvez jamais tivesse mudado se não fosse pela coragem inimaginável de seu filho de 7 anos.

Um dia, durante uma típica explosão, em vez de ir para o quarto, como costumava fazer quando os pais brigavam, Karl ficou na porta e observou enquanto o pai insultava a mãe. Quando ele terminou e saiu, Karl foi até a mãe e tomou o rosto dela nas mãos.

— Mãe — disse, olhando-a nos olhos —, temos que ir embora.

• • •

Dois anos depois, Caroline estava sentada em uma sala escura com outras seis mulheres assistindo a um vídeo. Eram todas desconhecidas, mães que também haviam entrado com medidas protetivas de afastamento, outras mulheres que, ela imaginava, estavam tão surpresas quanto ela de se verem refletidas em um vídeo de baixo orçamento cuja exibição havia sido determinada por um tribunal. O vídeo, no entanto, não era sobre as mulheres; era sobre seus filhos. Um casal discute em um quarto no andar de cima, enquanto uma menininha olha fixamente para a TV. Um menino não responde quando um professor lhe faz perguntas na escola. Outro garoto agride a irmã, batendo nela como viu o pai bater na mãe. Caroline pensou, enquanto assistia, que a mensagem do vídeo era o que qualquer pessoa esperaria: testemunhar abuso físico obviamente faz mal às crianças, todo mundo sabia disso. Mas o que fez com que se sentasse na ponta da cadeira e ficasse com as mãos dormentes foi o que o vídeo tinha a dizer sobre abuso verbal e emocional.

Era igualmente nocivo para as crianças e, em alguns aspectos, pior.

O vídeo mostrou crianças com sintomas iguais aos de Karl. E, quando surgiu na tela um bebê começando a chorar enquanto os pais discutiam, Caroline se lembrou de Karl gemendo no cadeirão.

E começou a chorar.

• • •

Anos mais tarde, em minha mesa de jantar, as lágrimas de Caroline tinham cessado, mas seu espanto, não.

— Eu vivi assim durante quinze anos — disse ela, balançando a cabeça — e achava que era normal. Eu me culpava. Durante todos aqueles anos, achava que havia algo de errado comigo. Queria que alguém tivesse me mostrado aquele vídeo quando eu ainda estava no ensino médio.

Quando Caroline terminou de contar sua história, os rostos ao redor da mesa revelavam um misto de empatia, solidariedade e total incredulidade. Apesar de muitas das mulheres presentes no jantar aquela noite conhecerem Caroline havia anos, nenhuma delas tinha ouvido aquela história antes.

Ela nos contou que foi apenas ao conversar com seu advogado que ela cogitou pela primeira vez que o que tinha vivenciado poderia ser considerado abuso psicológico. Os gritos, a intimidação e o comportamento controlador: de repente ela enxergava tudo aquilo como o que de fato era.

— Como Karl está agora? — perguntou Kathleen.

— Muito melhor — respondeu Caroline.

Ela nos contou que não muito tempo depois de se mudarem, começou a ver uma mudança nele. Karl não se irritava com tanta facilidade e parecia mais calmo de modo geral. Ela o levou de volta ao psicólogo, e agora os dois faziam terapia, juntos e separados. Mas, ironicamente, as coisas que pareceram fazer a maior diferença para Karl foram as mudanças que ela fez *para si mesma*. Caroline passou a reservar mais tempo para o filho e para ela própria. Redescobriu seu amor pelo desenho, pela pintura e pelo balé. Descobriu que era capaz de desacelerar e se abrir. Percebeu que se sentia mais tranquila e mais amável. Karl se alimentou completamente da energia da mãe. Juntos, eles começaram a praticar escalada e a fazer yoga na sala de estar de seu novo apartamento. Por fim, decidiram que era hora de ele parar com a medicação para TDAH.

No início, quando Karl parou de tomar os remédios, alguns de seus problemas de comportamento retornaram. Ele ficou muito reativo e se irritava com facilidade. Caroline passou algum tempo ajudando os professores a entender como lidar com ele. Eles se certificavam de que ele estava realmente escrevendo as coisas, de que transferia a atenção de uma tarefa para outra intencionalmente e em seguida voltava ao ponto original. Durante anos, Karl tinha deixado de adquirir essas habilidades básicas porque estava completamente subjugado. Daquele momento em diante, quando os comportamentos desafiadores voltavam, Caroline, os professores e o terapeuta conseguiam, em parceria, lidar com eles de maneira bem-sucedida.

— Honestamente, parece que Karl estava vivenciando estresse tóxico — falei. — Faz todo o sentido que ele tenha ficado muito melhor porque o que você fez *é* o tratamento para o estresse tóxico. Número um: reduzir a dose de adversidade; número dois: reforçar a capacidade do cuidador de funcionar como um amortecedor saudável. O fato de você estar saudável na verdade foi uma parte extremamente importante da equação. É como quando um comissário de bordo nos orienta a colocar nossa máscara de oxigênio antes de colocá-la nas crianças. Não é brincadeira. Sua resposta ao estresse estava desregulada, o que a impossibilitava de ajudá-lo a regular a dele. É esse mecanismo que é importante compreender. O ato de sair e cuidar de si mesma não foi egoísta: foi a coisa certa a fazer para Karl.

Caroline concordou.

— Eu percebi que, quanto mais eu faço por mim mesma, melhor ele lida com as coisas.

— É incrível como as crianças podem ser resilientes quando contam com um amortecimento forte — falei.

— É verdade. Agora, quando vai às visitas supervisionadas com o pai e acontece alguma coisa que o deixa chateado, ele até pode ficar com o pavio mais curto por alguns dias, mas depois de mais alguns dias de nossa rotina normal ele volta aos trilhos. Eu gostaria de ter sabido disso antes — disse Caroline, balançando a cabeça. — Eu teria saído daquele relacionamento muito mais cedo.

— Testemunho situações parecidas com meus pacientes todos os dias e, olha, é *difícil*. Sinto muito que você tenha passado por isso — falei.

— Situações como a sua são exatamente o motivo pelo qual precisamos fazer uma triagem *universal*. Porque a maioria dos pediatras, se visse alguém como você, que parece uma modelo de capa de revista, entrar na sala de exames, não perguntaria sobre possíveis adversidades em casa. Talvez tivessem medo de ofendê-la ou supusessem que, por ser tão elegante, nada assim poderia estar acontecendo em sua casa. Mas, se a triagem fizer parte de um protocolo que são obrigados a cumprir, eles poderão identificar o que está acontecendo.

Janet, um dínamo que dirige um bem-sucedido negócio de varejo on-line, disse do outro lado da mesa:

— Muito bem, podemos falar da realidade por um minuto? Está claro que fazer a triagem de todas as crianças é necessário, mas o que fazer se você é um adulto e vivenciou EAIs quando criança? Existe tratamento para isso? Para ser sincera, estou pensando em meu marido, Josh, neste momento.

— Com certeza — respondi. — Nunca é tarde demais para começar a reprogramar sua resposta ao estresse. O impacto das intervenções para tratar o estresse tóxico pode não ser tão grandioso nos adultos quanto é nas crianças, mas ainda assim é capaz de fazer uma grande diferença. Isso pode parecer simples, mas nunca é demais reforçar: *O mais importante é reconhecer qual é o problema em primeiro lugar.*

Compartilhei com elas minha observação de que muitas pessoas com respostas hiperativas ao estresse não sabem o que está acontecendo em seu corpo, então passam muito tempo perseguindo os sintomas em vez de tratar a origem do problema. Quando compreendem o que está acontecendo, elas estão dando o primeiro passo para a cura. Continuei, explicando que, para o estresse tóxico, as seis coisas que recomendo para meus pacientes — ter bons hábitos de sono, praticar exercícios, alimentar-se bem, praticar *mindfulness*, cuidar da saúde mental e ter relacionamentos saudáveis — são igualmente importantes para os adultos. Verificar como você está nessas seis áreas e conversar com seu médico é uma boa maneira de começar. Se necessário, você pode solicitar encaminhamento a um especialista em sono, um nutricionista ou um profissional especializado em saúde mental.

Outra informação importante que mencionei foi que adultos com uma alta pontuação de EAIs tinham um risco maior de ter problemas de saúde, razão pela qual era importante que perguntassem a seus médicos se eles tinham ouvido falar do Estudo sobre EAIs. Um médico pode ajudá-lo a entender como sua pontuação de EAIs e seu histórico familiar afetam o risco de desenvolver determinadas doenças, e então vocês dois podem trabalhar juntos na elaboração de um plano de prevenção e detecção precoce. A boa notícia é que agora existe um campo, chamado medicina integrativa, que se dedica a olhar para a pessoa como um todo e usar a ciência mais recente para melhorar a saúde e o bem-estar.[1] O interessante da medicina integrativa é que ela é interdisciplinar, assim como nossa equipe no CYW.

Há muitas maneiras diferentes de combater o estresse tóxico. Se você detesta yoga e escalada, pode correr ou nadar. Não tem problema; o importante é que pratique algum tipo de exercício físico regular durante cerca de uma hora por dia. Da mesma forma, existem muitos tipos de intervenções no que diz respeito à saúde mental que funcionam, mas o mais importante é garantir que elas estejam focadas no trauma. O ideal é maximizar todas essas seis coisas, especialmente para adultos, porque nosso cérebro não é mais tão plástico quanto era quando éramos crianças. Mas a ideia geral é que, quanto mais dessas seis coisas você fizer, mais reduzirá os hormônios do estresse, diminuirá a inflamação, aumentará a neuroplasticidade e retardará o envelhecimento celular.

— Obviamente também é uma boa ideia cortar as coisas que aceleram a inflamação e o envelhecimento celular, como cigarros, e minimizar neurotoxinas como o álcool — acrescentei, dando batidinhas com o dedo em minha taça de vinho.

— Tudo que é prazeroso, é o que Josh diria — observou Janet, sorrindo.

— Bem, se você disser a ele que ao cortar a cerveja pode melhorar as relações íntimas, talvez ele não se importe tanto — sugeri.

— Isso se enquadra na categoria de exercício físico? — perguntou Janet.

Eu ri.

— Sim, mas tem mais a ver com a parte dos relacionamentos saudáveis. Às vezes tenho a impressão de que as pessoas ficam esperando surgir uma pílula milagrosa e esquecem que nós, seres humanos, temos uma profunda capacidade de nos curar e de curar uns aos outros. Veja bem, a pesquisa define o *estresse tóxico* em crianças como mudanças de longo prazo no cérebro e no corpo na ausência de um cuidador que proporcione amortecimento. Então pense no outro lado disso no que diz respeito a nós, adultos. Podemos prejudicar a saúde um do outro ativando repetidamente a resposta ao estresse, mas também temos o poder de curar a nós mesmos e aos outros biologicamente. Deixe-me dar um exemplo: alguma de vocês tomou ocitocina no parto?

Cabeças assentem.

— Bem, essa mesma substância, a ocitocina, é produzida naturalmente pelo nosso corpo. Ela é liberada em grandes quantidades durante o parto e não apenas ajuda o útero a contrair para expulsar o bebê, mas também é um hormônio de ligação afetiva incrivelmente poderoso, de modo que, quando seu bebê nasce, você tem certeza de que nunca viu nada tão bonito em toda a sua vida e faria tudo por aquela coisinha linda. E a ocitocina não é liberada apenas durante o parto; ela também é liberada durante o sexo, quando nos abraçamos e recebemos carinho, e nos relacionamentos saudáveis. Ela atenua a resposta ao estresse, inibindo o eixo hipotálamo-hipófise-adrenal, que é o circuito da resposta ao estresse no cérebro e no corpo. Além disso, a ocitocina demonstrou ter efeitos antidepressivos.[2] Nós literalmente temos a capacidade de mudar nossa biologia e a biologia das outras pessoas. Não precisamos esperar por uma pílula. Eu realmente acredito que, neste exato momento, dispomos de algumas ferramentas muito poderosas para interromper o ciclo intergeracional de EAIs.

— Você acha que seu ex-marido teve experiências adversas na infância, Caroline? — perguntou Kathleen.

— Com certeza.

Ela nos contou que Nick havia crescido em um subúrbio rico de Connecticut. Seu pai era médico, e sua mãe, uma engenheira respeitada. Mas a casa de Nick não se parecia muito com a dos Huxtable,* que ele cresceu assistindo na TV, mas sim com uma cena do curto *reality show* estrelado pela cantora Whitney Houston e seu marido, Bobby Brown. O pai de Nick tinha um problema significativo com cocaína e maconha. Seus pais se divorciaram quando ele tinha 10 anos e ele sofreu com uma série de madrastas, cada uma com um vício progressivamente maior em cocaína. Na maior parte do tempo, o pai de Nick conseguia manter a discrição, atuando como médico durante anos sem grandes incidentes. Em casa, no entanto, as coisas eram muito diferentes. O pai de Nick e suas várias madrastas tinham brigas acaloradas movidas a droga. Nick sempre usava a mesma palavra quando descrevia a casa do pai: *insana.*

— Ah, meu Deus. Isso é tão triste — falei. — O que parte meu coração é que sabemos que a maioria das EAIs é transmitida de geração em geração. Se Nick soubesse que o que ele vivenciou foram experiências adversas na

---

* Família retratada na sitcom americana *The Cosby Show*. [N. da T.]

infância e que ele provavelmente tinha uma resposta ao estresse desregulada que precisava tratar, você pode imaginar como as coisas poderiam ter sido diferentes para você e para Karl?

— É um absurdo *todos* não saberem disso. O que podemos fazer para que as pessoas prestem atenção a isso como algo que afeta alguém que amam, quer saibam quer não? — perguntou Janet.

— É isso que eu queria que *vocês me* dissessem!

— Bem, para começar, acho que Caroline deveria ligar para a revista *Time* e dizer que eles já têm a próxima reportagem de capa — sugeriu Kathleen.

Depois disso, todas começaram a falar ao mesmo tempo. A conversa saltou de qual era a versão de "normal" que cada uma tinha na infância para ideias sobre como mudar o *status quo* melhorando a conscientização e as informações que as pessoas tinham a respeito das EAIs. A noite foi um sucesso total, mas não necessariamente por eu ter conseguido algumas estratégias práticas de "divulgação" (embora eu definitivamente tenha conseguido). Aquela noite me mostrou o poder do escopo das EAIs para abrir um diálogo sobre tópicos que são amplamente considerados tabus em nossa sociedade. Eu sabia estatisticamente que era provável que estivesse cercada de pessoas com EAIs, mas nunca tinha tido uma conversa tão aberta sobre essa questão fora da clínica de Bayview até aquela noite.

Já disse diversas vezes, em tom de brincadeira, que a maior diferença entre Bayview e Pacific Heights é que em Bayview as pessoas realmente sabem quem é o tio abusador. E não é porque o código postal 94115 tem um campo de força mágico que repele qualquer pessoa que possa de alguma forma fazer mal a uma criança ou que seja dependente de drogas ou sofra de um distúrbio mental. A questão é que em Pacific Heights simplesmente não se fala sobre essas coisas.

Quando, mais tarde, perguntei a Caroline por que ela achava que havia tanto silêncio nos círculos de alta renda, ela respondeu que acreditava que era porque o risco para as reputações era alto demais.

— As pessoas esperam que sejamos perfeitos. Nós devemos ter uma saúde física e mental impecável. As pessoas escondem as coisas porque a exposição pode lhes custar a carreira. Perpetuamos isso pelo simples fato de não falarmos a respeito.

FORÇA MÁXIMA DE AMORTECIMENTO • 205

• • •

Depois daquele jantar, ficou claro para mim que as EAIs ocultas prejudicavam não apenas as pessoas que as vivenciavam, mas também o movimento que o CYW estava tentando catalisar, perpetuando o mito de que a adversidade era um problema apenas de algumas comunidades. A coragem de Caroline de compartilhar sua história me comoveu profundamente. As EAIs e o estresse tóxico prosperam no silêncio e na vergonha, tanto no nível individual quanto no nível social. Não podemos tratar o que nos recusamos a ver. Ao rastrear as EAIs, os médicos estão reconhecendo que elas existem. Ao falar sobre elas com amigos e parentes, as pessoas normalizam a adversidade como parte da história humana e o estresse tóxico como parte de nossa biologia em relação à qual podemos fazer alguma coisa.

O estresse tóxico é resultado de um distúrbio na resposta ao estresse. Trata-se de um mecanismo biológico fundamental, e não de um problema de dinheiro, de vizinhança ou de caráter. Isso significa que podemos olhar uns para os outros de forma diferente. Podemos nos enxergar como seres humanos com experiências diferentes que desencadearam *a mesma resposta fisiológica*. Podemos deixar a culpa e a vergonha de lado e resolver o problema da mesma maneira que trataríamos qualquer outra questão de saúde. Podemos encará-lo como o que realmente é: uma crise de saúde pública tão indiscriminada quanto a gripe ou a doença causada pelo vírus zika.

Fechei a porta depois que minha última convidada saiu e me sentei à mesa onde estávamos reunidas momentos antes. E me dei conta de que algo importante havia acabado de acontecer. Depois de anos atuando como detetive involuntária em Bayview e Pac Heights e em um monte de outros lugares entre um e outro, finalmente descobri o que precisava fazer para promover uma mudança radical na luta contra as EAIs e o estresse tóxico. Eu tinha inspecionado todos os poços em todas as cidades e descobri que eles não só eram mais profundos do que eu jamais imaginara, mas, o mais importante, *estavam todos conectados.*

IV

Revolução

11

Maré-cheia

O JANTAR COM CAROLINE pareceu dar início a uma onda surrealmente boa para minha ampla campanha de divulgação do impacto e dos tratamentos das EAIs. A Academia Americana de Pediatria me convidou para fazer a palestra de abertura de sua primeira conferência nacional sobre estresse tóxico, e fui convidada até mesmo para ir à Casa Branca dar uma palestra para líderes de oito agências do governo federal. Foi um verdadeiro momento "me belisca porque não acredito que isso esteja acontecendo".

E eu não era a única a falar sobre EAIs. Cada vez mais ouvia vozes importantes chamando a atenção para a necessidade de identificar e tratar os impactos do estresse tóxico. Quando tive a oportunidade de visitar o National Institutes of Health, o dr. Alan Guttmacher, diretor do Instituto Nacional de Saúde Infantil e Desenvolvimento Humano, disse que tinha assistido à minha fala no TED Talk e compartilhou comigo sua crença de que "as origens do desenvolvimento das doenças são o futuro da medicina". Isso resultou em uma das minhas reações mais raras: fiquei sem saber o que dizer. Como as EAIs afetam a biologia tornou-se subitamente um tópico de discussão, mesmo em círculos nos quais essas conversas não aconteciam antes.

Então, quando comecei minha palestra sobre a necessidade da triagem de EAIs em uma conferência em Nova York no verão de 2016, eu tinha certeza de que o grupo composto por cientistas, ativistas, educadores e estrategistas seria o parceiro perfeito para pensar em maneiras de tornar a triagem universal de EAIs uma realidade para todas as crianças. A única dificuldade era que, como recentemente tinha dado à luz meu filho mais novo, meu corpo se tornara o equivalente lácteo do Old Faithful.* Depois da minha, houve um dia inteiro de palestras às quais não consegui deixar de assistir, então, quando o moderador deu início às discussões finais, eu era uma mãe em sofrimento. Tive que ir correndo até o lactário para tirar leite.

Quase uma hora se passou até que finalmente voltei com 200 mililitros de ouro líquido para Gray (ou Grayboo, como passei a chamá-lo assim que nos conhecemos). Eu esperava conseguir ouvir pelo menos algumas das perguntas e respostas, mas a mulher à minha frente na fila do lactário não estava com nenhuma pressa. Enquanto eu me esgueirava nos fundos da sala de conferência, passando entre as cadeiras e sussurrando pedidos de desculpas, senti um clima estranho. O ar estava pesado, uma sensação que se costuma ter quando algo deu errado — e tive um pressentimento de que poderia ter algo a ver comigo. Eu tinha chegado no fim do comentário de alguém e registrei apenas o tom, que foi decididamente tenso. Depois disso, o organizador da conferência se levantou, agradeceu a todos e encerrou o dia.

O que diabos eu perdi?

Peguei minhas coisas e estava indo para a parte dos queijos e vinhos do evento quando fui parada por Jeannette Pai-Espinosa. Apesar de pequena em estatura, Jeannette tem uma grande presença. Como filha de imigrantes sul-coreanos que cresceu em Kansas City, ela tem a autoconfiança de alguém que enfrentou seu quinhão de furacões e, como resultado, sabe como navegar pelo mundo melhor do que a maioria das pessoas. Ela se aproximou de mim com uma expressão no rosto que dizia: *Não se preocupe, garota, eu estou do seu lado.* Embora nunca tivéssemos sido apresentadas, eu conhecia Jeannette por sua reputação. Ela era presidente da National Crittenton Foundation, uma organização que atua em trinta estados e no Distrito de Columbia para promover o empoderamento de jovens mulheres e meninas. A National Crittenton Foundation havia chamado minha atenção por ter adotado a orientação de abordar as causas dos prognósticos ruins para

---

* Gêiser localizado no Parque Nacional de Yellowstone. [*N. da T.*]

meninas e, ao fazê-lo, colocado as EAIs no cerne de seu trabalho. Eu tinha ouvido falar que a abordagem com base nas EAIs adotada pela fundação para quebrar os ciclos intergeracionais de pobreza, prognósticos ruins e violência estava produzindo resultados poderosos. Jeannette era uma companheira de infantaria que testemunhava, dia após dia, o verdadeiro impacto da adversidade na infância.

Ela dispensou o aperto de mão e me deu um abraço.

— Bem, *isso* foi interessante! — disse ao se afastar.

— Acabei de voltar do lactário... o que diabos aconteceu? — perguntei.

— As pessoas estão incomodadas! Houve uma grande discussão sobre por que é perigoso fazer a triagem de EAIs, pois ela vai ser usada para rotular crianças de cor e de baixa renda como crianças com "distúrbios mentais" — respondeu Jeannette, balançando a cabeça. — O que não faz sentido, porque nenhuma das pessoas que estavam manifestando essa preocupação está fazendo a triagem para EAIs.

— Como assim? — eu estava desolada. — Eles não me ouviram dizer que isso acontece em todas as comunidades? Que tem a ver com biologia básica?

— Há muitas interpretações equivocadas — disse uma voz atrás de nós.

Eu me voltei e reconheci Nancy Mannix, presidente de uma fundação que estava enfrentando as EAIs em Alberta, no Canadá. Nancy tinha a aparência exata de um patrono de fundação: usava um terno creme de caimento perfeito e tinha os cabelos castanho-escuros com um corte chanel que me lembrava Jackie O. Mais cedo naquele dia eu tinha ouvido Nancy se levantar e compartilhar sua experiência de levar a neurociência e a triagem de EAIs aos tomadores de decisão e médicos de toda a província. Enquanto ouvia Nancy, fiquei realmente impressionada com suas ideias a respeito do trabalho corpo a corpo. Ficou claro que ela não tinha medo de arregaçar as mangas e botar a mão na massa. Havia feito uma nota mental para entrar em contato com ela depois, então fiquei animada quando se aproximou de Jeannette e de mim.

— Nós enfrentamos a mesma coisa quando estávamos levando a triagem de EAIs para Alberta. A maior resistência vem das pessoas que não conhecem a ciência e não querem conhecer. Nunca ouvi alguém dizer: "Eu experimentei a triagem, mas não funcionou" ou "Nós tivemos que parar".

Nancy e Jeannette levaram apenas alguns minutos para me deixar a par do que tinha acontecido. Durante o resumo das palestras do dia, meu apelo por uma triagem universal de EAIs surgiu e foi recebido com críticas bastante duras logo que foi aberta a rodada de comentários. A resistência mais veemente vinha de pessoas que achavam que eu estava "medicalizando" a adversidade quando elas, como ativistas comunitárias, haviam passado um longo tempo tentando resolver as injustiças que davam origem a ela. Até mesmo o carregado termo *determinismo biológico* foi mencionado.

Essas críticas doeram por diversas razões, mas principalmente porque eu tinha passado toda a minha carreira trabalhando lado a lado com parceiros da comunidade para melhorar a saúde de crianças vulneráveis. Foi o que me motivou a entender as EAIs e o estresse tóxico em primeiro lugar. De alguma forma, tudo isso foi ignorado e eu estava sendo pintada como "aquela médica de São Francisco que diz que nossos filhos têm danos cerebrais". Eu me senti tão confusa e desorientada como quando ouvi pela primeira vez os alertas da Irmã J sobre a "poeira tóxica" em nossas instalações.

— Eu entendo a preocupação com os rótulos, acredite, mas simplesmente não é essa a realidade — disse Jeannette.

Ela havia testemunhado em primeira mão o que acontecia quando o rastreamento de EAIs era implantado em larga escala. Entre as diversas agências apoiadas pela Crittenton, quer fosse uma agência de assistência à criança, uma organização focada em promover reformas no sistema judiciário para jovens ou um grupo que atendia jovens mães ou jovens sobreviventes de tráfico sexual, Jeannette tinha visto que a informação sobre as EAIs fortalecia e transformava verdadeiramente as jovens mulheres; não as rotulava.

Ela nos contou a história de uma viagem recente a Washington, quando acompanhou dezoito mulheres e meninas de vários programas da Crittenton localizados em dezoito estados, a fim de informar os legisladores sobre a triagem de EAIs. Enquanto apresentava os dados, Jeannette disse que havia uma mulher sentada à sua frente que abaixou a cabeça e começou a soluçar. Jeannette se lembrou de pensar consigo mesma: *Essa é a primeira vez que isso funciona como um gatilho para alguém.* Ela nunca tinha visto aquilo. Interrompeu a reunião, disse a todos que fizessem uma pausa, foi até a jovem e se sentou ao lado dela.

— Você está bem? — perguntou, gentilmente.

A mulher balançou a cabeça.

— Ah, não. Isso não é... Eu não estou chateada. Você não me deixou chateada.

Jeannette se inclinou para a frente, confusa.

— Estas lágrimas são da mais pura alegria — continuou a mulher.

— Por que alegria? — perguntou Jeannette.

— Porque agora eu entendo por que sou assim. Entendo por que meus irmãos são como são. Entendo por que minha mãe nos criou do jeito que nos criou. Entendo que posso romper esse ciclo com meus filhos e que não sou uma vítima, sou uma sobrevivente.

Desde aquele dia, Jeannette nos contou, aquela jovem tinha começado a ler tudo o que podia sobre EAIs e estresse tóxico. E embora soubesse que seria uma longa batalha, ela disse:

— Eu entendo que cheguei aqui, que minha família chegou aqui, ao longo de gerações. E vou demorar um pouco para processar tudo isso. Mas sei que posso fazer escolhas melhores. E não apenas para mim. Eu posso impedir que meus filhos tenham oito, nove ou dez EAIs.

Aquela jovem tinha obtido a pontuação máxima (dez) na triagem de EAIs.

Ao longo dos anos, a National Crittenton Foundation descobriu que as pontuações de EAIs são uma de suas ferramentas mais eficazes para promover o empoderamento e a defesa de direitos. Uma vez que têm essas informações, as mulheres que ela apoia podem analisar o contexto de sua vida de maneira diferente. Então não se sentem mais culpadas nem estúpidas, como se houvesse algo de errado com elas. Quando compreendem como o que aconteceu no *passado* pode afetar como se sentem no *presente*, a forma de encarar a si mesmas e seu processo de cura muda. Elas entendem que seu corpo experimentou uma reação normal a circunstâncias anormais durante toda a vida. Muitas vezes, ligam para seus irmãos e dizem: "É isso, é isso que está acontecendo com a gente!" As meninas mais velhas nos programas da Crittenton começaram a falar com as meninas mais novas sobre as EAIs e sobre como tinham sido afetadas simplesmente porque gostariam que alguém tivesse dito isso a elas.

Conforme nos aprofundamos em nossa conversa, Nancy Mannix falou mais sobre sua experiência no Canadá. Ela havia respondido às críticas sobre a medicalização excessiva. Algumas pessoas resistiam à ideia de que o estresse tóxico era um problema fisiológico, sugerindo que as EAIs e seus impactos eram apenas problemas humanos e culturais normais que não precisavam de um diagnóstico médico, então por que não deixar que os professores cuidassem dos problemas de aprendizagem e que os terapeutas cuidassem dos problemas comportamentais? A preocupação expressada por essas pessoas era em relação à "confiança excessiva na neurociência".

A experiência de Nancy em Alberta fez dela uma defensora fervorosa da ciência do estresse tóxico e da triagem rotineira de EAIs como parte essencial dos cuidados médicos regulares. Em 2005, ela se deparou com a pesquisa de Felitti e Anda enquanto tentava entender o papel dos traumas infantis no tratamento da dependência química. Na mesma época, Nancy também descobriu o trabalho do Harvard Center on the Developing Child [Centro sobre o Desenvolvimento Infantil da Universidade de Harvard], que esclareceu para ela a base científica do uso das EAIs na avaliação do estresse tóxico. Na época, sua tarefa era identificar indivíduos e organizações que estivessem realizando trabalhos importantes nas áreas de desenvolvimento infantil, saúde mental e dependência. Quando leu pela primeira vez o Estudo sobre EAIs, ela teve uma súbita compreensão das profundas conexões entre cada um dos campos pelos quais era apaixonada.

Na época, Mannix e sua equipe observaram que a maior parte do tratamento da dependência baseava-se na crença de que o trabalho clínico deveria se concentrar no futuro do paciente, o que significava que os médicos não gastavam muito tempo com o passado de seus pacientes. As intervenções eram desconexas e baseadas em diagnósticos individuais. Os sistemas que deveriam ajudar as pessoas a se curar eram fragmentados. Mannix relembrou o caso de uma garota de 17 anos que tinha um distúrbio alimentar, era dependente de cocaína e exibia um comportamento sexual inadequado. O fato de que todos esses comportamentos podiam ser sintomas de um único problema de base não foi considerado por nin-

MARÉ-CHEIA • 215

guém. Então ela foi enviada para uma clínica de reabilitação para tratar a dependência de drogas, foi enviada para uma outra clínica para tratar o transtorno alimentar e "aconselhada" sobre os perigos de práticas sexuais arriscadas. Ninguém percebeu que as severas adversidades que a jovem tinha vivenciado na infância poderiam ser responsáveis por aqueles sintomas, e nenhuma das intervenções foi particularmente eficaz. Mannix e sua equipe decidiram questionar tudo isso.

Começaram reunindo um grupo de pacientes e provedores de tratamento para dependência química para discutir como o sistema poderia servir melhor as pessoas. Alguns provedores foram receptivos, mas outros recuaram na defensiva, insistindo que eram especialistas e que forneciam um tratamento excelente — aqueles pacientes estavam simplesmente fracassando.

Então Mannix tornou sua missão levar a ciência das EAIs para Alberta. Ela realizou o que chamou de "reunião catalítica" inicial na cidade de Red Deer, para a qual convidou médicos, acadêmicos, legisladores e especialistas em educação. Recrutou os maiores especialistas no campo do estresse tóxico para apresentar a ciência mais recente e explicar de maneira direta e compreensível o impacto das adversidades na infância sobre o desenvolvimento do cérebro. Essa primeira reunião deu início a uma estratégia plurianual para reunir tomadores de decisão, médicos e cientistas a fim de entender as EAIs e a ciência emergente.

Como parte desse processo, pesquisadores da Universidade de Calgary iniciaram um estudo, recrutando mais de 4 mil pacientes de clínicas de cuidados primários e perguntando sobre EAIs, assim como sobre seu estado de saúde e as intervenções de saúde mental. De forma muito similar ao Estudo sobre EAIs original, 83% da população eram caucasianos e 82% tinham formação universitária. O que os pesquisadores descobriram foi que os números ficaram apenas alguns pontos percentuais abaixo dos resultados de Felitti e Anda, demonstrando que Alberta era tão afetada por EAIs quanto qualquer outro lugar.[1] Pessoas com uma pontuação alta de EAIs mostraram (novamente) ter maior risco de desenvolver depressão e ansiedade e também maior risco de ter asma, doenças autoimunes, alergias alimentares, doenças cardíacas, doença pulmonar obstrutiva crônica, enxaqueca, fibromialgia, refluxo, bronquite crônica, úlceras estomacais — e a lista continua.[2]

216 • MAL PROFUNDO

Todos ficaram impressionados ao constatar os profundos efeitos das EAIs que antes não eram reconhecidos em sua comunidade. Depois de se recuperar do choque, eles se reuniram para encontrar soluções. Médicos e programas de saúde começaram a fazer triagens regulares para detectar EAIs tanto nos ambulatórios quanto em pacientes internados, e os legisladores estipularam cláusulas contratuais exigindo que as agências que recebiam financiamento do governo fossem capacitadas no que dizia respeito à ciência cerebral. A Alberta Family Wellness Initiative [Iniciativa de Bem-estar Familiar de Alberta], como seria chamada, deixou sua marca no Canadá ao transformar "o que sabemos" sobre a adversidade na infância e a saúde em "o que fazemos" em relação à prática e à prestação de serviços. Então, naquele dia, Nancy Mannix estava ávida por refutar a alegação de "dependência excessiva da neurociência", por convencer as pessoas sobre a capacidade da ciência e da triagem rotineira de EAIs e por insistir em mobilizar as forças que apoiavam sistemas melhores para criar um atendimento melhor.

Jeannette, Nancy e eu tínhamos percorrido caminhos diferentes, mas chegamos ao mesmo lugar e estávamos concentradas na mesma fonte do problema. Ao lado delas, senti uma verdadeira reação de saúde pública tomando corpo.

• • •

A reação contenciosa do dia, porém, tinha iluminado outro ponto de resistência. Embora eu tivesse expressado minha opinião de que as clínicas de cuidados primários eram o local ideal para a triagem de EAIs, havia dito também que, devido ao fato de tantas crianças serem encaminhadas à minha clínica por professores que solicitavam um diagnóstico de TDAH e medicamentos, eu sabia que o consultório médico não era o único lugar onde uma compreensão fundamental do estresse tóxico era necessária. Essa afirmação atiçou um ninho de vespas: uma mulher em particular questionou, como fiquei sabendo mais tarde, se a triagem para EAIs nas escolas não poderia ser usada para rotular crianças de baixa renda e estigmatizá-las ainda mais.

Sempre que tinha uma questão envolvendo EAIs e educação, eu sabia a quem recorrer: minha colega médica e pioneira no estudo de EAIs dra.

MARÉ-CHEIA • 217

Pamela Cantor. Sua organização, a Turnaround for Children, estava liderando o esforço de levar a ciência das EAIs e do estresse tóxico para as escolas. A Turnaround vem se dedicando a isso há mais de uma década, mas a dra. Cantor trabalha com crianças afetadas por EAIs há muito mais tempo. Psiquiatra de formação, ela se especializou em saúde mental infantil e gravitou em direção ao tratamento de crianças expostas a traumas. Desenvolveu o que chamava de atendimento de Robin Hood: como membro do corpo docente da faculdade de medicina da Cornell University, ela atendia no Upper East Side de Manhattan e no sul do Bronx. Trabalhar em uma clínica pagava as contas para que ela pudesse trabalhar na outra. Não surpreende (a mim, pelo menos) que o traço comum que ela identificou em seu trabalho em ambas as comunidades tenha sido a exposição a EAIs. Com o passar dos anos, foi se envolvendo cada vez mais em pesquisas e na sensibilização sobre os distúrbios de desenvolvimento causados por traumas. Foi por isso que, em 11 de setembro de 2001, quando os Estados Unidos sofreram seu trauma mais agudo desde o ataque a Pearl Harbor, a cidade de Nova York recorreu a ela.

A dra. Cantor foi convidada a copresidir uma força-tarefa encomendada pelo departamento de educação da cidade e a ajudar a iniciar um estudo com o objetivo de investigar os efeitos traumáticos do 11 de Setembro nas crianças das escolas públicas de Nova York. A força-tarefa trabalhou com pesquisadores da Escola de Saúde Pública Mailman da Columbia University, e juntos eles realizaram o que na época foi o maior estudo epidemiológico de um sistema de educação pública urbano do ponto de vista da saúde mental. A hipótese baseada no senso comum que foi incorporada ao estudo era de que as crianças nas escolas mais próximas do Ground Zero* seriam as mais afetadas e, naturalmente, precisariam de mais ajuda.

Os dados foram representados na forma de mapas em grandes folhas de papel vegetal que a equipe de pesquisa podia sobrepor para observar o alinhamento entre os sintomas de trauma e os vários bairros em relação ao Ground Zero. Conforme foi colocando folha após folha, uma sobre a

---

* Local onde ficavam as duas torres do World Trade Center, destruídas no ataque terrorista de 11 de setembro de 2001. [*N. da T.*]

outra, a equipe descobriu que os dados mostravam uma imagem totalmente diferente do que qualquer um deles esperava. A distribuição dos sintomas de trauma não estava agrupada em torno do Ground Zero, área composta em grande parte de bairros de classe média. Em vez disso, os maiores agrupamentos de sintomas de trauma correspondiam de maneira espantosa às comunidades mais pobres. A página seguinte do mapa revelou que as áreas mais afetadas foram também as comunidades com menos recursos.

A reação da dra. Cantor diante dos dados foi ir até as escolas e conhecer as crianças representadas por aqueles pontos nos mapas. O primeiro lugar que ela visitou foi uma escola primária em Washington Heights, bairro que ficava nos limites do Harlem.

Ao entrar na escola, a dra. Cantor notou que o corredor que dava acesso ao imenso e imponente prédio era escuro. Parada no corredor, uma mãe segurava a mão de sua filhinha. Não havia sinais de atividade infantil, nada de desenhos de família nem rostos sorridentes feitos de macarrão colado em pratos de papel. Em vez disso, havia uma atmosfera de medo e caos. Era como se não houvesse ninguém no comando. Os corredores estavam repletos de crianças correndo e gritando. Havia um grupo de crianças brigando: crianças grandes. Foi um choque para a dra. Cantor a primeira vez que se deparou com algo assim, mas conforme foi fazendo mais e mais visitas, ela descobriu que era comum haver, em escolas como aquela, crianças com idade para estar no ensino médio, mas que estavam atrasadas. Elas tinham 12, 13 e 14 anos; eram crianças grandes brigando nos corredores ao lado das salas de aula do jardim de infância. Ela não pôde deixar de imaginar como os pequenos deviam se sentir andando por aqueles corredores todos os dias.

Quando foi finalmente conduzida até uma sala de aula, a dra. Cantor viu crianças fazendo aviõezinhos de papel e brincando, supervisionadas por professores que pareciam completamente incapazes de gerenciar seus alunos ou de controlar o que estava acontecendo a sua volta. Parecia haver pouco ou nenhum aprendizado acontecendo.

Depois de muitas visitas a escolas em toda a cidade e de horas de conversas, o que o estudo acabou concluindo foi bem ilustrado por um dos participantes mais jovens. Um menino de 5 anos de idade do Harlem foi convidado a desenhar uma imagem que representasse seus sentimentos em relação ao 11 de Setembro. Quando ele entregou o desenho à dra. Cantor, ela procurou pela representação que costumava esperar: duas torres icônicas em chamas. Elas estavam no desenho, mas eram apenas duas estruturas minúsculas à distância. Em primeiro plano, e muito maiores, havia duas crianças apontando armas uma para a outra.

Essa imagem demonstrou com uma clareza dolorosa que, para as crianças que apresentavam mais sinais de trauma, o 11 de Setembro tinha sido apenas um gatilho: duas espirais de fumaça no horizonte. A origem de seus sintomas não era o trauma agudo do 11 de Setembro: era o perigo claro e presente em seu cotidiano; o estresse crônico de caminharem para a escola pela manhã em um bairro dominado pelo crime, e depois, se sentirem inseguras na escola o dia todo significava que as crianças na mais profunda pobreza viviam em um estado de alerta constante.

A experiência da dra. Cantor em trabalhar com crianças dos dois lados da cidade fez com que ela chegasse a uma importante conclusão. As comunidades próximas do Ground Zero dispunham de mais recursos, o que significava que os adultos eram muito mais capazes de atuar como amortecedores eficazes, mantendo o estresse das crianças fora da zona tóxica e em um nível tolerável. Quer fosse um professor, um líder religioso, um avô ou um técnico esportivo, as crianças mais próximas do Ground Zero tinham muito mais fontes de amortecimento capazes de ajudá-las a se estabilizar em momentos de trauma agudo, mesmo que se tratasse de um trauma grave.

O que a dra. Cantor observou por meio da pesquisa foi que a pobreza em si reduz os recursos disponíveis até mesmo para que pais dedicados e zelosos atuem como um amortecimento eficiente para os filhos. As crianças em situação de pobreza não apenas vivenciavam uma maior incidência de traumas, mas também eram mais propensas a desenvolver estresse tóxico porque sua fonte de amortecimento era limitada pelos estresses existenciais diários a que as famílias eram submetidas. Era isso que estava afetando sua capacidade de se desenvolver e aprender na escola. E foi essa constatação que levou a dra. Cantor a abandonar seu consultório e se dedicar a encontrar soluções que ajudassem crianças muito vulneráveis.

Quando pôs os pés pela primeira vez na escola primária em Washington Heights, a reação imediata da dra. Cantor foi de profunda indignação. Como psiquiatra, ela reconheceu sintomas de trauma por todo o lugar. Não em uma ou duas crianças, mas na *escola inteira*. Quando as pessoas ouvem a palavra *trauma*, com frequência acham que isso representa uma pequena porcentagem de crianças que precisam de serviços em um típico ambiente escolar carente de recursos, algo em torno de 10% a 15%. Era o que a dra. Cantor achava. O que ela descobriu depois de visitar muitas escolas carentes de recursos foi que, embora houvesse uma porcentagem relativamente pequena de crianças que precisavam de serviços de saúde mental individualizados, o número de crianças que requeriam *algo* além de um ambiente educacional tradicional para conseguirem estar preparadas e empenhadas em aprender era muito, muito maior.

A Turnaround for Children foi fundada após o 11 de Setembro, diante da constatação de que, embora a maioria das escolas reconheça a importância de mobilizar recursos em resposta a traumas *agudos*, elas simplesmente não estão preparadas para lidar com as formas insidiosas por meio das quais o massacre diário da adversidade crônica prejudica a aprendizagem. Primeiro, a organização teve que educar as pessoas sobre a conexão entre as adversidades e o desempenho acadêmico. Apesar de todas as pesquisas, a dra. Cantor e sua equipe descobriram que isso nem sempre era intuitivo para muitos educadores. Em seguida, a Turnaround teve que descobrir como apoiar as escolas na elaboração de práticas e intervenções que funcionassem com crianças que lidavam com o impacto do estresse a fim de melhorar seu prognóstico de aprendizagem. Tarefa nada fácil.

Como médica, a dra. Cantor abordou o problema por meio da neurobiologia da adversidade. Para poder prestar atenção e aprender na escola, uma criança precisava mobilizar seu córtex pré-frontal (o maestro), o que significava que o alarme da amígdala tinha que ficar em silêncio. Segurança e estabilidade seriam componentes fundamentais da solução. Mas como a Turnaround poderia criar segurança e estabilidade em sala de aula quando as crianças carregavam suas experiências estressantes em casa e na comunidade para dentro da escola, causando problemas e dificuldades para professores e colegas? A dra. Cantor e sua equipe sabiam que, em muitas das crianças que atendiam, o alarme da amígdala estava sempre em alerta máximo e o termostato de cortisol estava superaquecendo. Sabiam também que o antídoto natural para o estresse tóxico — ter um cuidador equilibrado capaz de amortecer a resposta ao estresse — era muitas vezes escasso.

A Turnaround começou usando a ciência para fundamentar práticas e políticas escolares. Colocou profissionais da área de saúde mental e assistentes sociais nas escolas, construindo sistemas de apoio aos quais as famílias poderiam facilmente recorrer. A organização investiu no treinamento de todos os adultos que faziam parte do ambiente escolar, desde a direção até a equipe de orientação, incluindo todos os professores — porque reconhecia que os efeitos traumáticos da adversidade atravessavam todo o prédio da escola. Eles observaram que uma criança em sala de aula com déficit de atenção e dificuldades de comportamento muitas vezes atrapalha a lição, mas *trinta* crianças com esse tipo de dificuldade podem ter o efeito de um barril de pólvora, impossibilitando o aprendizado de todos.

Um dos maiores desafios para muitas escolas era a disciplina, como equilibrar a segurança da comunidade escolar com as necessidades de cada criança individualmente. O modelo tradicional de disciplina escolar era reativo e punitivo (você faz algo, a consequência é suspensão ou expulsão), e isso significava que muitas crianças estavam perdendo um tempo valioso em sala de aula. A Turnaround desenvolveu estratégias para trabalhar *com* a biologia do aluno, em vez de contra ela, cuidando primeiro da resposta ao estresse desregulada e, em seguida, lidando com o problema em questão. Isso podia ser algo tão simples quanto oferecer a ele uma opção melhor para lidar com um momento estressante, como se retirar para um espaço reservado à reflexão silenciosa ou estimulá-lo, com um sinal silencioso, a contar até dez e respirar fundo.

Sua abordagem teve um impacto profundo na cultura escolar. Nas escolas parceiras da Turnaround de 2011 a 2014, as suspensões foram reduzidas pela metade. A avaliação positiva da atmosfera, da produtividade e do empenho em sala de aula aumentou mais de 20%, e os incidentes graves diminuíram 42%. A dra. Cantor e sua equipe expandiram a Turnaround para outras cidades, levando o modelo que implantaram em Nova York para Washington e depois para Newark.

Ainda assim, continuavam a lutar contra uma dificuldade especialmente frustrante. Toda a ciência sugeria que os resultados positivos que eles estavam vendo deveriam preparar o caminho para uma melhor aprendizagem, mas, apesar de todas as melhorias no que dizia respeito à cultura e ao clima escolar, os resultados dos testes permaneciam surpreendentemente inflexíveis. Eles exauriram seus cérebros tentando descobrir o que estariam deixando passar. Reuniram-se com diretores de escolas, analisaram os dados e participaram de conferências sobre educação para aprender com as melhores práticas de outras entidades.

A grande descoberta, da perspectiva da dra. Cantor, acabou resultando de uma mudança em *como* eles encaravam as soluções. Ela percebeu que os educadores muitas vezes elegiam uma prática como *a* solução para o problema. Depois de quinze anos no mundo da educação, ela já havia visto como a responsabilização e a avaliação agora eram *fundamentais*, como a expectativa era *fundamental*, como um bom professor em todas as salas de aula era *fundamental*.

Então se deu conta de que, na medicina, não tinha sido treinada para perguntar: O que é *fundamental?* Seu treinamento lhe dizia para se perguntar: *O que explica os sintomas que estamos observando?* E em geral a resposta era mais complicada do que apenas uma coisa. Ela percebeu que a Turnaround tinha que fazer intervenções com base em uma compreensão abrangente do problema. Era fundamental que as crianças fossem para uma escola onde se sentissem física e emocionalmente seguras. *Ok.* Também era fundamental que desenvolvessem a prontidão para aprender, porque a exposição à adversidade afetava as habilidades envolvidas na aprendizagem. *Ok, temos que fazer isso também.*

Muitos sistemas escolares foram profundamente influenciados pela percepção de que, quando se trata do sucesso do aluno, ensinar coisas como resiliência e determinação pode ser tão importante quanto ensinar matemática e ciências. A dra. Cantor e sua equipe deram um passo além. A neurociência do desenvolvimento sugeria que, antes de aprender determinação e resiliência, ou matemática e ciência, as crianças precisavam de uma base sólida de vínculos saudáveis, gerenciamento do estresse e autorregulação. Um vínculo saudável foi o que a dra. Lieberman e o dr. Renschler trabalharam arduamente para estabelecer entre Charlene e Nia. Quando tudo dá certo, o vínculo saudável começa no nascimento e forma a base a partir da qual aprendemos a confiar e nos relacionar uns com os outros. Para muitas crianças que crescem em situação de pobreza, em famílias estressadas por inseguranças econômicas ou de outra natureza, vínculos saudáveis e experiências estimulantes e estáveis eram algo muito mais complexo. Quer fosse o caos em casa, a violência na comunidade, o peso esmagador da pobreza ou uma névoa de drogas, álcool e distúrbios mentais, as famílias muitas vezes enfrentavam dificuldades avassaladoras em proporcionar segurança e proteção para seus filhos.

A dra. Cantor se deu conta de que eles haviam construído um modelo baseado em uma fundação que muitos de seus alunos nunca tiveram, razão pela qual ele era apenas parcialmente eficaz. Eles descobriram que, quando se tratava de sucesso educacional, a chave não era apenas fornecer os ingredientes certos; assim como com os girinos de Tyrone, o *timing*, a *sequência* e a *dosagem* desses ingredientes eram fundamentais.

Então a Turnaround criou uma estrutura chamada Blocos de Construção de Aprendizagem, que trabalhava para desenvolver nas crianças as habilidades fundamentais do vínculo, do gerenciamento do estresse e da autorregulação, e *depois* trabalhava as outras habilidades necessárias para o aprendizado. Ao garantir o desenvolvimento dessas habilidades em uma ordem que faz sentido para a biologia dos aprendizes, a Turnaround se baseou em décadas de neurociência nos dizendo que não basta "acelerar o ritmo" ao proporcionar ambientes ricos para apoiar o aprendizado das crianças. É preciso também tirar o pé do "freio" (o efeito inibitório da amígdala sobre a função cognitiva), apoiando o vínculo, o controle do estresse e a autorregulação. Ao fazer isso, a Turnaround talvez consiga por fim resolver o problema notoriamente difícil dos resultados dos testes de crianças que vivem com adversidades. Suas escolas parceiras no Bronx estão começando a observar avanços nos resultados dos testes de matemática e línguas que superam os avanços de outras escolas do distrito.

Longe de estigmatizar e isolar crianças com EAIs, a Turnaround adota uma abordagem que simplesmente identifica onde o aluno está na trajetória de desenvolvimento e usa a ciência do estresse tóxico para ajudar a colocá-lo de volta nos trilhos. Saber se o desenvolvimento de uma criança não avança por causa da exposição a EAIs é fundamental para saber por onde começar em sala de aula.

A descrição da dra. Cantor de suas escolas era consistente com tudo o que eu sabia sobre o estresse tóxico. Pensei em meus pacientes em Bayview, aqueles cujos problemas de aprendizagem e comportamento em sala de aula eram frequentemente severos. E me dei conta de que as EAIs não estavam na raiz apenas de uma crise de saúde pública nos Estados Unidos, elas estavam na raiz da nossa crise de *educação pública* também.

Ficou claro que, embora as EAIs possam ser uma crise de saúde com um problema médico em sua raiz, seus efeitos repercutem muito além de nossa biologia. O estresse tóxico afeta a forma como aprendemos, como criamos nossos filhos, como reagimos em casa e no trabalho e o que criamos em nossa comunidade. Ele afeta nossos filhos, nosso potencial de ganhos e as próprias ideias que temos a respeito do que somos capazes de realizar. O que começa na ligação de uma célula cerebral com outra, em última análise, afeta todas as células de nossa sociedade, de nossas famílias a nossas escolas, nossos locais de trabalho e nossas prisões.

Nancy Mannix, Jeannette Pai-Espinosa e Pam Cantor estavam pegando esse novo entendimento e integrando-o a seu trabalho de maneiras que proporcionavam avanços para as comunidades que elas serviam. Apesar da resistência e da oposição, essas mulheres estavam na vanguarda do movimento, ampliando lentamente, mas de forma consistente, as abordagens baseadas nas EAIs.

Fiz uma nota mental para manter contato com elas, aprender com seus sucessos (e fracassos) e apoiá-las e encorajá-las de todas as maneiras que pudesse. Fiquei animada ao ver o movimento ganhando força além do campo da pediatria e ramificando o início de um verdadeiro movimento de saúde pública. Ainda assim, eu me sentia inquieta. Era enervante a rapidez com que a discussão na conferência tinha se desviado do caminho. Eu sabia que o que realmente precisava entender a respeito daquela conferência era *Por que tanta animosidade?*

. . .

Algumas semanas depois, mais uma vez me vi pegando minha bombinha de tirar leite para participar de mais uma conferência que simplesmente não podia perder. Esta, organizada pela Casa Branca e pela Fundação Gates, seria realizada na Universidade da Califórnia em São Francisco, o que significava que pelo menos eu não teria que ir muito longe. Depois que entreguei Grayboo ao meu marido com um beijo e saí pela porta, percebi que estava mais ansiosa por aquela conferência do que já havia me sentido em relação a qualquer outra em minha memória recente. Eu não iria falar, o que me pareceu um pequeno luxo. Poderia simplesmente me sentar e absorver todas as novas e interessantes pesquisas e todos os deliciosos dados.

O objetivo da Precision Public Health Summit [Cúpula de Saúde Pública de Precisão] era reunir todo mundo para discutir como a medicina de precisão poderia ser usada na arena da saúde pública para dar igualdade de condições nos fundamentais primeiros mil dias de vida de uma criança. Em outras palavras, era justamente o que me interessava. A discussão foi ampla, mas um tema recorrente foi a importância de parcerias entre os cientistas e as comunidades que eles estão tentando ajudar. Uma das palestrantes da parte dos parceiros da comunidade foi Jenee Johnson, diretora do Black Infant Health Program (BIH) [Programa de Saúde para Crianças Negras], em São Francisco.

A missão da organização é melhorar a saúde materna e infantil nas comunidades afro-americanas, o que significa que nossos caminhos tinham se cruzado naturalmente. Mesmo antes da abertura da clínica em Bayview, Jenee me recrutou para ministrar uma aula sobre questões de saúde comuns em bebês que o BIH realizou na Associação Cristã de Moços de Bayview. Tantos anos depois, fiquei feliz em ver o maravilhoso trabalho do BIH representado na cúpula.

Como alguém bastante familiarizada com os mundos da ciência e da comunidade, no entanto, logo notei uma tensão natural se formando diante de mim. Os pesquisadores e estatísticos sentados ao lado de Jenee falaram sobre biomarcadores e conjuntos de dados, sobre as dificuldades da coleta de dados e da privacidade. Jenee, por sua vez, falou apaixonadamente sobre as mães e bebês com quem trabalhava e sobre a realidade cotidiana da pobreza e das adversidades sociais na comunidade. Ela falou sobre o respeito às mulheres negras, batendo palmas enquanto repetia "respeito, respeito, respeito", enfatizando cada sílaba e elevando a voz a cada palma. Para o pesquisador, números são pessoas. Para uma pessoa que atende famílias vulneráveis, números nos desviam da experiência real.

Quando ela começou a falar para o público, a emoção em sua voz fez com que a sala de mais de trezentos cientistas parecesse muito, muito pequena. Jenee falou sobre uma mãe que apareceu para um programa certa noite com todos os seus pertences em uma mala e um bebê no colo porque não tinha onde passar a noite. Sua voz se elevou com dor e raiva enquanto falava sobre como a ciência estava falhando com as pessoas com quem trabalhava ao não colocá-las no cerne do trabalho.

— Qual é o antídoto para ajudar uma comunidade a permanecer unida e não ser desmantelada? Eu tenho famílias que vão ao meu programa vindas de Antioch, a 70 quilômetros de distância. Qual é o antídoto para isso? O dr. Martin Luther King nos disse que não custa *nada* para a América permitir que eu beba na mesma fonte de água que vocês. Não custa *nada* para a América permitir que eu me sente na parte da frente do ônibus. Mas vai custar *algo* garantir que tenhamos igualdade educacional, igualdade de empregos, igualdade de moradia. Então estamos reunidos aqui, e é um belo encontro, mas está faltando outro grupo de pessoas. Porque, para lidar com o estresse, o estresse com o qual meus clientes chegam ao meu escritório, eu não tenho antídoto, não há pílula, não há nenhuma pergunta de pesquisa que me ajude a ajudá-los. Continuamos falando sobre *estresse, estresse, estresse* e sobre *estudar, estudar, estudar*, quando a axiologia dos negros são os *relacionamentos*. Todos sabemos disso. Precisamos colocá-los na pauta e trazer outras pessoas para este espaço. Especialmente as pessoas afetadas. Este é o quingentésimo encontro ao qual compareço, irmãos, e essas pessoas não estão aqui.

A sala ficou em silêncio por um momento, e naquele ínfimo intervalo de tempo uma onda de emoções conflitantes me dominou. Eu entendia a raiva de Jenee pela falta de diversidade na discussão e seu pesar pela jovem mãe que não tinha para onde ir. Concordava com grande parte do que ela havia dito, mas sua declaração de que as pessoas afetadas pelo estresse não se encontravam ali estava completamente equivocada. Eu tinha certeza disso. Por uma fração de segundo, o rosto do meu marido surgiu em minha mente. Sua expressão estava tensa de apreensão, a mandíbula cerrada: ele parecia ameaçador de uma forma que eu nunca vira antes.

MARÉ-CHEIA • 227

• • •

Era 2014, antes de Grayboo nascer, e estávamos em Lake Tahoe, Nevada, com as crianças esperando por uma mesa em um restaurante. Eu me lembro de estar voltando do banheiro quando vi meu marido. Sua aparência era alarmante. Registrei cada detalhe da cena como se estivesse em câmera lenta. Seu corpo estava retesado como um arco pronto para atirar uma flecha, cheio de energia potencial que parecia prestes a se tornar energia cinética. Seus punhos se cerravam e se abriam. Eu vi veias gordas como minhocas se destacando em seus antebraços. Seus olhos iam de um lado para o outro, observando nossos três garotos negros ruidosos que brincavam distraídos no banco em frente ao restaurante. Kingston, com apenas 2 anos na época, tentava empurrar meus enteados gêmeos, Petros e Paulos, ambos com 11 anos, para fora do banco. Ele ria e empurrava, e os dois se esforçavam para estimulá-lo a dar suas maiores demonstrações de força. Então os olhos de Arno me levaram a olhar além deles, para dois homens caucasianos corpulentos de cabeça raspada, botas com bico de aço e tatuagens desbotadas subindo pelo pescoço. Os homens estavam encarando nossos filhos. Percebi imediatamente que Arno estava em pleno modo lutar ou fugir e, por um segundo, achei que meu coração ia parar.

Então, a recepcionista chamou nosso nome, dando-nos uma boa razão para fugir dos dois ursos humanos na floresta. Mas a imagem do meu marido naquele momento, de punhos cerrados e pronto para a luta enquanto observava os homens encarando seus filhos, ficou gravada em minha mente por duas razões. Uma é que, por ser pai de crianças negras, Arno tem um fator de risco adicional para o estresse. Se você é negro ou pardo e vive nos Estados Unidos, há mais ameaças e estressores inerentes à sua experiência; em outras palavras, você vive em uma parte da floresta onde há muito mais ursos. Raça nunca é um assunto fácil de discutir, mas exposição gera exposição que gera exposição — isso era grande parte do que Jenee tinha dito, e ela estava certa.

A outra razão pela qual nunca esquecerei aquele momento em Tahoe, porém, era o que eu gostaria de poder compartilhar com Jenee: embora tenha filhos negros, meu marido é branco. Na verdade, meu amado Whitey McWhiterson,* senhor do Cáucaso (como o chamo carinhosamente), é branco e o bem-sucedido diretor de uma empresa. Ele está no topo da cadeia alimentar socioeconômica. Se você procurar *o Homem* no dicionário, vai encontrar uma foto dele. Meus dois enteados são adotados; têm a pele mais escura que a minha, enquanto Kingston tem a pele caramelo. Sem dúvida, os dois homens rosnando para nossos filhos não faziam ideia de que estavam a poucos metros do pai das crianças. Naquele momento, porém, Arno era apenas um pai cujos filhos estavam sendo ameaçados. O que vi foi um exemplo profundo da interseção entre biologia e sociedade. O mecanismo de resposta ao estresse está embutido em todos nós. Toda ameaça provoca uma reação, e não importa se a ameaça é na forma de uma tatuagem da bandeira dos Confederados ou de um enorme urso-pardo; o mesmo mecanismo biológico é acionado.

O que eu senti que Jenee não estava enxergando era que, embora meus filhos e os filhos dela pudessem ter experiências que desencadeavam a resposta ao estresse por causa de sua raça, as crianças brancas pobres que moram na região de Appalachia também têm experiências que desencadeiam a resposta ao estresse. Pense da seguinte forma: todos vivemos em uma floresta com diferentes tipos de ursos. Há um grande grupo de ursos que povoa uma parte da floresta chamada Pobreza – e se você mora lá, vai ver uma grande quantidade deles. Há também uma parte da floresta chamada Raça, onde vive um grupo diferente de ursos. E há outra vizinhança chamada Violência. Se você mora perto de qualquer uma dessas tocas de urso, seu sistema de resposta ao estresse será afetado. Mas eis a parte importante: ele é afetado *da mesma maneira*, não importa com que ursos você se depare. Infelizmente, muitas pessoas (como meus pacientes) vivem em um lugar da floresta onde as vizinhanças da Pobreza, da Raça e da Violência se sobrepõem e, para elas, há ursos por todos os lados. Mas também há muitos ursos que vivem nas vizinhanças de Pais com Distúrbios Mentais, Divórcio e Vício, motivo pelo qual reagi de modo tão contundente à última parte da fala de Jenee. Algumas das "pessoas afetadas" *estavam* na sala.

---

* Em português, algo como Branquelo McBranco. [*N. da T.*]

É por isso que precisamos coletar amplas faixas de dados, porque as soluções na escala da saúde pública exigem que identifiquemos e mensuremos o estresse tóxico em todos, e não apenas em um grupo de pessoas. Não iremos reduzir esse problema se criarmos soluções para apenas uma comunidade.

De repente, quando estava sentada ouvindo Jenee, algo mudou em mim. Foi como se alguém tivesse ligado um interruptor. Era isso! Aquela era precisamente a raiz de grande parte do bloqueio emocional em relação às EAIs que eu havia encontrado. Foi por isso que aquelas pessoas em Nova York ficaram tão irritadas tão rápido diante da ideia de *seus* filhos serem estigmatizados pela triagem. E agora a ansiedade e a dor estavam estampadas no rosto de Jenee. *E nós?*, ela parecia estar dizendo. *O que tudo isso faz pela dor e pelo sofrimento em minha comunidade?* Esse sentimento é ao mesmo tempo totalmente compreensível (a dor e o sofrimento da comunidade afro-americana são uma das mais profundas feridas ainda abertas em nosso país) e exatamente o que nos manterá correndo no mesmo lugar por muitos anos.

Eu me levantei, tremendo.

Com o silêncio na sala, eu não precisava de microfone.

Enquanto falava, podia ouvir minha voz vacilando. Eu podia estar falando para Jenee e as outras pessoas na sala naquele momento, mas parecia que estava gritando na beira de um desfiladeiro, esperando que o que eu dizia ecoasse por quilômetros.

— Acho que todos estamos nesta sala porque estamos tentando encontrar soluções para *toda* a população. Parte disso tem a ver com o pagamento por serviços de saúde mental, de modo que os pais de meus pacientes com transtornos mentais possam receber cuidados adequados de forma a não perder o emprego e manter os filhos em casa. Acredito que quando fazemos a conexão entre a adversidade e apenas as pessoas que você vê e que eu vejo todos os dias, nossas histórias não são suficientes. Precisamos conectar nossas histórias com a ciência e os dados.

Minha voz se elevou. Eu podia ouvir meus "Ts" ficando mais nítidos e meus "As", mais abertos, enquanto a cadência do dialeto patoá de minha infância minava minha tentativa de manter a compostura. Lágrimas brotaram e escorreram pelo meu rosto.

— Não é apenas o fato de que não custa nada para a América permitir que bebamos água da mesma fonte. Precisamos *mostrar* que a América gasta *bilhões* de dólares com doenças cardiovasculares, câncer, moradia e habitação para que nós bebamos água de fontes diferentes!

A sala irrompeu em aplausos.

— Precisamos usar esse argumento! Precisamos explicar a todas as pessoas que vivem em Appalachia, no Meio-Oeste, em Kentucky e acreditam que enfrentam dificuldades, precisamos nos certificar de que todas essas pessoas saibam que podem ter acesso a soluções sólidas, tanto os brancos pobres quanto a mãe que foi com a filha e as malas até você, que estamos *unidos* na mesma luta contra os efeitos da adversidade sobre o desenvolvimento do cérebro e do corpo das crianças. E quando *cada um de nós* defender isso, *então* teremos soluções que vão melhorar a vida de todos! — falei com meu forte sotaque jamaicano.

Eu me sentei, tremendo de emoção. Quando o dr. Clarke me entregou o artigo do dr. Felitti, quase dez anos antes, consegui juntar as peças e reconhecer o que realmente estava acontecendo com meus pacientes. Naquele momento na Universidade da Califórnia, com o coração ainda acelerado, percebi que acabara de ter uma segunda (e bastante pública) epifania. Por que as pessoas eram tão resistentes à ciência da adversidade e a dar a um fato básico de nossa biologia um nome e um número? Porque quando reduzimos as coisas ao nível celular, ao nível dos mecanismos biológicos, então passamos a falar de algo que concerne a *todos* nós. Ficamos todos igualmente suscetíveis e igualmente necessitados de ajuda quando vivenciamos adversidades. E é isso que muitas pessoas *não* querem ouvir. Algumas preferem se distanciar e fingir que é apenas um problema de pessoas pobres. Outras se apropriam dele com ferocidade e dizem: "Isso está matando minha comunidade", mas o que também estão querendo dizer é *Isso está matando meu povo mais do que o seu.*

Nas comunidades brancas rurais, a história é sobre a perda do trabalho com salário digno e as consequências do uso descontrolado de drogas. Nas comunidades de imigrantes, é sobre a discriminação e o medo de ser separado para sempre de entes queridos a qualquer momento. Nas comunidades afro-americanas, é sobre o legado secular de tratamento desumano que persiste até hoje — é sobre meninos estarem correndo risco quando estão apenas brincando em um banco ou voltando do mercado para casa usando um moletom com capuz. Nas comunidades de nativos americanos, é sobre a destruição da terra e da cultura e sobre o legado do deslocamento. Mas todos estão na realidade dizendo a mesma coisa: *Estou sofrendo.*

É fácil se ater ao nosso próprio sofrimento porque, naturalmente, é o que mais nos afeta, mas é exatamente essa mentalidade que está matando os negros, os brancos, todas as pessoas. Ela perpetua o problema contextualizando-o em termos de *nós* contra *eles*. Ou *nós* avançamos ou *eles* avançam. Isso leva a uma luta por recursos que fragmenta os esforços para resolver o mesmo problema.

O que eu estava tentando dizer a Jenee e a todos na sala era que precisávamos da ciência justamente por causa desse instinto muito humano de tribalismo. Era por isso que precisávamos de todos os pesquisadores, analistas de dados e cientistas naquela sala. Porque a ciência nos mostra que *não* se trata de *nós* contra *eles*. Na verdade, todos compartilhamos um inimigo comum, e esse inimigo comum é a adversidade na infância. A abordagem do tratamento para a criança sem-teto, de pé com a mãe segurando suas malas em um encontro do Black Infant Health Program, é a mesma que usamos para a família na Pensilvânia cujo pai está desempregado há cinco anos porque a fábrica fechou e para a menina na China rural cuja mãe teve que abandoná-la para procurar trabalho em Pequim e para as famílias em Montenegro e na Sérvia que enfrentaram uma guerra civil... A abordagem fundamental de tratamento é a *mesma* para *todos* nós. Quando começarmos a entender isso, talvez deixemos de ser tão setorizados em nossa resposta ao problema e sejamos capazes de encontrar soluções que funcionem para todos. Porque, como meu pai costumava dizer em patoá jamaicano: "A maré-cheia, ela eleva *todos* os barcos, *mon*."

12

Listerine

ERAM 13H EM PONTO quando entrei na clínica, os últimos pedaços do meu almoço em uma caixa marrom compostável para viagem. Achei que teria alguns minutos antes do meu primeiro paciente da tarde, mas, assim que passei pela recepção, o enfermeiro Mark fez sinal para mim.

— Seu primeiro paciente está na sala, pronto para ser atendido — disse ele, entregando-me uma cópia das minhas anotações da consulta anterior, bem como toda a papelada que meu paciente tinha preenchido para a consulta daquele dia. — Eles chegaram cedo, então eu os coloquei na sala das borboletas.

— Está bem — respondi, correndo para a sala dos médicos para colocar meu jaleco branco e pegar o estetoscópio.

Não pude deixar de sorrir para mim mesma. Fazia dez anos que tínhamos aberto o Bayview Child Health Center. Em 2007, eu não poderia imaginar que em 2017 ainda estaríamos em Bayview... que eu ainda estaria lá. E certamente não teria nem sonhado que a clínica de Bayview inspiraria a criação do Center for Youth Wellness, ou que as duas organizações trabalhariam lado a lado não apenas para fazer a triagem de cada criança no que dizia respeito às EAIs e fornecer atendimento médico integral, mas também para compartilhar nossas ferramentas, modelos e descobertas clínicas com médicos de todo o mundo. Conforme as coisas evoluíam, a única constante foi a natureza dedicada e cuidadosa de nossa equipe. Quando se juntou a nós, o enfermeiro Mark assumiu o gerenciamento diário da clínica, o que significava que, embora eu fosse a médica fundadora, ele comandava o show. Eu recebia ordens dele.

Alguns minutos depois, após minhas duas batidinhas padrão à porta, entrei na sala das borboletas e no que continuava sendo, de longe, minha parte favorita da semana: ver pacientes. A sala das borboletas tem esse nome por causa das centenas de pequenos adesivos de borboleta espalhados pelas paredes, cuidadosamente posicionados para parecer que todas estão voando em direção a lindas flores invisíveis no fim do corredor. Quando a clínica de Bayview se mudou para o prédio do Center for Youth Wellness, em 2013, a equipe se esforçou para garantir que nosso novo espaço fosse tão acolhedor e agradável para as crianças quanto o antigo. Cada sala foi decorada com dezenas de adesivos de parede, cada uma com um tema animal diferente; havia a sala da selva, a sala dos dinossauros, a sala do safári, a sala do fundo do mar e a sala da fazenda. Mas a sala das borboletas era definitivamente minha favorita. Quando a vi pela primeira vez, fiquei sem fôlego. Em sua maioria, as borboletas eram adesivos planos colados na parede, mas algumas, no canto acima da pia, eram tridimensionais, as asas cor-de-rosa e roxas projetando-se como se dissessem: *Somos reais!*

Meu paciente de 16 anos estava empoleirado na mesa de exames, com os olhos grudados no telefone. Ele estava ocupado trocando mensagens de texto, navegando no Instagram, conversando no Snapchat ou o que quer que os jovens de 16 anos façam com seus telefones hoje em dia. Sua mãe estava sentada na cadeira ao lado da pia, segurando um pequeno pedaço de papel com algumas anotações manuscritas.

— Oi, gente! Como vocês estão?

Meu paciente olhou para mim e abriu o mesmo sorriso doce que eu conhecia havia quase dez anos. A caminho de se tornar um homem, ele era magro e musculoso, com uma linha de penugem quase invisível sobre o lábio superior. Sempre bem arrumado, usava calças cáqui recém-passadas e uma camisa branca para dentro da calça. Havia deixado o corte militar usual crescer um pouco na frente, e notei uma franja ascendente habilmente fixada com gel que nunca tinha visto antes.

Sua resposta foi o típico enunciado de apenas uma palavra que é a marca registrada da comunicação adolescente:

— Oi.

Sorri para mim mesma, preenchendo mentalmente o primeiro de muitos quadrados: *Linguagem adequada ao desenvolvimento? Sim!*

Sentei-me no pequeno banco de rodinhas diante do computador e revisei suas últimas informações. Àquela altura, eu tinha a sensação de conhecer o prontuário dele de cor. Continha uma pontuação de EAIs de sete, sintomas de estresse tóxico, um histórico de intervenções bem-sucedidas ao longo dos anos, quando os problemas começaram a aparecer, e todos os seus exames de laboratório mais recentes. A última vez que tinha ido ao meu consultório, cerca de um ano antes, encontrava-se em ótima forma física e mental. A asma e o eczema estavam sob controle e ele ia bem na escola; estava até começando seu primeiro relacionamento com uma garota. Os sorrisos cheios de dentes e as risadas da infância deram lugar a sorrisos tímidos (embora ainda infantis) e a uma voz de barítono. Eu quase podia ver os hormônios correndo por seu corpo.

Apesar do sorriso reflexivo que ele me deu quando entrei, soube quando olhei para sua mãe que havia alguma coisa errada. A expressão em seu rosto foi tão importante quanto qualquer outra informação em sua ficha médica naquele dia. As sobrancelhas estavam unidas com o mesmo misto de preocupação e esperança que eu tinha passado a conhecer ao longo dos anos. Havia algo acontecendo.

Felizmente, àquela altura, Diego já sabia como as coisas funcionavam.

Estava na hora de uma revisão.

Como muitos de nossos pacientes com EAIs, ele tinha passado por um período inicial de terapia intensa e outras intervenções médicas quando foi se consultar conosco pela primeira vez. Conseguimos controlar a asma e o eczema, e ele recuperou o ritmo normal de crescimento, embora nunca tivesse compensado por completo os anos que perdeu. Como seu lar médico primário, estávamos lá para cuidar de cada galo e arranhão no caminho. Como os impactos da adversidade na infância são crônicos e duradouros, fases difíceis são inevitáveis. Isso era algo com que Diego e a mãe tinham aprendido a lidar; eles sabiam que seu sistema de resposta ao estresse precisaria de cuidados de tempos em tempos. Ajudá-lo a navegar pelos serviços médicos e pelas terapias de que ele precisava era meu papel como sua médica.

Quando perguntei a Diego o que estava acontecendo, ele sabia o que eu na verdade queria dizer: *Se algo está ativando sua resposta ao estresse, temos que agir o quanto antes. Há alguma coisa acontecendo com a qual possamos ajudar?*

Respirando fundo, o pequeno Diego, que não era mais tão pequeno, olhou para mim.

— Hum, não sei — murmurou ele, em seguida olhando para a mãe.

— *Doctora* — começou Rosa, alisando o pedaço de papel amarrotado —, *necesita su ayuda.* Ele parece deprimido. Está faltando às aulas. Suas notas estão péssimas. Eu sei que meu filho está sofrendo. Ele precisa de ajuda.

Olhei para Diego.

— Isso é verdade?

Ele assentiu timidamente.

Pedi a Rosa que fosse para a sala de espera, então deslizei meu banquinho até Diego e pousei a mão na borda da mesa de exame.

— Você quer me contar o que está acontecendo?

O que estava acontecendo era que a garota com quem ele namorava havia um ano tinha suas próprias questões. Ela estava passando por alguns problemas de família e isso afetava seu relacionamento. Com ela, parecia que tudo era maravilhoso ou péssimo, oito ou oitenta. Ou o relacionamento deles era incrível, a melhor coisa de sua vida, aquilo que a salvava de todo o restante, ou era péssimo e não havia como dar certo. Pouco depois que começaram a namorar, Diego descobriu que ela estava se cortando. Ela não quis que ele fizesse alarde: era apenas algo que fazia quando as coisas pareciam difíceis demais. Mas Diego não aceitou. Ele queria protegê-la, da família e dela mesma. Queria ser o cuidador incondicionalmente compreensivo que sua família de verdade não era. Então começou a ir até a casa da namorada todos os dias depois da escola para lhe fazer companhia, mas era um lugar difícil. Diego não queria ficar lá, mas não podia deixá-la sozinha. Logo, os gritos e as brigas o levaram de volta a um lugar familiar e sombrio.

Mesmo antes da adolescência, Diego passara por períodos de tendências suicidas. Uma noite, quando tinha 8 anos, seu pai ficou bêbado e atacou sua mãe. Temendo por ela, Diego ligou para o número de emergência.

Policiais foram até sua casa e levaram seu pai preso. Como não tinha documentos que autorizassem sua permanência no país, ele foi deportado para o México.

Diego se sentiu terrivelmente culpado por chamar a polícia. Ele estava apenas tentando proteger a mãe, mas agora o pai havia ido embora. Justo o que eles sempre temeram. Tudo ficou mais difícil. A mãe arrumou outro emprego para conseguir pagar as contas, mas não foi o suficiente. Diego, a mãe e a irmã se mudaram para um apartamento menor para economizar dinheiro, mas ainda assim passavam fome às vezes. Diego sentia muito a falta do pai e mantinha contato com ele, escrevendo regularmente e ligando quando podia. Em todas as cartas e em todos os telefonemas, a pergunta era a mesma: *Quando você vai voltar para casa?*

Então as cartas do pai pararam de chegar. O telefone parou de tocar. Semanas se passaram... e nada. Diego temia que o pai estivesse zangado com ele por ter chamado a polícia. Ele se perguntou se seu pai tinha arrumado uma nova família no México e não se importava mais com ele. Perguntava à mãe se ela sabia onde ele poderia estar, mas suas perguntas pareciam deixá-la triste, e ela não tinha resposta. Finalmente, meses depois, Rosa recebeu notícias de uma de suas primas. O pai de Diego se tornara um *desaparecido* — um dos muitos que sumiam sem deixar rastro depois de resistir aos cartéis de drogas mexicanos.

Pouco depois dessa notícia, Rosa recebeu uma ligação da equipe de resposta a crises infantis de São Francisco. Diego de alguma forma tinha conseguido subir no telhado do prédio de sua escola e estava parado perto da beirada, chorando tanto que todo o seu corpo tremia, dizendo que não queria mais viver. Ele ficou lá por mais de uma hora, soluçando a menos de 30 centímetros da beirada. Finalmente, um funcionário do serviço de emergência o convenceu a abraçá-lo e o tirou de lá em segurança.

A mãe o levou rapidamente para a clínica e conseguimos colocá-lo de volta na terapia com a mesma terapeuta que o atendera antes, alguém que ele conhecia e em quem confiava. Diego tinha dificuldade de lidar com esses períodos sombrios, mas, com o passar do tempo, aprendeu a construir mais e mais estratégias que o ajudavam a mitigar os sintomas quando atravessava fases difíceis. Como seus médicos, descobrimos que ver as coisas da perspectiva das EAIs tornava relativamente fácil para todos na equipe de assistência médica se coordenar com as equipes de saúde mental e bem-estar.

Então, alguns anos depois, quando Diego tinha 12 anos e teve a pior crise de asma de sua vida, nossa equipe multidisciplinar estava lá para ajudar. Com dificuldade para pagar as contas, Rosa se mudara com a família para um antigo apartamento caindo aos pedaços. Embora não fosse o ideal, isso os mantinha perto dos amigos, das escolas e dos cuidados médicos que ajudavam seus filhos a permanecer nos trilhos. Uma noite, um curto--circuito deu início a um incêndio na cozinha. Quando soube do incêndio, presumi que a crise de asma de Diego fosse consequência da exposição à fumaça produzida pelas chamas. Dias depois, no entanto, na consulta de acompanhamento, ele ainda apresentava sintomas graves, apesar dos medicamentos pesados, e percebi que precisava perguntar se havia algo mais naquela história. O que aconteceu foi que Rosa tirou Diego e as crianças do apartamento muito rápido. Diego não tinha sido exposto a quase nenhuma fumaça. Mas o incêndio que consumiu o apartamento os deixou sem ter onde morar, e ele e sua família não comiam havia três dias. Diego tinha assumido a responsabilidade de ser o homem da família, de proteger a mãe e a irmã mais nova e de cuidar delas. Aos 12 anos de idade, porém, ficou aterrorizado. Não importava quão forte ele quisesse ser para sua família, as noites na rua estavam afetando sua biologia. Foi somente depois que nossa assistente social encontrou um alojamento de emergência para a família que eu consegui afinal diminuir a dose da medicação para asma.

Então, quando Diego me contou sobre a namorada e sua família, meu coração doeu por esse novo episódio de tristeza e sofrimento em sua vida, mas eu também estava confiante de que poderíamos ajudá-lo. Àquela altura, tínhamos uma ideia do que parecia funcionar melhor para ele. Rosa sabia o que observar no que dizia respeito a mudanças no filho, e Diego sabia que, quando estivesse se sentindo muito mal, nossa equipe o apoiaria até ele se sentir melhor outra vez. Como sempre fazia, Diego me deu um abraço ao sair da sala de exame naquele dia e, dessa vez, me certifiquei de lhe dar um aperto extra de volta.

Nas semanas seguintes, nossa equipe trabalhou com Diego para avaliar como ele estava nas seis áreas críticas: sono, exercício, alimentação, *mindfulness*, saúde mental e relacionamentos saudáveis. Sabíamos que Diego se beneficiaria mais de um regime intenso que envolvesse sessões com Claire, sua terapeuta de longa data no CYW, e também identificamos uma pessoa em sua escola a quem ele poderia recorrer regularmente. Eu o encorajei a voltar aos jogos de futebol que ele amava e a se conectar mais com suas fontes de apoio, incluindo a mãe. Não demorou muito para começarmos a observar melhorias. Por fim, o relacionamento com a namorada terminou e, com o tempo, suas notas voltaram a melhorar. Ele conseguiu inclusive ficar entre os melhores da turma. Decidiu que talvez quisesse ser advogado e conseguiu um estágio no escritório da procuradoria, que amava. Em seguida veio a cachorrinha que ele adotou, que fazia seus olhos brilharem quando me contava suas travessuras. Ele amava cuidar dela, e, sempre que Diego coçava suas orelhas, ela retribuía dando lambidas em seu rosto.

Meses depois, quando o vi em uma consulta de acompanhamento, senti uma profunda satisfação com o progresso que ele havia feito. O sistema estava funcionando exatamente como deveria. Diego estava de volta aos trilhos.

Se estivéssemos em um filme, os créditos começariam a passar na tela neste exato momento e poderíamos ficar orgulhosos de nós mesmos. Diego havia "superado" tudo aquilo.

Mas não é assim que a vida funciona. A história não para por aí.

Na vida real, Diego vive em um bairro perigoso e as coisas continuam acontecendo.

Alguns meses depois, atendi sua irmã mais nova na clínica para um checkup. Ainda de fraldas quando comecei a tratar dela e do irmão, ela agora já estava com quase 11 anos de idade. Rosa levou a filha e, ao sair, perguntei como Diego estava.

Àquela altura, eu já conhecia bem os suspiros de Rosa. Havia o suspiro com uma expiração muito longa que significava que ela estava exausta e havia o curto e exasperado quando ela estava se sentindo frustrada ou confusa. O suspiro naquele dia foi profundo, e ela fechou os olhos enquanto exalava e colocava a mão no peito. Aquilo me lembrou do dia que nos conhecemos, antes de ela me contar a história de Diego, então com 7 anos de idade.

— ¡Ay, doctora! Eu conheço meu filho muito bem, doctora. Monitoro cada detalhe dele. Sei como ele reage a tudo. Eu sou como um detetive, observando-o, mas não de muito perto. Não é fácil.

— Aconteceu alguma coisa? — perguntei.

— Umas duas semanas atrás, percebi que tinha alguma coisa errada. Eu podia ver que ele estava prestes a entrar em depressão, então comecei a perguntar: *Você está bem?* Ele só respondia: *Sim, mamãe.* Mas continuei observando o que ele fazia e sabia que tinha alguma coisa errada, então falei: *Mi amor, eu ando observando você. Você só dorme, não quer tomar banho, não come. Posso ver que você está sofrendo. Diga para mim: aconteceu alguma coisa?* Mas ele respondeu: *Não, mamãe, estou bem.* Era sábado à tarde, e eu tinha que ir à missa, então perguntei: *Por que você não vem comigo?* Ele respondeu: *Não, mamãe, quero ficar.* Eu estava prestes a cancelar a ida à missa. Não estava tranquila, porque sabia que meu filho estava passando por alguma coisa, então fui até o quarto dele e disse: *Meu filho, você está deprimido? Eu fico aqui com você.* Mas ele me disse: *Não, mamãe, estoy bien, pode ir.* Então eu fui. Durante a missa, ele me enviou uma mensagem de texto dizendo: *Eu sinto muito.* Não consegui entender o resto porque estava em inglês, então mostrei a uma das minhas amigas que fala inglês muito bem e pedi para ela ler para mim. Dizia: *Mamãe, perdoe-me pelo que vou fazer. Doctora,* deixe-me dizer, eu estava sentada naquela igreja em Oakland e senti uma angústia *tão* grande. Naquele momento, se eu tivesse uma varinha mágica, desapareceria e apareceria em minha casa. Entrei em pânico. Imaginei chegar em casa dali a 45 minutos e encontrar meu filho morto. Eu tinha que encontrar uma maneira de voltar para São Francisco. Implorei a uma amiga que tinha carro que me levasse para casa imediatamente. Esses foram os minutos mais estressantes.

A voz de Rosa ficou embargada. Seus olhos se encheram de lágrimas.

— Eu liguei para ele, mas ele não atendeu. Mandei mensagens de texto e nada. Até pedi emprestado o telefone da minha amiga para poder ligar de um número que não fosse o meu, mas ele também não atendeu. O telefone tocava e ele não atendia. Tenho uma amiga, Magdalena, que mora perto de nós. Eu não esperava que ela estivesse em casa, porque costuma sair para dançar com o namorado aos sábados, mas, *gracias a Dios,* ela estava. Pedi a Magdalena que fosse à minha casa, disse que a vida do meu filho estava em suas mãos e que eu precisava da ajuda dela para salvá-lo. Eu implorei, eu disse: *Magdalena, vá até a minha porta e bata e continue batendo até ele responder.*

LISTERINE • 241

Ela sabe que ele sofre de depressão, então eu disse a ela para chamar a polícia se ele não respondesse. *Doctora*, no meu bairro, não chamamos a polícia por causa dos vizinhos, mas eu disse a ela, implorei, que se ele não respondesse ela devia ligar para a polícia. Ela me disse para não me preocupar, que ia fazer o que eu tinha pedido. A cada minuto que passava eu sentia como se ele estivesse deslizando por entre os meus dedos. Eu chorava de angústia. Ligava para ele sem parar. Finalmente, quando estávamos na metade do caminho para casa, ele atendeu o telefone e eu perguntei: *Mi amor, você está bem?* Mas ele não quis falar comigo, então minha amiga pegou o telefone e perguntou se ele estava bem. Ela disse: *Sua mãe está preocupada! Ela não merece sofrer, responda! ¡Contestala!* Mas ele ficou em silêncio. Ouviu, mas não falou nada, então ela disse a ele que Magdalena estava indo para lá e que a polícia ia arrombar a porta se ele não atendesse. Quando cheguei em casa, eu estava tremendo. Quando o encontrei, ele estava no chão. Pensei que talvez tivesse tomado comprimidos. *Gracias a Dios*, ele não fez isso. Estava em uma *buena borrachera*, de pileque. Foi isso que aconteceu! Tinha arrumado uma garrafa de Bacardi Silver e estava bêbado e se sentindo muito mal. Foi assim que descobri que seu amigo havia morrido.

— Ah, meu Deus! — exclamei, sobressaltada.

— *¡Sí, Doctora!* Um amigo de Diego. Ele tinha acabado de se formar e estava andando na rua com outro amigo quando atiraram nele. Era um bom menino. Bom aluno. Nunca se meteu em encrenca. O tiro não era para ele, mas foi ele quem morreu.

— Eu sinto muito — falei.

— *Gracias*. Mas Diego está bem. Eu o fiz ligar para a terapeuta no mesmo dia e ela está ajudando. Ele está melhor agora, mas, *Doctora*, vou lhe dizer, não é fácil.

• • •

Falei com a terapeuta de Diego mais tarde naquele dia para ter certeza de que ele estava recebendo a ajuda de que precisava, mas fiquei triste, com raiva e frustrada ao mesmo tempo. Apenas alguns meses antes, ele havia passado pela fase difícil com a namorada e conseguido superar. Da última vez que falei com ele, brincamos sobre seu estágio no escritório da promotoria e perguntei onde ele queria fazer faculdade. E então, em um instante, um garoto como ele, alguém que ele conhecia e de quem gostava, estava andando na rua, mas estava no lugar errado na hora errada, e desapareceu para sempre.

Tenho um mau pressentimento de que isso, sem dúvida, voltará a acontecer. Não o mesmo incidente, mas certamente um com um impacto semelhante. Algum acontecimento funcionará como um gatilho e irá expor Diego a um nível de estresse que disparará seu já sensível sistema de resposta ao estresse. Mesmo com todo o progresso que fez, provavelmente ele irá se desestruturar. Terá que tentar manter a cabeça no lugar na medida do possível, reconhecer o que está acontecendo biologicamente e mobilizar seus recursos. Por enquanto, ele tem a mãe para ajudá-lo a fazer isso, e ela tem a clínica para ajudar a ambos. E essa é a boa notícia. É a razão pela qual criamos o CYW. É o que podemos fazer. Não podemos apagar os traumas passados de Diego nem construir uma bolha protetora na qual ele possa flutuar pelo resto da vida, mas podemos usar o que sabemos sobre sua biologia para mitigar os impactos do estresse tóxico que será para sempre parte de seu mundo.

Nós estávamos dando a Diego um dos melhores tratamentos que existem. O problema é que o melhor tratamento que existe é uma droga. Comparado com o que *sabemos* sobre o mecanismo do estresse tóxico, o que *fazemos* ainda é bastante rudimentar. Eu gostaria que dispuséssemos de testes diagnósticos precisos para saber exatamente quais circuitos estavam sofrendo mais interferência e, assim, direcionar nossos tratamentos de modo mais eficaz. Eu gostaria que pudéssemos eliminar o impacto do estresse tóxico de seu DNA, da mesma forma que Michael Meaney havia feito com seus ratos adultos: fazer desaparecer a marca da adversidade, fazer desaparecer o risco de asma e suicídio, de doenças cardíacas e câncer.

Pensei nos meus dias em Stanford, na ala de oncologia pediátrica. Eu gostaria que pudéssemos fazer por Diego o que fizemos por meus pacientes com leucemia. Em Stanford, quando tratávamos um paciente com câncer, tudo era feito por meio de protocolos. O Protocolo POG nº 9.906 era para leucemia linfoblástica aguda de alto risco que se espalhou para o sistema nervoso central. Se o cérebro e a medula espinhal não estivessem envolvidos e o câncer fosse menos agressivo (uma contagem de glóbulos brancos menor que 50 mil), então o Protocolo POG nº 9.201 podia ser usado. As três letras *POG* antes de cada número de protocolo eram algo em que eu não pensava muito na época. Foi só quando Diego e outros como ele me fizeram dar início a minha busca para entender e tratar o estresse tóxico que parei para me perguntar: *Como diabos eles sabiam quais intervenções fazer?*

Em 1958, a taxa de sobrevivência para câncer infantil era de 10%; 90% das crianças diagnosticadas morriam. Em 2008, a taxa de sobrevivência tinha aumentado para quase 80%. Os pacientes com leucemia linfoblástica aguda passaram de uma sobrevida mediana de seis meses (o que significava que apenas metade dos pacientes sobrevivia seis meses após o diagnóstico) para uma taxa de cura geral de 85%. Deus do céu, como nós, como sociedade, conseguimos fazer isso?

Bem, acontece que a resposta para essa pergunta está nas três letras antes de cada número de protocolo. *POG* significa Pediatric Oncology Group [Grupo de Oncologia Pediátrica]. Era um dos quatro grupos de estudos clínicos pediátricos dedicados ao tratamento de cânceres infantis; todos os grupos se fundiram em 2000 para criar o que hoje é o Children's Oncology Group (COG) [Grupo de Oncologia Infantil]. Atualmente, os membros do COG incluem mais de 5 mil especialistas em câncer pediátrico de aproximadamente 230 centros médicos nos Estados Unidos, Canadá, Suíça, Holanda, Austrália e Nova Zelândia.[1] Nas instituições participantes do COG, equipes multidisciplinares compostas de médicos, cientistas, enfermeiros, psicólogos, farmacêuticos e outros especialistas dedicam suas habilidades à investigação, ao diagnóstico e ao tratamento do câncer infantil.

Essa colaboração inovadora resultou no desenvolvimento de um bem--sucedido modelo multidisciplinar de tratamento, em terapias mais eficazes contra o câncer e em protocolos de cuidado zelosamente aprimorados para ajudar os pacientes a melhorar mais rápido. Não foram um ou dois laboratórios fazendo pesquisas de ponta que viraram o jogo. Não foi o desenvolvimento de uma única pílula que fez a diferença. Foram o espírito e a prática da colaboração nos Estados Unidos e, na verdade, no mundo. Os especialistas em câncer compartilhavam um objetivo, mas, igualmente importante se considerarmos como a medicina acadêmica pode ser competitiva e limitada em termos de recursos, eles compartilhavam informações sobre os pacientes, ideias e pesquisas.

Os pesquisadores, no entanto, não colaboravam uns com os outros apenas movidos pelo espírito de curar cânceres pediátricos (embora eu tenha certeza de que isso os motivava). Em 1955, o Instituto Nacional do Câncer dos Estados Unidos concluiu que o estudo da leucemia poderia avançar mais rapidamente se os pesquisadores se reunissem em "grupos de cooperação".[2] A organização criou o programa após um esforço bem-sucedido da Veterans Administration, agência governamental de assistência aos veteranos, que incentivou a colaboração entre pesquisadores que trabalhavam para avançar no tratamento da tuberculose. Em 1955, o Congresso destinou 5 milhões de dólares ao Instituto Nacional do Câncer, possibilitando a criação de dezessete grupos de colaboração em pesquisa que transformaram a prática clínica e melhoraram dramaticamente os prognósticos para pacientes pediátricos com câncer.[3] Quando era residente na ala de oncologia pediátrica de Stanford, eu já podia garantir aos pais que, embora a leucemia infantil seja um diagnóstico muito assustador, a doença é perfeitamente tratável.

Quando você compara o estresse tóxico ao câncer pediátrico, o tratamento ainda é incipiente — estamos apenas dando início a nossa resposta. Se a crise global da adversidade na infância fosse um livro, estaríamos no segundo capítulo. De muitas maneiras, *este* livro é a história do primeiro capítulo: a descoberta dos mecanismos biológicos. Ainda não aperfeiçoamos nossa resposta. Mas estamos trabalhando nisso. O CYW deu seus primeiros passos no sentido de desenvolver o tipo de parceria de pesquisa que leva a avanços no tratamento dos pacientes. Trabalhando com algumas importantes instituições de pesquisa, nossas equipes estão realizando os rigorosos ensaios clínicos randomizados necessários para responder a grandes questões como: "É possível encontrar marcadores biológicos para o estresse tóxico que possam ser mensurados com segurança?"

Como avançamos de ter a primeira peça do quebra-cabeça — saber que a adversidade produz uma resposta ao estresse alterada, o que leva ao estresse tóxico, que por sua vez resulta em uma série de impactos biológicos negativos e doenças — para o tipo de esclarecimento sobre saúde pública a respeito do qual eu tinha lido na pós-graduação? Para mim, essa mudança de estrutura está na mesma escala que a aceitação da teoria microbiana pela comunidade médica, e, de fato, a história da medicina oferece um roteiro interessante para o futuro.

· · ·

No passado, antes de a medicina reconhecer que as infecções eram causadas por micróbios, as pessoas pensavam que elas eram causadas pelo ar viciado. Embora possa parecer ridículo agora, na Inglaterra do século XIX isso era corroborado pela observação de que quanto mais penicos eram esvaziados nas ruas todas as manhãs, maior era a probabilidade de haver uma epidemia de cólera. Da mesma forma, quando cirurgiões se aproximavam de um paciente com uma ferida gravemente infectada, o teste do olfato era uma importante informação diagnóstica. Quanto mais pútrido o cheiro da ferida, mais provável era que o paciente morresse. Cientistas da época debatiam calorosamente sobre as causas de doenças epidêmicas como a cólera e a peste negra (peste bubônica), mas a crença mais difundida era a teoria miasmática, que postulava que vapores venenosos emanavam da matéria pútrida e deixavam as pessoas doentes.

Até o fim do século XIX (na verdade, até o início do século XX), médicos e cientistas acreditavam que a melhor maneira de prevenir infecções era se livrar dos maus odores. E eles estavam parcialmente certos, então o tratamento era parcialmente efetivo. Minimizar o despejo de esgoto nas ruas e nas redes de abastecimento de água de fato reduzia o risco de cólera. Mas colocar flores nas máscaras cirúrgicas dos médicos e nas cabeceiras dos pacientes doentes não contribuía em nada para reduzir o risco de morte (embora a última seja uma prática mantida até hoje).

Um grande problema da teoria miasmática era que, quando algo não cheirava particularmente mal, as pessoas concluíam que não poderia ser fonte de doença. Foi o caso do poço na Broad Street investigado pelo dr. John Snow. Como a água do poço não cheirava mal, as pessoas acharam que Snow estava louco quando pediu às autoridades de saúde pública que removessem a alavanca da bomba. Mas Snow era um dos poucos cientistas de sua época que não acreditava na teoria miasmática. Ele baseou suas investigações na ideia de que os "excrementos dos doentes" continham material venenoso que era passado, através da água contaminada, de humano para humano, crescendo, multiplicando-se e causando doenças. A teoria que Snow defendia, e que o levou a exigir que as autoridades removessem a alavanca do poço, é o que agora sabemos ser a verdadeira fundamentação das infecções: a teoria microbiana. Na época, porém, Snow estava em minoria.

A premissa de que os casos mais urgentes eram os dos pacientes que cheiravam pior fez com que passar ao próximo procedimento rapidamente fosse uma prioridade para médicos e cirurgiões. Coisas como lavar as mãos entre os atendimentos ou trocar o avental cirúrgico só faziam com que perdessem mais tempo, então os cirurgiões mais dedicados iam de paciente para paciente o mais rápido possível, cobertos de sangue e vísceras. Para evitar infecções, eles instruíam as enfermeiras a abrir as janelas da sala de cirurgia a fim de fazer o ar circular.

Mais ou menos na época em que John Snow estava removendo a alavanca da bomba, outro médico pioneiro estava testando como a ideia da teoria microbiana poderia mudar sua prática clínica. O dr. Joseph Lister era um cirurgião que lera o trabalho do químico Louis Pasteur sobre como o vinho era azedado por micróbios. O dr. Lister aplicou esses conceitos à sua prática cirúrgica e insistiu com sua equipe para que adotasse técnicas antissépticas como lavar as mãos, higienizar os instrumentos e limpar a pele e as feridas do paciente. Durante os três anos depois que Lister instituiu suas práticas antissépticas, a taxa de mortalidade por infecção após suas cirurgias caiu de 46% para 15%.[4] Então, da próxima vez que você pegar um frasco de Listerine, saiba que temos que agradecer ao dr. Lister não apenas por ter nos livrado da maldição do mau hálito, mas também por possibilitar que alguém saia de uma sala de cirurgia com uma boa chance de sobreviver.

Apesar do que podem parecer resultados impressionantes, levamos muito tempo para passar da descoberta da teoria microbiana à instituição da higienização das mãos, ao uso de instrumentos cirúrgicos estéreis e ao desenvolvimento de antibióticos, e demoramos ainda mais para chegar aos recursos atuais como antibióticos de quarta geração e equipamentos cirúrgicos esterilizados por radiação. O que aconteceu entre aquele momento e agora?

Há uma miríade de pequenas respostas, é claro. Mas todas se enquadram em duas categorias gerais: a resposta médica e a resposta da saúde pública. A resposta médica englobou mudanças na prática de cuidados médicos, coisas como as técnicas cirúrgicas de Lister e o desenvolvimento de vacinas e antibióticos. A resposta da saúde pública foram todas as formas pelas quais essa informação mudou as coisas fora dos hospitais e clínicas, incluindo a instituição de práticas como o saneamento básico e a pasteurização do leite.

Esses esforços combinados se basearam todos em uma simples mudança de concepção: que a exposição a germes, e não a ar fétido, causa doenças e morte. Depois que isso foi aceito, as pessoas ficaram livres para ser criativas a respeito de como limitar a exposição e a transmissão e, por fim, tratar as infecções que de fato ocorriam. Mas tão importante quanto qualquer intervenção individual foi o reconhecimento de que *ambas* as abordagens eram necessárias para que houvesse uma mudança transformadora. Todos os antibióticos do mundo não vão resolver o problema se as pessoas continuarem despejando esgoto sem tratamento no sistema de abastecimento de água. Da mesma forma, mesmo com as práticas de saneamento mais avançadas, algumas pessoas ainda ficarão doentes, por isso precisamos de meios para tratar infecções.

Passo muito tempo com pessoas que perguntam: "O que as EAIs e o estresse tóxico têm a ver comigo?" Meus colegas médicos dizem: "Isso não é um problema social?" E os legisladores se perguntam: "Como podemos discutir estresse tóxico se não temos uma cura?" A resposta a essas três perguntas é que compreender o mecanismo por meio do qual as EAIs levam ao estresse tóxico nos dá uma ferramenta poderosa para moldar *tanto* nossa resposta médica *quanto* nossa resposta de saúde pública. E todos têm um papel a desempenhar.

Acredito que estamos no limiar de uma *nova* revolução, uma revolução tão importante quanto a desencadeada pela descoberta dos germes por Pasteur. O excitante é que o movimento já começou. O trabalho que Jeannette Pai-Espinosa e a dra. Pam Cantor estão realizando em comunidades e escolas faz parte da resposta da saúde pública às EAIs. O trabalho que Nancy Mannix e o CYW estão fazendo é parte da resposta médica. Neste exato momento, estamos no estágio de higienização das mãos. Ainda temos que desenvolver antibióticos de quarta geração na luta contra o estresse tóxico, mas podemos usar o conhecimento sobre como a resposta ao estresse desencadeia problemas de saúde para instituir algumas práticas básicas de higiene: triagem, cuidados e tratamentos que levem em consideração os traumas. Bons hábitos de sono, prática de exercício, boa alimentação, *mindfulness*, saúde mental e relacionamentos saudáveis são o equivalente a Lister mergulhando seus instrumentos em ácido carbólico e exigindo que seus estudantes de cirurgia lavassem as mãos.

Quando compreendermos que a fonte de muitos dos problemas de nossa sociedade é a exposição a adversidades na infância, as soluções serão tão simples como reduzir a dose de adversidade para as crianças e aumentar a capacidade dos cuidadores de atuar como amortecedores. A partir daí, continuaremos trabalhando, traduzindo essa compreensão na criação de coisas como currículos educacionais mais eficazes e desenvolvimento de exames de sangue que identifiquem biomarcadores para o estresse tóxico — coisas que levarão a uma ampla gama de soluções e inovações, reduzindo os danos pouco a pouco, e depois de salto em salto. A causa do dano — sejam micróbios sejam adversidades na infância — não precisa ser totalmente erradicada. A revolução está na aplicação criativa do conhecimento para mitigar os danos quando eles ocorrerem. Porque quando conhece o *mecanismo*, você pode usar esse conhecimento de inúmeras maneiras para melhorar drasticamente a condição humana. É assim que se dá início a uma revolução. Você muda o enquadramento, muda a lente, e de repente o mundo se revela, *e nada permanece o mesmo.*

13

No retrovisor

ERAM 6 HORAS DA MANHÃ de um sábado quando o celular do meu marido tocou. Estávamos passando o fim de semana na região das vinícolas da Califórnia, então o fato de nos despertarem tão cedo foi algo ao mesmo tempo imprevisto e indesejado. Confuso e sonolento, Arno se virou e puxou o edredom sobre a cabeça.

— Amor — eu o cutuquei. — Amor, é o seu telefone. Quem está ligando a essa hora?!

Arno tateou a mesa de cabeceira, primeiro pegou os óculos e em seguida o telefone.

— Alô? — resmungou ele.

No instante seguinte, ele estava sentado, a voz alerta e rápida.

— Sim, sim, ela está aqui. Espere.

Ele me entregou o telefone.

— É a Sarah. O Evan teve um derrame.

O quê...? Como médica, estou acostumada a receber ligações de parentes e amigos em horários estranhos. Às vezes, é algo importante (o bebê de um amigo com a respiração ofegante) e eu tenho conselhos valiosos para dar (*Vá para o pronto-socorro imediatamente!*). Mas na maior parte das vezes parece que administro uma central de atendimento para alarmistas (*Minha filha de 2 anos comeu cocô de gato, o que devo fazer?*, uma prima pergunta. *Não a deixe comer mais cocô de gato*, respondo). Então, quando Arno me deu o telefone, a principal coisa que passou pela minha cabeça foi: *O que diabos ela quer dizer com derrame?* Imaginei meu irmão adormecendo com o braço embaixo do corpo e acordando com um formigamento ou possivelmente com uma paralisia de Bell, uma inflamação assustadora mas benigna do nervo facial que pode deixar metade do rosto paralisada por semanas ou até meses. Quando peguei o telefone de Arno, estava me sentindo mais cética do que preocupada.

— Sarah?

— Oi, Nadine.

A voz de minha cunhada estava estranhamente contida.

— Estou no pronto-socorro da Universidade da Califórnia. Os médicos querem fazer um procedimento experimental. Eles dizem que isso pode salvar a vida de Evan, mas eu teria que assinar uma autorização para fazer parte de um teste clínico. Não sei o que fazer. Será que você pode falar com a médica e me dizer o que acha?

Meu pulso acelerou. *Pronto-socorro? Universidade da Califórnia?* O que estava acontecendo?

— Claro, claro — falei, sentando-me ao lado de Arno na lateral da cama.

Segundos depois, ouvi uma voz autoritária e levemente apressada do outro lado da linha. O tom, mais do que qualquer outra coisa, fez meus alarmes soarem. Eu o reconheci imediatamente. Era claro, direto e conciso, um tom que eu usava muitas vezes quando estava ao lado do leito de um paciente e quase podia ver a morte do outro lado. Não havia um segundo a desperdiçar.

A médica fez uma breve apresentação e começou a explicar qual era o problema e o que eles queriam fazer. Eu ouvi tudo, balançando a cabeça e murmurando em assentimento até ouvir a frase "bloqueio de dois terços da distribuição da artéria cerebral média".

Meu corpo inteiro tremeu.

— *O quê?* — gritei ao telefone.

Eu sabia o que isso significava em termos clínicos; o que não conseguia entender era o fato de aquilo estar acontecendo com meu irmão. Significava que uma grande parte de seu cérebro não estava recebendo sangue. Significava a morte, provavelmente. Ou, se tivéssemos sorte, sequelas graves.

Imaginei Evan em uma cadeira de rodas com um dos braços colado ao peito como um pássaro com a asa quebrada e inutilizada. Imaginei fraldas geriátricas e enfermeiros para ajudá-lo a se virar na cama. Imaginei purê de maçã escorrendo pelo canto caído de sua boca.

Comecei a soluçar.

Senti a mão de Arno acariciando suavemente minhas costas. Respirei fundo e continuei escutando.

A médica fez uma pausa e em seguida recomeçou, um pouco mais devagar a princípio, depois acelerando o passo. Ela expôs as taxas de sobrevivência para o tratamento padrão e explicou por que achava que o caso de Evan era particularmente bom para testarem o novo procedimento experimental. Eu me esforcei para absorver tudo. Ela explicou os riscos e os potenciais benefícios, e quando finalmente terminou e me disse que estava devolvendo o telefone para minha cunhada, tive que me recompor. Eu não podia de jeito nenhum deixar que Sarah percebesse a angústia em minha voz.

— Sarah. Parece que a melhor coisa a fazer é concordar com esse procedimento.

Eu me esforcei para parecer calma e segura.

— Mesmo? Você tem certeza?

— Absoluta — respondi. — É a nossa melhor chance.

Noventa minutos depois, entramos pela porta de vidro da unidade de tratamento intensivo do departamento de neurocirurgia da Universidade da Califórnia em São Francisco. Arno levava nosso filho Kingston, de 3 anos, no colo. Fomos conduzidos até a sala de espera, onde meus pais e meus outros irmãos estavam esperando. Nas horas que passamos ali aguardando o fim do procedimento, ouvia periodicamente os médicos e as enfermeiras da UTI retransmitindo informações sobre seu caso: "Homem de 43 anos com acidente vascular cerebral agudo, não fumante, sem fatores de risco." A última parte ecoava e ressoava em meu cérebro. *Sem fatores de risco.*

Isso não era verdade.

Quando meus irmãos e eu éramos crianças, nossa mãe sofria de esquizofrenia paranoide, um distúrbio mental grave que, infelizmente, ficou sem tratamento por muitos anos. Como é o caso da maioria das famílias com esse legado, a história era complicada. Em nossa casa, momentos de intensa ansiedade e estresse se misturavam com momentos de amor e alegria. Minha mãe me ensinou como executar no tênis um *backhand* certeiro com as duas mãos e era a mais ferrenha defensora da educação que alguém poderia imaginar, sempre me dizendo: "Invista em sua educação, filha, porque, uma vez que a tenha, ninguém pode tirá-la de você!" Mas quando as coisas ficavam ruins... elas ficavam muito ruins. O problema era que nunca sabíamos qual mãe iríamos encontrar. Todos os dias, depois da escola, era um jogo de adivinhação: quando chegarmos em casa vamos encontrar a mãe feliz ou a mãe assustadora? Não preciso dizer que isso criava um ambiente de estresse recorrente e imprevisível que nos marcou de diferentes maneiras, tanto negativas quanto positivas.

Naquele dia, enquanto estava sentada na sala de espera da UTI neurocirúrgica, morrendo de preocupação, não pude deixar de pensar em como as coisas poderiam ter sido diferentes se a pontuação de EAIs de Evan fizesse parte de seu histórico médico. Pessoas com EAIs significativas têm duas vezes mais chances de ter um acidente vascular cerebral. Como os cuidados com ele poderiam ter sido diferentes até aquele momento se sua pontuação de EAIs fosse tratada como um indicador biológico, assim como a pressão arterial e o colesterol? Se soubéssemos como as EAIs estão relacionadas com esse tipo específico de acidente vascular cerebral, será que poderíamos ter modificado o risco? Será que esse conhecimento poderia ajudar a prevenir que alguém como Evan tivesse um AVC? Todas essas questões me levaram à mesma conclusão: quando se trata de EAIs, precisamos de mais pesquisas, desesperadamente.

Felizmente para minha família, as pesquisas para avançar no tratamento de acidentes vasculares cerebrais tinham dado resultado. Como médica, não subestimo a importância disso: o procedimento experimental que salvou a vida do meu irmão foi nada menos do que milagroso. A equipe da Universidade da Califórnia removeu o coágulo em sua totalidade e restaurou o fluxo sanguíneo para o cérebro de Evan. Quando despertou na UTI, ele ainda estava extremamente fraco do lado direito do corpo, mas em poucos meses, com fisioterapia intensiva, voltou a andar de bicicleta em Marin Headlands e a jogar basquete com os filhos.

NO RETROVISOR • 253

• • •

Quando éramos crianças, Evan se adaptou ao estresse que vivenciávamos em casa sendo totalmente encantador. Até hoje, ele tem um carisma natural que deixa as pessoas automaticamente à vontade. Às vezes ainda dou risada quando me lembro de suas tiradas engraçadas como mestre de cerimônia de nosso casamento. Ele deixou todo mundo contaminado de risos e alegria. Nosso irmão Louis não teve tanta sorte. Louis e eu tínhamos apenas um ano de diferença e nos parecíamos tanto quando éramos pequenos que as pessoas sempre perguntavam se éramos gêmeos. Louis era mais inteligente do que eu e, ao contrário de mim, era realmente popular no ensino médio. Mas também era sensível. Uma combinação única de natureza e criação o levou a seu próprio quadro de esquizofrenia; ele foi diagnosticado em 1992, quando tinha apenas 17 anos. Dois anos depois, desceu do carro da minha mãe em um semáforo e saiu andando. Nunca mais o vimos. Ele está no registro nacional de pessoas desaparecidas desde então. Foi Louis quem me levou a Bayview Hunters Point. Eu vejo seu rosto, seu potencial, seu valor fundamental nos rostos dos meus pacientes.

Olhando para trás, vejo agora como me adaptei à doença de nossa mãe ficando mais sintonizada às pessoas a minha volta. Para mim, descobrir rapidamente que mãe eu iria encontrar quando chegasse da escola era a chave para navegar em nossa casa. Agora tenho facilidade em saber quando há algo acontecendo com as pessoas apenas identificando uma série de sinais não verbais. É como um sexto sentido. Eu não gostaria de reviver os momentos angustiantes e imprevisíveis de minha infância, tampouco desejaria que fossem apagados. Eles são uma grande parte do que me tornou quem eu sou. Às vezes, gosto de pensar nessa capacidade de sintonizar as pessoas como meu pequeno superpoder. Como médica, isso me permite fazer as perguntas corretas de forma delicada a meus pacientes e chegar ao cerne da questão rapidamente. Isso tem sido um dom valioso para mim em minha prática médica.

Minha adaptação à doença de minha mãe também me trouxe benefícios na faculdade de medicina e na residência médica. Sempre me destacava em situações que envolviam altas doses de adrenalina. Não ficaria surpresa em saber que muitos de meus colegas encontraram seu lugar na medicina por um motivo semelhante. Em momentos em que outras pessoas poderiam ter ficado sobrecarregadas ou confusas, meu cérebro e meu corpo estavam acostumados a trabalhar em condições de tirar o fôlego. Nunca esquecerei o dia na UTI pediátrica em Stanford, em meu segundo ano de residência, quando fui encarregada de remover o tubo de respiração de um paciente que havia passado por um transplante de fígado e intestino delgado e que acreditávamos estar se recuperando bem o suficiente para respirar por conta própria. Durante os primeiros minutos, ele ficou bem e parecia estável. Mas depois que a médica responsável deixou o quarto, ele teve uma súbita e inesperada parada cardíaca. Minha mente e meu corpo entraram em ação com força total. Cada segundo de treinamento foi empregado com rapidez e precisão. Quando voltou correndo para atender ao alerta de emergência, a médica me encontrou sobre o leito fazendo massagem cardíaca e orientando a enfermeira a administrar doses de epinefrina. Depois que tudo terminou, depois que recuperamos a pulsação do paciente e ele se estabilizou, a médica balançou a cabeça enquanto repassávamos o que tinha acabado de acontecer.

— O que diabos foi isso? — perguntou ela.

— Como assim? Ele teve uma parada cardíaca. O protocolo diz que nesses casos devemos começar a massagem cardíaca.

Ela riu.

— Eu sei disso. É que nunca vi um residente responder de maneira tão rápida e decisiva antes.

Dei de ombros. *Bem, é o que o protocolo diz*, pensei comigo mesma.

Essa clareza fora do comum, esse nível extra de foco e desempenho, é o que meus irmãos, que são fãs de futebol americano, chamam de "modo da fera". É para isso que a resposta lutar ou fugir foi projetada. Naquele dia, parada do lado de fora do quarto do meu paciente no corredor da UTI, sorri. Secretamente, sentia-me tão poderosa e ágil quanto um *running back* que tinha acabado de saltar sobre uma linha de defesa e ido direto para a *end zone*. Nadine, 1; Morte, 0. Médicos não começam a dançar feito o jogador Ickey Woods, do Cincinnati Bengals, quando fazem algo do qual se sentem particularmente orgulhosos, mas eu *poderia* ter entrado no banheiro feminino e comemorado erguendo o punho com entusiasmo diante do espelho.

NO RETROVISOR • 255

. . .

Minha experiência em lidar com ambos os lados das EAIs é, em parte, o que impulsiona meu trabalho. Eu sei que os impactos de longo prazo da adversidade na infância não são todos sofridos. Em algumas pessoas, a adversidade pode fomentar a perseverança, aprofundar a empatia, fortalecer a determinação de proteger e despertar pequenos superpoderes, mas em todas as pessoas ela fica sob a pele e no DNA, tornando-se uma parte importante de quem somos.

Eu não acho que as pessoas que cresceram com EAIs tenham que "superar" sua infância. Não acho que esquecer a adversidade ou culpá-la seja útil. O primeiro passo é medir sua extensão e observar com clareza o impacto e o risco, não como uma tragédia, tampouco como um conto de fadas, mas sim como uma importante realidade entre uma coisa e outra. Depois de entender como seu corpo e seu cérebro são preparados para reagir em determinadas situações, você pode começar a ser proativo em relação ao modo como lida com as coisas. Você pode identificar gatilhos e aprender a se apoiar e apoiar quem você ama.

Trata-se de entender como a adversidade perturba os delicados ecossistemas da família e nos sobrecarrega. Trata-se de reconhecer que, quando ela inevitavelmente acontece, podemos usar o que aprendemos com a ciência para ajudar a nós mesmos e uns aos outros, de forma a proteger melhor nossas crianças. Como pais e responsáveis, podemos ter dificuldade de admitir quando estamos passando por momentos difíceis. É muito fácil sentir-se culpado e envergonhado por todas as vezes, tanto as reais quanto as imaginadas, que falhamos com nossos filhos. Mas uma das coisas que espero que você apreenda destas páginas é a compreensão de que a maneira pela qual você é afetado pela adversidade não é um referendo sobre seu caráter. Nós não precisamos jogar o jogo da vergonha. Isso não torna as coisas menos difíceis.

Não estou dizendo que seja fácil.

Se você é alguém com uma pontuação de EAIs própria, aprender a reconhecer quando sua resposta ao estresse está ficando fora do controle pode ser difícil. Dedicar tempo e encontrar os recursos para praticar o autocuidado e se colocar no caminho da cura pode ser ainda mais difícil. Se você é um pai ou mãe com EAIs, ou até mesmo um pai ou mãe sem EAIs, tem um desafio duplo, pois precisa se preocupar em cuidar de si mesmo *e* em proteger seu filho. Ou, como vimos, fazer o primeiro para que possa fazer o segundo.

Como médica em uma jornada para curar meus pacientes, aprendi sobre a poderosa capacidade do trauma e da adversidade de moldar quem somos e como nosso corpo funciona, mas, em uma reviravolta triste e inesperada, também a conheci de uma maneira totalmente diferente: como mãe.

Eu sei o que é ser um pai ou mãe debilitado. Quando viajo e faço palestras, costumo contar às pessoas sobre nossa família maluca e miscigenada e nossos quatro lindos meninos. Mas isso é uma mentira que uso para fazer outras pessoas se sentirem confortáveis. A verdade é que temos cinco filhos. Um ano antes de Evan ter um AVC, tive uma crise médica própria. Ziggy Harris nasceu no dia 31 de janeiro de 2014, às 5h51. Ele viveu por 14 minutos e 37 segundos. O momento em que a enfermeira o levou — azul e sem vida — dos meus braços foi o pior da minha vida.

Ziggy tinha sido meu amigo secreto por seis meses lindamente antecipatórios. Como qualquer mãe grávida sabe, éramos melhores amigos muito antes de ele dar seu primeiro ou último suspiro. Ele gostava de abacaxi, *detestava* o cheiro de carne sendo cozida e sua posição favorita era aconchegado do lado direito do meu útero. Eu tinha certeza de que ele estava treinando para ser faixa preta em jiu-jítsu com base nos chutes que dava em minhas costelas esquerdas. Quando o perdemos, dizer que fiquei devastada seria o eufemismo do século.

Arno e eu sofremos essa perda de maneiras muito diferentes. Ele se concentrou em cuidar de todos, especialmente dos meninos. Certificava-se de que não se atrasassem para a escola, de que a geladeira estivesse abastecida e de que houvesse comida na mesa. Eu, por outro lado, não conseguia fazer nada. Não conseguia cuidar de mim mesma, muito menos de qualquer outra pessoa.

Certa manhã, mais ou menos três dias depois de termos perdido Ziggy, acordei às 4h30. Não conseguia dormir. Por um capricho cruel da biologia, meu leite estava descendo. De repente, não suportava ficar mais nem um segundo em casa. Tudo me lembrava meu filho. O travesseiro comprido que eu usava para apoiar minha barriga agora estava no chão ao lado de nossa cama, inutilizado. Eu não conseguia olhar para ele. Implorei que Arno me levasse para outro lugar. Eu precisava sair.

O rosto de Arno revelou uma mistura de profunda preocupação e medo. Ficou claro que ele temia que eu estivesse perdendo a cabeça.

— Amor, do que você está falando? — perguntou ele, gentilmente. — As crianças têm que ir para a escola.

Meus olhos se fixaram em meu marido. Por que diabos ele estava falando sobre as crianças terem que ir para a escola? Eu precisava sair. Eu não aguentava ficar naquela casa. Nem. Mais. Um. Minuto.

— Bem, se não vai me levar, eu vou sozinha! — gritei, em seguida peguei as chaves do meu carro e saí batendo a porta, deixando meu marido em casa com nossos três filhos, que ainda dormiam.

Eu queria sair da minha pele. Tinha esperança de dirigir até encontrar um lugar onde não doesse tanto. Foi um erro. A única coisa pior do que ficar em casa era ficar sozinha.

Uma hora depois, eu estava sentada em meu carro em frente à loja da Starbucks no cruzamento da Irving com a Ninth Street, soluçando histericamente ao volante. Tinha que decidir o que diabos iria fazer.

Levantei a cabeça e vi meu reflexo no espelho retrovisor. Por um momento, quase não me reconheci. Refletida no espelho, de olhos arregalados, eu estava a cara da minha mãe.

De repente, ouvi um *toque, toque, toque* em minha janela.

No que só posso chamar de um ato de intervenção divina, Evan tinha saído para uma corrida matinal e, de todos os lugares da cidade, por acaso estava vindo pela Irving Street quando reconheceu meu carro.

Abaixei o vidro da janela.

— Você está bem? — perguntou ele.

E naquele momento, percebi que não estava. Eu *realmente* não estava bem. Precisava de ajuda.

No minuto em que reconheci que não era capaz de funcionar, meu primeiro pensamento foi: *Como posso evitar que isso prejudique meus filhos?* Por tudo que havia observado em meu trabalho, eu sabia que minha desestruturação não afetava apenas a mim. Também sabia que duas coisas seriam fundamentais para fazer com que nossa família superasse aquilo. A primeira era garantir que as crianças tivessem o cuidado e o amor de que precisavam para amortecer aquele trauma. A segunda era buscar o apoio e o cuidado de que eu precisava. Saber disso fez toda a diferença do mundo. Mais tarde naquele dia, Sarah veio ficar conosco. Ela proporcionou o ambiente seguro, estável e acolhedor para nossos filhos que eu não conseguia proporcionar. Cuidou das crianças para que Arno pudesse se concentrar em cuidar de mim. Foi apenas naquela manhã insana que descobrimos que ele não podia fazer as duas coisas: nós precisávamos da aldeia. Nunca serei capaz de expressar minha gratidão a Evan e Sarah por estarem ao nosso lado e ao lado dos meninos durante nossos momentos mais difíceis.

Não há um dia em que não pense no filho que perdemos. E apesar de minha tendência ao otimismo, tenho tido dificuldade de encontrar significado em sua morte. Mas reconheço que tivemos sorte. No momento em que desabei, eu tinha pessoas para me apoiar e me ajudar a levantar outra vez. Isso é algo pelo que sou profundamente grata. Sentada em meu carro, chorando diante da Starbucks, tive um vislumbre de como seria perder a capacidade de ser a mãe ou o pai que todos queremos ser. Minha mãe não tinha a rede de apoio com a qual Arno e eu pudemos contar. Ela também não teve o benefício de duas décadas de pesquisa sobre o estresse tóxico para lhe dizer quais poderiam ser os impactos sobre seus filhos e o que ela poderia fazer para ajudar a si mesma e a eles. Ela fez o melhor que pôde com o que tinha.

Mas nós temos mais agora; sabemos mais. Acredito que podemos reescrever a história da adversidade e quebrar o ciclo intergeracional do estresse tóxico. Escrevi este livro para todos os pais, padrastos e madrastas, pais adotivos, avós e responsáveis de todos os tipos que estão tentando descobrir como dar às pequenas pessoas sob seus cuidados as melhores oportunidades neste mundo, apesar das dificuldades que a vida coloca em seu caminho e, muitas vezes, apesar de suas próprias histórias de adversidade. Escrevi para todas as crianças e jovens deste mundo que enfrentam enormes desafios e para os adultos cuja saúde está sendo moldada pelo legado de sua infância. Minha esperança é inspirar discussões — em torno de mesas de jantar, em consultórios médicos, em reuniões de pais e professores, em tribunais e em conselhos municipais. Mas minha maior esperança é inspirar ações — grandes e pequenas.

Seja simplesmente aprender a reconhecer quando sua própria resposta ao estresse é ativada e reagir de uma maneira saudável e não prejudicial às pessoas que você ama, seja se tornar um mentor para uma criança necessitada, seja conversar com seu médico, há algo que cada um de nós pode fazer para mudar a forma como nós, como sociedade, respondemos às EAIs.

Acredito que quando cada um encontrar a *coragem* para encarar esse problema de frente teremos o poder de transformar não apenas nossa saúde, mas também nosso mundo.

Epílogo

ESTAMOS EM 2040 E AS COISAS são um pouco diferentes. Eu sou avó agora (mas, como você sabe, ainda estou ótima). Estou aposentada e, quando não estou à toa em meu jardim, me ocupo correndo atrás dos meus netos. Eles têm 4, 5 e 7 anos, e é claro que os estrago com mimos, o prazer secreto de todos os avós desde o começo dos tempos.

Nossos filhos mais velhos (os gêmeos) têm 37 anos e eu sou apaixonada por minhas noras, que me ligaram logo depois de sua primeira consulta pré-natal para me dizer que fizeram uma triagem de EAIs como parte do acompanhamento de rotina. Embora seja o padrão atualmente, elas sabem o quanto ainda amo ouvir sobre médicos seguindo as diretrizes que o CYW ajudou a desenvolver. Nossos filhos apenas reviram os olhos quando suas esposas fazem minhas vontades, ouvindo enquanto eu tagarelo sobre minhas histórias de "antigamente", mas sei que eles ficam secretamente orgulhosos toda vez que preenchem os formulários escolares para seus filhos e veem o quadradinho marcado que atesta que cada criança passou por uma triagem de EAIs junto com as vacinas e o teste de tuberculose.

Grayboo, que agora insiste em ser chamado por seu nome verdadeiro, leciona para alunos do terceiro ano em uma escola pública. Ele me dá notícias de um outro ponto de vista, contando-me como a escola incorpora a sensibilização para as EAIs no treinamento de seus professores. Uma das primeiras coisas de que a escola se certifica é que os professores saibam reconhecer os sintomas de estresse tóxico em seus alunos. Todas as manhãs, Gray orienta sua turma durante um intervalo para prática de meditação, cujo objetivo é ajudá-los a apertar o botão de reiniciar ao começar o dia, reforçando as habilidades de autorregulação nas quais vêm trabalhando durante todo o ano.[1]

Embora esteja aposentada, ainda dedico algum tempo a lecionar pelo menos um curso sobre EAIs e estresse tóxico para estudantes de medicina do primeiro ano em Stanford, onde Kingston agora faz parte da turma. Começamos no início do semestre com os mecanismos biológicos e, no final, estamos discutindo as mais recentes intervenções para curar alterações no sistema neuroendócrino-imunológico.

No âmbito da saúde pública, o movimento decolou. Duas décadas atrás, o CYW foi fundamental na reunião de um grupo de organizações de sensibilização e educação lideradas pela Associação Americana do Coração, pela Sociedade Americana de Combate ao Câncer e pela Associação Americana de Pneumologia, que juntas criaram uma poderosa campanha de educação pública. Começou com um vídeo que viralizou e daí se espalhou por outdoors, cartazes em consultórios médicos, um anúncio no intervalo do Super Bowl e muito mais. Celebridades se voluntariam para fazer parte da campanha publicitária de divulgação das EAIs e compartilham suas histórias junto com o apelo: *Conheça sua pontuação e aprenda a se curar.* A geração dos meus filhos é a primeira a passar à idade adulta sem o estigma em torno da adversidade. Hoje em dia, ter uma pontuação de EAIs não é mais vergonhoso do que ser alérgico a amendoim. Mas a campanha fez muito mais do que mudar atitudes; vinte anos mais tarde, vimos um declínio de 40% no número de americanos que relataram uma ou mais EAIs e um declínio de 60% no número de americanos que relataram quatro ou mais EAIs. Eventos adversos ainda acontecem com todos os tipos de pessoa, mas não são mais passados de geração a geração.

A Lei de Investimento em Resiliência de 2020, que destinou uma parte do orçamento federal para triagem, tratamento e pesquisa, criou um consórcio nacional nos moldes do Children's Oncology Group que é um grande sucesso. O declínio de dois dígitos nos gastos com saúde nos permite realocar dólares para as prioridades nacionais de maneiras previsíveis e também surpreendentes. A maior alocação de recursos para programas de educação e cuidados na primeira infância foi um desdobramento óbvio. A grande surpresa veio quando recebi uma ligação do Departamento de Estado pedindo que eu ajudasse como consultora de um novo programa que trabalhará em estreita colaboração com os governos de outros países para empregar o rastreamento amplo de EAIs e a intervenção precoce em áreas de grande conflito. Dessa forma, podemos inocular as gerações mais jovens para que não sejam suscetíveis a integrar gangues, milícias e guerrilhas. A ciência do estresse tóxico tornou-se uma poderosa ferramenta na manutenção da segurança mundial. E os militares também usam os tratamentos mais modernos para ajudar nossas tropas que voltam do combate.

Eu ajudo como posso, mas na maioria das vezes não há muito o que fazer. O que começou como um movimento se tornou apenas a maneira como as pessoas fazem as coisas: infraestrutura básica, padrão de prática médica, senso comum. Então Arno e eu passamos a maior parte do nosso tempo apenas sendo avós. Levamos nossos netos ao parque, compramos para eles coisas que sabemos que não devíamos, e, quando me deparo com eles arremessando aviões de papel um no outro, pego minha fita métrica e meu cronômetro e rio quando todos reviram os olhos e saem correndo antes que a aula de ciências comece — todos, exceto um.

Apêndice 1

QUAL É A MINHA PONTUAÇÃO DE EAIs?

Antes de você completar 18 anos:

1. Seu pai, sua mãe ou outro adulto que morava em sua casa **com frequência**...
   Xingava, insultava, colocava para baixo ou humilhava você? _____
   ou
   Agia de uma maneira que o deixava com medo de ser agredido fisicamente?
   Sim   Não   Caso sim, marque 1 _____

2. Seu pai, sua mãe ou outro adulto que morava em sua casa **com frequência**...
   Empurrava-o, agarrava-o, dava-lhe tapas ou atirava algo em sua direção?
   ou
   Alguma vez bateu em você com tanta força que o deixou com marcas ou machucado?
   Sim   Não   Caso sim, marque 1 _____

3. Um adulto ou pessoa pelo menos cinco anos mais velha do que você **alguma vez**...
   Tocou ou acariciou ou obrigou você a tocar o corpo dele ou dela de maneira sexual?
   ou
   Tentou ou de fato praticou sexo oral, anal ou vaginal com você?
   Sim   Não   Caso sim, marque 1 _____

4. Você **com frequência** sentia que...
   Ninguém em sua família o amava ou achava que você era importante e especial?
   ou
   Em sua família, as pessoas não cuidavam umas das outras, não eram próximas umas das outras nem se apoiavam?
   Sim   Não   Caso sim, marque 1 _____

5. Você **com frequência** sentia que...
   Não tinha o suficiente para comer, tinha que usar roupas sujas e não tinha ninguém para protegê-lo?
   ou
   Seus pais estavam bêbados ou drogados demais para cuidar de você ou levá-lo ao médico caso precisasse?
   Sim   Não   Caso sim, marque 1 _____

6. Seus pais já se separaram ou se divorciaram?
   Sim   Não   Caso sim, marque 1 _____

7. Sua mãe ou madrasta...
   Com frequência era empurrada, agarrada com força, estapeada ou tinha algo atirado em sua direção?
   ou
   Às vezes ou **com frequência** era chutada, mordida, agredida com socos ou golpeada com força com algum objeto?
   ou

Alguma vez foi agredida repetidamente durante pelo menos alguns minutos ou ameaçada com uma arma de fogo ou uma faca?

Sim   Não   Caso sim, marque 1 _____

8. Você já morou com alguém que tivesse problemas com bebida, fosse alcoólatra ou usasse drogas ilícitas?

Sim   Não   Caso sim, marque 1 _____

9. Alguém com quem você morou sofria de depressão ou de distúrbios mentais, ou alguém com quem você morou alguma vez tentou suicídio?

Sim   Não   Caso sim, marque 1 _____

10. Alguém com quem você morou foi para a prisão?

Sim   Não   Caso sim, marque 1 _____

Agora some todas as suas respostas "Sim": _____
Esta é a sua pontuação de EAIs.

Apêndice 2

QUESTIONÁRIO DO CYW SOBRE EXPERIÊNCIAS ADVERSAS NA INFÂNCIA (Q-EAI) CRIANÇA

Para ser preenchido pelo pai ou pela mãe/responsável

Data: _____

Nome da criança: _____ Data de nascimento: _____

Seu nome: _____ Relação com a criança: _____

Muitas crianças passam por experiências estressantes que podem afetar sua saúde e seu bem-estar. Os resultados deste questionário ajudarão o médico de seu filho a avaliar sua saúde e dar orientações.

Por favor, leia as frases seguintes, conte o número de declarações que se aplicam ao seu filho e escreva o total na caixa abaixo.

Por favor, NÃO marque nem indique quais declarações específicas se aplicam a seu filho.

1) Das afirmações da Seção 1, QUANTAS se aplicam a seu filho? Escreva o número total na caixa. ☐

Seção 1. Em algum momento, desde o nascimento...

- Os pais ou responsáveis de seu filho se separaram ou se divorciaram.
- Seu filho viveu com um membro do agregado familiar que foi preso ou cumpriu pena na cadeia.
- Seu filho viveu com um membro do agregado familiar que sofria de depressão ou distúrbios mentais ou tentou suicídio.
- Seu filho viu ou ouviu membros do agregado familiar ferirem ou ameaçarem ferir um ao outro.
- Um membro do agregado familiar xingou, insultou, humilhou ou denegriu seu filho de forma a assustá-lo, *ou* um membro do agregado familiar agiu de uma forma que fez seu filho ter medo de ser agredido fisicamente.
- Alguém tocou as partes íntimas do seu filho ou pediu que ele tocasse suas partes íntimas de uma maneira sexual.
- Mais de uma vez, seu filho ficou sem comida, sem roupas ou sem um lugar para morar, ou não teve ninguém para protegê-lo.
- Alguém empurrou, agarrou, deu um tapa ou atirou algo em seu filho, OU seu filho foi agredido com tanta força que ficou ferido ou com marcas.
- Seu filho viveu com alguém que tinha problemas com bebida ou usava drogas.
- Seu filho se sentia com frequência sem apoio, sem amor ou desprotegido.

2) Das declarações da Seção 2, QUANTAS se aplicam a seu filho? Escreva o número total na caixa. ☐

Seção 2. Em algum momento, desde o nascimento...

- Seu filho ficou em um lar temporário.
- Seu filho sofreu assédio ou foi vítima de *bullying* na escola.

- Seu filho viveu com um dos pais ou responsável que morreu.
- Seu filho foi separado de seu principal cuidador por motivo de deportação ou imigração.
- Seu filho foi submetido a um procedimento médico sério ou teve uma doença que representou risco de vida.
- Seu filho viu ou ouviu com frequência violência no bairro ou nos arredores de sua escola.
- Seu filho foi maltratado com frequência por causa de raça, orientação sexual, local de nascimento, deficiência ou religião.

Agradecimentos

Devo começar agradecendo a meus pacientes e às famílias que compartilharam suas vidas comigo e me confiaram o cuidado de seus maiores tesouros: seus filhos. Também sou profundamente grata à comunidade de Bayview Hunters Point, por me acolher, me apoiar e me acompanhar nessa jornada de aprendizado. Um agradecimento especial a Dwayne Jones, por me orientar, por me dar suporte e por direcionar os recursos da prefeitura para apoiar a clínica de Bayview.

Embora fosse um antigo sonho meu, nunca imaginei que realmente escreveria um livro. Há um velho ditado que diz: "Você tem que imaginar para ser." Sou grata a minhas queridas amigas Kathleen Kelly Janus e Anja Manuel, por colocarem suas vozes no mundo sem medo e por me encorajarem a fazer o mesmo. Também tenho que agradecer a Faye Morrison, minha professora do quinto e do sexto ano na Ohlone Elementary School, em Palo Alto, por incentivar meu amor pela leitura e pela escrita.

Obrigada a Rachel e Zara, por cuidarem amorosamente dos meus filhos para que eu possa cuidar dos filhos dos outros.

Paul e Daisy Soros financiaram minha formação médica e me proporcionaram a liberdade de praticar a medicina aonde meu coração (e não meus empréstimos estudantis) me levou. Stan Heginbotham e Warren Ilchman, da Paul and Daisy Soros Fellowships for New Americans, me encorajaram a "compor uma vida", sair para o mundo e aprender fazendo.

O devido crédito vai para o National Institutes of Health, por apoiar minha formação em saúde pública e meu treinamento em pesquisa.

Obrigada a Martin Brotman, Steve Lockheart e Terry Giovannini, do California Pacific Medical Center, que acreditaram em meu sonho maluco de abrir uma clínica em Bayview Hunters Point quando tinha acabado de terminar a residência.

Também me beneficiei da sábia orientação de Cheryl Polk, Ann O'Leary, Jennifer Siebel Newsom, Esta Soler, Suzy Loftus, Lenore Anderson, Jennifer Pitts, George Halvorson, Geoff Canada, Bryan Stevenson e Kamala Harris.

O primeiro passo para curar o estresse tóxico é entender que ele existe. Obrigada a Jamie Redford, Ashley Judd e Anna Deavere Smith, por falarem publicamente a esse respeito.

Conheci Paul Tough em uma conferência em Nova York, em 2009. Quando soube que ele trabalhava (na época) para a *New York Times Magazine*, fiz um monólogo de 45 minutos sobre EAIs e estresse tóxico. Sou muito grata por ele não ter saído correndo, mas escutado e amplificado a questão.

Toda a pesquisa e ciência presentes neste livro são produto dos esforços incansáveis de pesquisadores e médicos que vieram antes de mim e que continuam a promover avanços importantes em nossa compreensão do estresse tóxico e de seu tratamento. Há pessoas demais para citar, mas quero compartilhar o quanto me inspiram e como sou grata àqueles que estabeleceram as bases científicas para esse campo. Devo agradecimentos especiais a Monica Singer, Sarah Hemmer, Whitney Clarke, Todd Renschler, Lisa Gutierrez Wang, Susan Briner, Denise Dowd, Andy Garner, Eva Ihle, Sheila Walker, Pamela Cantor, Jack Shonkoff, Tom Boyce, Nancy Adler, Roy Wade, Mark Raines, Alicia Lieberman, Rob Anda, Vince Felitti e Victor Carrion, todos os quais influenciaram imensamente minha compreensão e moldaram minha abordagem para identificar e tratar as EAIs e o estresse tóxico.

Devo muito a Justin Sherman, meu treinador de liderança, cuja orientação paciente me manteve no caminho quando eu estava prestes a desistir.

Todos os dados neste livro foram meticulosamente reunidos por Debby Oh, com a ajuda de Sukhdip Purewal e de outros membros de nossa excelente equipe de pesquisa no Center for Youth Wellness, incluindo Monica Bucci e Kadiatou Koita. Essas mulheres têm um compromisso inigualável com o rigor e a precisão. Além disso, quero agradecer a nossas equipes excepcionais no Center for Youth Wellness e no Bayview Child Health Center, bem como a nosso excelente conselho de diretores (passados e atuais), a nosso conselho de liderança e a nosso conselho consultivo da comunidade. É uma grande

AGRADECIMENTOS • 271

alegria trabalhar lado a lado com essas pessoas atenciosas e dedicadas, que conseguem demonstrar diariamente o poder de cura dos relacionamentos individuais e compartilhar essa visão para melhorar a saúde e a vida de milhões de outros.

Eu me sinto muito sortuda por ter o apoio da brilhante equipe da Houghton Mifflin Harcourt. Sou profundamente grata pelos esforços de Tracy Roe, minha editora de texto afiada e hilária, e Deanne Urmy, cujas perguntas empenhadas e edições habilidosas tornaram este livro melhor do que eu poderia esperar.

O crédito por me incentivar a escrever este livro vai para Doug Abrams, meu agente literário, cujo espírito ousado inflama a ousadia nos outros. Devo muito a ele e à maravilhosa equipe da Idea Architects, incluindo Lara Love Hardin e, principalmente, minha incrível colaboradora Lauren Hamlin. Obrigada, Lauren, por sua criatividade, sua dedicação, sua parceria e seu senso de humor.

Tudo o que realizei na vida foi porque alguém acreditou e investiu em mim. Não estaria onde estou se não fosse pela generosidade de algumas pessoas que apostaram desde o início em mim e na minha equipe e que me ajudaram ao longo do caminho, incluindo George Sarlo, Elaine Gold, Tom e Jael Perkins, John e Lisa Pritzker, Bob Ross e a equipe da California Endowment, Russ e Beth Siegelman, Warren Browner, do California Pacific Medical Center, Barbara Picower, Jaquelline Fuller e a equipe da Google.org, Daniel Lurie e a equipe da Tipping Point, e Ruth Shaber e a equipe da Tara Health Foundation. Um agradecimento especial à dra. Shaber, por ler os rascunhos e oferecer ideias e sugestões incisivas para tornar este livro o melhor possível.

Além disso, quero agradecer a meus pacientes, colegas, amigos e familiares, que generosamente compartilharam suas histórias para este livro. Minha maior esperança é que seus relatos forneçam o solo onde as sementes de cura possam brotar.

Minha mais profunda gratidão a minha família: minha mãe, meu pai, meus irmãos, minha cunhada, meus primos, tias, tios, e todo o nosso clã de jamaicanos, tanto nos Estados Unidos quanto em nossa *yaad*. Eles têm sido minha aldeia e exemplificam a palavra *resiliência*.

Nossos quatro meninos — Petros, Paulos, Kingston e Gray — me dão a alegria e a inspiração necessárias para dar o meu melhor todos os dias para a próxima geração.

Finalmente, não há palavras para homenagear adequadamente meu marido fenomenal. A maior sorte da minha vida foi conhecer Arno Harris. Ele é uma fonte de amor, conexão, bondade, alegria, paciência e hilaridade em minha vida. Além disso, é superinteligente e muito sexy. Tenho uma profunda gratidão por ele, não apenas por ler inúmeros rascunhos e fazer sugestões e correções inestimáveis, mas também por ter se encarregado de mais tarefas domésticas — como trocar fraldas, levar e buscar os meninos, preparar refeições, dar banhos e fazer leituras de livros antes de dormir — do que seria justo, para que eu pudesse ficar acordada até tarde e levantar cedo para fazer este livro vir ao mundo.

Notas

1. Alguma coisa está errada

1. "Attention-Deficit / Hyperactivity Disorder (ADHD)", Centers for Disease Control and Prevention, October 5, 2016, <https://www.cdc.gov/ncbddd/adhd/diagnosis.html>.
2. Mark Deneau *et al.*, "Primary Sclerosing Cholangitis, Autoimmune Hepatitis, and Overlap in Utah Children: Epidemiology and Natural History", *Hepatology* 58, n. 4 (2013): 1392-1400.
3. *2004 Community Health Assessment: Building a Healthier San Francisco* (December 2004).
4. Ibidem, p. 117.
5. Ibidem, p. 42.
6. *Take This Hammer*, dirigido por Richard O. Moore, National Education Television, 1963, <https://diva.sfsu.edu/bundles/187041>.
7. Judith Summers, *Soho: A History of London's Most Colourful Neighborhood* (London: Bloomsbury, 1989), p. 113-17.
8. Steven Johnson, *The Ghost Map: The Story of London's Most Terrifying Epidemic — and How It Changed Science, Cities, and the Modern World* (New York: Riverhead Books, 2006), p. 195-96.

2. Para dar um passo à frente é preciso dar um passo atrás

1. T. B. Hayes e T. H. Wu, "The Role of Corticosterone in Anuran Metamorphosis and Its Potential Role in Stress-Induced Metamorphosis", *Netherlands Journal of Zoology* 45 (1995): 107-9.
2. Ibidem.

274 • MAL PROFUNDO

3. James Norman, "Hypothyroidism (Underactive Thyroid Part 1: Too Little Thyroid Hormone)", Vertical Health LLC, <http://www.endocrineweb.com/conditions/thyroid/hypothyroidism-too-little-thyroid-hormone>.

3. Dezoito quilos

1. Child Sexual Abuse Task Force and Research and Practice Core, National Child Traumatic Stress Network, *How to Implement Trauma-Focused Cognitive Behavioral Therapy* (Durham, N.C.: National Center for Child Traumatic Stress, 2004).
2. Vincent J. Felitti *et al.*, "Relationship of Childhood Abuse and Household Dysfunction to Many of the Leading Causes of Death in Adults: The Adverse Childhood Experiences (ACE) Study", *American Journal of Preventive Medicine* 14, n. 4 (1998): 245-58.
3. Vincent J. Felitti, "Belastungen in der Kindheit und Gesundheit im Erwachsenenalter: die Verwandlung von Gold in Blei", *Zeitschrift für psychosomatische Medizin und Psychotherapie* 48 (2002): 359-69.
4. Ibidem.
5. Um exemplo de ocorrência estatística de doenças associadas com quatro ou mais EAIs é fornecido aqui; alguns pesquisadores usam três ou mais EAIs como referência ao compilar risco estatístico de doenças associadas.

RESULTADOS DO ESTUDO SOBRE EAIs

Em comparação com aqueles que não reportaram nenhuma EAI, indivíduos com quatro ou mais EAIs tiveram chances significativamente mais altas de relatar...

Cardiopatia isquêmica	2,2
Qualquer tipo de câncer	1,9
Bronquite crônica ou enfisema (DPOC)	3,9
Acidente vascular cerebral	2,4
Diabetes	1,6
Já ter tentado suicídio	12,2
Obesidade severa	1,6
Duas ou mais semanas de estado depressivo no ano anterior	4,6
Já ter consumido drogas ilícitas	4,7
Já ter usado drogas injetáveis	10,3
Tabagismo corrente	2,2
Já ter contraído doença sexualmente transmissível	2,5

Fonte: Felitti, 1998.

NOTAS • 275

6. Maxia Dong *et al.*, "Insights into Causal Pathways for Ischemic Heart Disease", *Circulation* 110, n. 13 (2004): 1761-66; Maxia Dong *et al.*, "Adverse Childhood Experiences and Self-Reported Liver Disease: New Insights into the Causal Pathway", *Archives of Internal Medicine* 163, n. 16 (2003): 1949-56.

4. O tiroteio e o urso

1. O cérebro humano tem dois hipocampos e duas amígdalas. Embora sejam estruturas duplas, em nome da simplicidade, refiro-me a elas no singular.
2. Cecilio Álamo, Francisco López-Muñoz e Javier Sánchez-García, "Mechanism of Action of Guanfacine: A Postsynaptic Differential Approach to the Treatment of Attention Deficit Hyperactivity Disorder (ADHD)", *Actas Españolas de Psiquiatría* 44, n. 3 (2016): 107-12.
3. Monica Bucci *et al.*, "Toxic Stress in Children and Adolescents", *Advances in Pediatrics* 63, n. 1 (2016): 403-28.
4. Jacqueline Bruce *et al.*, "Morning Cortisol Levels in Preschool-Aged Foster Children: Differential Effects of Maltreatment Type", *Developmental Psychobiology* 51, n. 1 (2009): 14-23.
5. Ibidem, p. 19.
6. National Scientific Council on the Developing Child (2005/2014), "Excessive Stress Disrupts the Architecture of the Developing Brain: Working Paper n. 3", edição atualizada, <https://developingchild.harvard.edu /resources/wp3>.

5. Ruptura dinâmica

1. Victor G. Carrion *et al.*, "Decreased Prefrontal Cortical Volume Associated with Increased Bedtime Cortisol in Traumatized Youth", *Biological Psychiatry* 68, n. 5 (2010): 491-93.
2. David W. Brown *et al.*, "Adverse Childhood Experiences and the Risk of Premature Mortality", *American Journal of Preventive Medicine* 37, n. 5 (2009): 389-96.
3. Salam Ranabir e K. Reetu, "Stress and Hormones", *Indian Journal of Endocrinology and Metabolism* 15, n. 1 (2011): 18-22.
4. Ibidem.
5. Cecilio Álamo, Francisco López-Muñoz e Javier Sánchez-García, "Mechanism of Action of Guanfacine: A Postsynaptic Differential Approach to the Treatment

of Attention Deficit Hyperactivity Disorder (ADHD)", *Actas Españolas de Psiquiatría* 44, n. 3 (2016): 107-12.

6. "Five Numbers to Remember About Early Childhood Development", atualizado pela última vez em abril de 2017, <https://developingchild.harvard.edu/resources/five-numbers-to-remember-about-early-childhood-development/#note>.

7. Nim Tottenham *et al.*, "Prolonged Institutional Rearing Is Associated with Atypically Large Amygdala Volume and Difficulties in Emotion Regulation", *Developmental Science* 13, n. 1 (2010): 46-61.

8. Ranabir e Reetu, "Stress and Hormones", p. 18.

9. Jerker Karlén *et al.*, "Early Psychosocial Exposures, Hair Cortisol Levels, and Disease Risk", *Pediatrics* 135, n. 6 (2015): e1450- e1457.

10. Shanta R. Dube *et al.*, "Cumulative Childhood Stress and Autoimmune Diseases in Adults", *Psychosomatic Medicine* 71, n. 2 (2009): 243-50.

11. Andrea Danese *et al.*, "Childhood Maltreatment Predicts Adult Inflammation in a Life-Course Study", *Proceedings of the National Academy of Sciences* 104, n. 4 (2007): 1319-24.

12. Ibidem, p. 1320.

6. Lamba sua cria!

1. Todd S. Renschler *et al.*, "Trauma-Focused Child-Parent Psychotherapy in a Community Pediatric Clinic: A Cross-Disciplinary Collaboration", in *Attachment-Based Clinical Work with Children and Adolescents*, organizado por J. Bettmann e D. Demetri Friedman (New York: Springer, 2013), p. 115-39.

2. Center on the Developing Child, "Five Numbers to Remember About Early Childhood Development (Brief)", atualizado em abril de 2017, <www.developingchild.harvard.edu>.

3. Dong Liu *et al.*, "Maternal Care, Hippocampal Glucocorticoid Receptors, and Hypothalamic-Pituitary-Adrenal Responses to Stress", *Science* 277, n. 5332 (1997): 1659-62.

4. Michael J. Meaney, "Maternal Care, Gene Expression, and the Transmission of Individual Differences in Stress Reactivity Across Generations", *Annual Review of Neuroscience* 24, n. 1 (2001): 1161-92.

5. Ian Weaver *et al.*, "Epigenetic Programming by Maternal Behavior", *Nature Neuroscience* 7, n. 8 (2004): 847-54.

NOTAS • 277

6. Gene H. Brody *et al.*, "Prevention Effects Ameliorate the Prospective Association Between Nonsupportive Parenting and Diminished Telomere Length", *Prevention Science* 16, n. 2 (2015): 171-80.

7. Eli Puterman *et al.*, "Lifespan Adversity and Later Adulthood Telomere Length in the Nationally Representative US Health and Retirement Study", *Proceedings of the National Academy of Sciences* 113, n. 42 (2016): e6335-e6342.

8. Aoife O'Donovan *et al.*, "Childhood Trauma Associated with Short Leukocyte Telomere Length in Posttraumatic Stress Disorder", *Biological Psychiatry* 70, n. 5 (2011): 465-71.

9. Leah K. Gilbert *et al.*, "Childhood Adversity and Adult Chronic Disease: An Update from Ten States and the District of Columbia, 2010", *American Journal of Preventive Medicine* 48, n. 3 (2015): 345-49.

10. Christina D. Bethell *et al.*, "Adverse Childhood Experiences: Assessing the Impact on Health and School Engagement and the Mitigating Role of Resilience", *Health Affairs* 33, n. 12 (2014): 2106-15.

7. O antídoto para as EAIs

1. Alicia F. Lieberman, Patricia Van Horn e Chandra Ghosh Ippen, "Toward Evidence-Based Treatment: Child-Parent Psychotherapy with Preschoolers Exposed to Marital Violence", *Journal of the American Academy of Child and Adolescent Psychiatry* 44, n. 12 (2005): 1241-48; Alicia F. Lieberman, Chandra Ghosh Ippen e Patricia Van Horn, "Child-Parent Psychotherapy: 6-Month Follow-Up of a Randomized Controlled Trial", *Journal of the American Academy of Child and Adolescent Psychiatry* 45, n. 8 (2006): 913-18; Alicia F. Lieberman, Donna R. Weston e Jeree H. Pawl, "Preventive Intervention and Outcome with Anxiously Attached Dyads", *Child Development* 62, n. 1 (1991): 199-209; Sheree L. Toth *et al.*, "The Relative Efficacy of Two Interventions in Altering Maltreated Preschool Children's Representational Models: Implications for Attachment Theory", *Development and Psychopathology* 14, n. 4 (2002): 877-908; Dante Cicchetti, Fred A. Rogosch e Sheree L. Toth, "Fostering Secure Attachment in Infants in Maltreating Families Through Preventive Interventions", *Development and Psychopathology* 18, n. 3 (2006): 623-49.

2. Roseanne Armitage *et al.*, "Early Developmental Changes in Sleep in Infants: The Impact of Maternal Depression", *Sleep* 32, n. 5 (2009): 693-96.

3. Sandhya Kajeepeta *et al.*, "Adverse Childhood Experiences Are Associated with Adult Sleep Disorders: A Systematic Review", *Sleep Medicine* 16, n. 3 (2015): 320-30; Karolina Koskenvuo *et al.*, "Childhood Adversities and Quality of Sleep in Adulthood: A Population-Based Study of 26,000 Finns", *Sleep Medicine* 11, n. 1 (2010): 17-22; Yan Wang *et al.*, "Childhood Adversity and Insomnia in Adolescence", *Sleep Medicine* 21 (2016): 12-18.
4. Michael R. Irwin, "Why Sleep Is Important for Health: A Psychoneuroimmunology Perspective", *Annual Review of Psychology* 66 (2015): 143-72.
5. Ibidem.
6. Ibidem.
7. Ibidem.
8. Ibidem.
9. Megan V. Smith, Nathan Gotman e Kimberly A. Yonkers, "Early Childhood Adversity and Pregnancy Outcomes", *Maternal and Child Health Journal* 20, n. 4 (2016): 790-98; Inge Christiaens, Kathleen Hegadoren e David M. Olson, "Adverse Childhood Experiences Are Associated with Spontaneous Preterm Birth: A Case-Control Study", *BMC Medicine* 13, n. 1 (2015): 124; Vanessa J. Hux, Janet M. Catov e James M. Roberts, "Allostatic Load in Women with a History of Low Birth Weight Infants: The National Health and Nutrition Examination Survey", *Journal of Women's Health* 23, n. 12 (2014): 1039-45; Alice Han e Donna E. Stewart, "Maternal and Fetal Outcomes of Intimate Partner Violence Associated with Pregnancy in the Latin American and Caribbean Region", *International Journal of Gynecology and Obstetrics* 124, n. 1 (2014): 6-11.
10. Aaron Kandola *et al.*, "Aerobic Exercise as a Tool to Improve Hippocampal Plasticity and Function in Humans: Practical Implications for Mental Health Treatment", *Frontiers in Human Neuroscience* 10 (2016): 179-88; Nuria Garatachea *et al.*, "Exercise Attenuates the Major Hallmarks of Aging", *Rejuvenation Research* 18, n. 1 (2015): 57-89.
11. Eduardo Ortega, "The 'Bioregulatory Effect of Exercise' on the Innate/Inflammatory Responses", *Journal of Physiology and Biochemistry* 72, n. 2 (2016): 361-69.
12. Cristiano Correia Bacarin *et al.*, "Postischemic Fish Oil Treatment Restores Long-Term Retrograde Memory and Dendritic Density: An Analysis of the Time Window of Efficacy", *Behavioural Brain Research* 311 (2016): 425-39; A. L. Dinel *et al.*, "Dairy Fat Blend Improves Brain DHA and Neuroplasticity and Regulates

Corticosterone in Mice", *Prostaglandins, Leukotrienes and Essential Fatty Acids (PLEFA)* 109 (2016): 29-38; Javier Romeo *et al.*, "Neuroimmunomodulation by Nutrition in Stress Situations", *Neuroimmunomodulation* 15, n. 3 (2008): 165-69; Lianne Hoeijmakers, Paul J. Lucassen e Aniko Korosi, "The Interplay of Early-Life Stress, Nutrition, and Immune Activation Programs Adult Hippocampal Structure and Function", *Frontiers in Molecular Neuroscience* 7 (2014); Kit-Yi Yam *et al.*, "Early-Life Adversity Programs Emotional Functions and the Neuroendocrine Stress System: The Contribution of Nutrition, Metabolic Hormones and Epigenetic Mechanisms", *Stress* 18, n. 3 (2015): 328-42; Aisha K. Yousafzai, Muneera A. Rasheed e Zulfiqar A. Bhutta, "Annual Research Review: Improved Nutrition — A Pathway to Resilience", *Journal of Child Psychology and Psychiatry* 54, n. 4 (2013): 367-77.

13. Janice K. Kiecolt-Glaser, "Stress, Food, and Inflammation: Psychoneuroimmunology and Nutrition at the Cutting Edge", *Psychosomatic Medicine* 72, n. 4 (2010): 365.

14. Elizabeth Blackburn e Elissa Epel, *The Telomere Effect: A Revolutionary Approach to Living Younger, Healthier, Longer* (New York: Grand Central Publishing, 2017).

15. John W. Zamarra *et al.*, "Usefulness of the Transcendental Meditation Program in the Treatment of Patients with Coronary Artery Disease", *American Journal of Cardiology* 77, n. 10 (1996): 867-70.

16. Amparo Castillo-Richmond *et al.*, "Effects of Stress Reduction on Carotid Atherosclerosis in Hypertensive African Americans", *Stroke* 31, n. 3 (2000): 568-73.

17. L. E. Carlson *et al.*, "Mindfulness-Based Stress Reduction in Relation to Quality of Life, Mood, Symptoms of Stress and Levels of Cortisol, Dehydroepiandrosterone Sulfate (DHEAS) and Melatonin in Breast and Prostate Cancer Outpatients", *Psychoneuroendocrinology* 29, n. 4 (2004): 448-74, doi: 10.1016/ s0306-4530(03)00054-4.

18. Michael T. Baglivio *et al.*, "The Prevalence of Adverse Childhood Experiences (ACE) in the Lives of Juvenile Offenders", *Journal of Juvenile Justice* 3, n. 2 (2014): 1.

9. O homem mais sexy do mundo

1. Jean Koch, *Robert Guthrie — the PKU Story: A Crusade Against Mental Retardation* (Pasadena, CA: Hope Publishing, 1997), p. 155-56.

2. Ibidem.
3. Jason Gonzalez e Monte S. Willis, "Robert Guthrie, MD, Ph.D.", *Laboratory Medicine* 40, n. 12 (2009): 748-49, <http://labmed. oxfordjournals.org/ content/40/12/748>.
4. Ibidem.
5. Anna E. Johnson *et al.*, "Growth Delay as an Index of Allostatic Load in Young Children: Predictions to Disinhibited Social Approach and Diurnal Cortisol Activity", *Development and Psychopathology* 23, n. 3 (2011): 859-71; Marcus Richards e M. E. J. Wadsworth, "Long-Term Effects of Early Adversity on Cognitive Function", *Archives of Disease in Childhood* 89, n. 10 (2004): 922-27; Meghan L. McPhie, Jonathan A. Weiss e Christine Wekerle, "Psychological Distress as a Mediator of the Relationship Between Childhood Maltreatment and Sleep Quality in Adolescence: Results from the Maltreatment and Adolescent Pathways (MAP) Longitudinal Study", *Child Abuse & Neglect* 38, n. 12 (2014): 2044-52.
6. Paul Lanier *et al.*, "Child Maltreatment and Pediatric Health Outcomes: A Longitudinal Study of Low-Income Children", *Journal of Pediatric Psychology* 35, n. 5 (2009): 511-22; Anita L. Kozyrskyj *et al.*, "Continued Exposure to Maternal Distress in Early Life Is Associated with an Increased Risk of Childhood Asthma", *American Journal of Respiratory and Critical Care Medicine* 177, n. 2 (2008): 142-47; Peter A. Wyman *et al.*, "Association of Family Stress with Natural Killer Cell Activity and the Frequency of Illnesses in Children", *Archives of Pediatrics & Adolescent Medicine* 161, n. 3 (2007): 228-34; Miriam J. Maclean, Catherine L. Taylor e Melissa O'Donnell, "Pre-Existing Adversity, Level of Child Protection Involvement, and School Attendance Predict Educational Outcomes in a Longitudinal Study", *Child Abuse & Neglect* 51 (2016): 120-31; Timothy T. Morris, Kate Northstone e Laura D. Howe, "Examining the Association Between Early Life Social Adversity and BMI Changes in Childhood: A Life Course Trajectory Analysis", *Pediatric Obesity* 11, n. 4 (2016): 306-12; Gregory E. Miller e Edith Chen, "Life Stress and Diminished Expression of Genes Encoding Glucocorticoid Receptor and B2-Adrenergic Receptor in Children with Asthma", *Proceedings of the National Academy of Sciences* 103, n. 14 (2006): 5496-5501; Nadine J. Burke *et al.*, "The Impact of Adverse Childhood Experiences on an Urban Pediatric Population", *Child Abuse and Neglect* 35, n. 6 (2011): 408-13.

NOTAS • 281

7. Zulfiqar A. Bhutta, Richard L. Guerrant e Charles A. Nelson, "Neurodevelopment, Nutrition, and Inflammation: The Evolving Global Child Health Landscape", *Pediatrics* 139, supplement 1 (2017): S12-S22.

8. Cheryl L. Sisk e Julia L. Zehr, "Pubertal Hormones Organize the Adolescent Brain and Behavior", *Frontiers in Neuroendocrinology* 26, n. 3 (2005): 163-74; Pilyoung Kim, "Human Maternal Brain Plasticity: Adaptation to Parenting", *New Directions for Child and Adolescent Development* 2016, n. 153 (2016): 47-58.

9. Ibidem.

10. Roy Wade *et al.*, "Household and Community-Level Adverse Childhood Experiences and Adult Health Outcomes in a Diverse Urban Population", *Child Abuse and Neglect* 52 (2016): 135-45.

11. AHRQ Patient Safety, *TeamSTEPPS: Sue Sheridan on Patient and Family Engagement*, YouTube video, postado em abril de 2015, <https:// www.youtube.com/watch?v=Hgug-ShbqDs>.

12. Susan Carr, "Kernicterus: A Diagnosis Lost and Found", *Newsletter of the Society to Improve Diagnosis in Medicine* 2, n. 2 (2015): 1-3.

10. Força máxima de amortecimento

1. Academy of Integrative Health and Medicine, "What Is Integrative Medicine?", <https://www.aihm.org/about/what-is-integrative-medicine/>.

2. I. D. Neumann *et al.*, "Brain Oxytocin Inhibits Basal and Stress-Induced Activity of the Hypothalamo-Pituitary-Adrenal Axis in Male and Female Rats: Partial Action Within the Paraventricular Nucleus", *Journal of Neuroendocrinology* 12, n. 3 (2000): 235-44; Camelia E. Hostinar e Megan R. Gunnar, "Social Support Can Buffer Against Stress and Shape Brain Activity", *AJOB Neuroscience* 6, n. 3 (2015): 34-42.

11. Maré-cheia

1. Keith S. Dobson e Dennis Pusch, "The ACEs Alberta Program: Phase Two Results — A Primary Care Study of ACEs and Their Impact on Adult Health", apresentação, novembro 2015.

2. Ibidem.

12. Listerine

1. Maura O'Leary *et al.*, "Progress in Childhood Cancer: 50 Years of Research Collaboration, a Report from the Children's Oncology Group", *Seminars in Oncology* 35, n. 5 (2008): 484-93.
2. "SWOG: History", SWOG, <http://swog.org/visitors/history.asp>.
3. Ronald Piana, "The Evolution of U.S. Cooperative Group Trials: Publicly Funded Cancer Research at a Crossroads", *ASCO Post*, March 15, 2014, <http://www.ascopost.com/issues/march-15-2014/the-evolutionof-us-cooperative-group-trials-publicly-funded-cancer-research-at-a-crossroads/>.
4. C. N. Trueman, "Joseph Lister", History Learning Site, <www.historylearningsite.co.uk>.

Epílogo

1. David Lynch Foundation, "The Quiet Time Program: Restoring a Positive Culture of Academics and Well-Being in High-Need School Communities", <https://www.davidlynchfoundation.org/pdf/Quiet-Time- Brochure.pdf>.

Índice

A

acidente vascular cerebral
  Evan e, 11-14, 249-253
  sintomas, 13
adrenalina, 72-73, 90
Albright, Katie, 153, 155
ambiente e genética, 109
American Journal of Preventive Medicine,
  50
amígdala
  funções, 72, 92, 275n1
  resposta ao estresse e, 72-73, 92-94
amortecimento da resposta ao estresse
  exemplos, 78, 81, 219
  necessidade de intensificar, 248
  prevenção da desregulação, 76
  Ver também história de Caroline;
    estudo com mães e filhotes de
    rato
Anda, Robert, 57-58, 61, 99
  Ver também Estudo sobre EAIs
    (Felitti/Anda)
área tegmental ventral, 92, 95
asma e EAIs, 22-24, 27, 29, 48, 60, 85, 99,
  127, 169, 172-173, 215, 238

B

Baldwin, James, 28
Basedow, Karl Adolph van, 88
Bayview
  Burke Harris testemunhando tráfico
    de drogas em, 145-146
  descrição/demografia e violência, 21,
    28-29, 83, 118, 137, 145-147, 162
  problemas de saúde em, 26-29, 33
Bayview Child Health Center
  cuidado baseado em equipe, 169-170
  descrição, 21, 151-152
  expansão, 155
  situação antes da abertura, 28-29
  subsídio para serviços de apoio aos
    pacientes, 47-48
  Ver também Center for Youth Well-
    ness (CYW)
Bhatia, Suruchi, 31, 47, 49
bilirrubina. *Ver* icterícia e recém-nascidos
Black Infant Health Program (BIH),
  225, 231
Blackburn, Elizabeth, 113-114
Brotman, Martin, 27-28, 119
Bruce, Jacqueline, 75-77

Burke Harris, Nadine
  acidente vascular cerebral do irmão
    e, 249-253
  esquizofrenia da mãe e, 251-254, 258
  filhos, 171, 210, 227-228, 255-258
  formação, 16, 29, 36-42
  infância, 35-36, 187, 251-253
  marido (Arno), 171, 190, 227-228, 249,
    256-258
  perda do filho (Ziggy Harris), 256-258
  resposta ao estresse ao testemunhar
    tiroteio, 67-69
Burke, Basil, 35-36
Burke, Evan
  acidente vascular cerebral, 11-14, 249-
    253
  descrição/personalidade, 253
  esquizofrenia da mãe e, 251-253
  irmã (Nadine), 256-57
  mulher (Sarah) e filhos, 11-14, 249-
    252
Burke, Louis, 253
Burke, Sarah, 11-14, 249-251, 258

C

California Pacific Medical Center
  (CPMC), 26-28, 33
Canada, Geoff, 161-162
câncer
  EAIs e, 15-16, 44, 59, 61, 113, 115
  colaboração no combate a cânceres
    infantis, 243-247
  comparação com o tratamento para
    o estresse tóxico, 244
  efeitos da meditação, 141-142
Cantor, Pamela
  EAIs e, 217-224, 247

  efeitos do 11 de Setembro sobre crian-
    ças e, 217-219
  Ver também Turnaround for Children
Carrion, Victor
  CYW e, 152-53, 155
  pontuações de EAIs/Bayview Child
    Health Center e, 82-83, 150
  formação/expertise, 82
Casa Branca e Burke Harris, 209, 225
Centennial Medal, Institute of Jamaica,
  35
Center for Youth Wellness (CYW)
  apoiadores na comunidade, 162-164
  audiência sobre, 162-164
  cargo de Burke Harris, 155
  cuidado baseado em equipe, 169
  descrição das salas, 233-234
  financiamento, 152-155, 188
  grupo opositor e, 156-161, 163
  planejamento, 151-154
  propósito, 152, 155
  questionário de EAIs, 267
  Ver também Bayview Child Health
    Center
Centers for Disease Control and Prevention (CDC), 57, 184
cérebro e sistema neurológico
  desenvolvimento do, 91, 176-177
  estresse tóxico e, 91-92
  Ver também neuroplasticidade; *com-
    ponentes específicos*
cerúleo
  comportamento agressivo e, 93
  córtex pré-frontal e, 93-94
  resposta ao estresse/estresse tóxico
    e, 72-73, 93
  sono e, 93

ÍNDICE • 285

citocinas, 98, 139
Clarke, Whitney
  pacientes com EAIs e, 49-50, 106-107, 138, 153, 230
  Bayview Child Health Center e, 48-50, 106, 127, 138, 170
Cocalis, Rachel, 156
cólera, 30-21, 245-246
Community Health Assessment para São Francisco (2004), 27, 44
comunidade de Palo Alto, 118
córtex pré-frontal
  funções e localização, 93-94
  resposta ao estresse/estresse tóxico e, 73, 90, 93-94
  cortisol
  açúcar no sangue/pressão arterial e, 40, 74, 97
  acúmulo de gordura e, 74, 96-97
  cognição/humor e, 74
  desenvolvimento, 38-40
  estressores de curto prazo/longo prazo e, 40
  hipocampo e, 83
  meditação e, 141
  padrão diário, 75-76
  resposta ao estresse e, 72-74

D
déficit de crescimento
  EAIs e, 31-33, 96
  resposta ao estresse e, 39, 44
  Ver também pacientes com EAIs específicos
desertos alimentares, 97, 137

Diagnostic and Statistical Manual of Mental Disorders [Manual Diagnóstico e Estatístico de Transtornos Mentais], 84
disfunção gonadal, 96
doença de Alzheimer, 94
doença de Basedow, 88
doença de Graves, 88-89
doenças autoimunes
  descrição/exemplos, 25, 99, 100-101
  EAIs e, 99, 101
  Ver também doenças específicas
Doll, Mary Lou, 166-167
dopamina, 95
Dowd, Denise, 147-149
Dube, Shanta, 99, 101

E
EAIs
  Alberta, Canadá, trabalho, 211, 214-216
  Burke Harris, viagens/sensibilização, 188-190, 209-210
  como assunto tabu, 204
  como fator de risco (visão geral), 14-16
  crítica à medicalização excessiva, 214
  desconhecimento das pessoas sobre, 126-127, 151, 201, 204
  detecção/intervenção precoce e, 117-118, 149, 174-175
  hormônios e, 95-97
  ligação entre pobreza e problemas de saúde (resumo), 25-26
  problemas de saúde por idade (visão geral), 173-174
  questionários, 265, 267

relação dose-resposta e, 61, 95

resposta ao estresse tóxico e, 77-78

sensibilização sobre, 151-152, 188-190, 209-212

todas as comunidades/demografias e, 118, 190-91, 205, 212, 215, 229-31

trabalho com tratamento do vício e, 215

visão futura, 261-163

vítimas de violência armada e, 147-148

EAIs/problemas de saúde, estabelecimento da ligação entre,

Burke Harris e, 25-26, 32-34, 41-45

concepções equivocadas sobre ligação entre comportamento e risco e, 61-62

dificuldades com (resumo), 32

Ver também Estudo sobre as EAIs (Felitti/Anda); *indivíduos específicos*

educação e escolas

resistência à triagem de EAIs, 216

transtorno de déficit de atenção e hiperatividade (TDAH) e, 22-24, 84, 216

Ver também Turnaround for Children

efeitos do 11 de Setembro, 219-220

eixo hipotálamo-hipófise-adrenal, 72, 131, 141, 203

eixo simpático-adrenomedular, 72-74, 131

encefalomielite disseminada aguda, 41-44

envelhecimento e telômeros, 113-117

Epel, Elissa, 113-115

epigenética, descrição da, 109-110

estrogênio, 37, 96, 177

estudo com mães e filhotes de rato

comparação com humanos, 111-113

mecanismo epigenético/regulação, 109, 111-112

padrão de dose-resposta e, 108-109

resposta ao longo da vida/próxima geração e, 108-109, 111-112

serotonina/resposta ao estresse e, 111

troca de filhotes, 111

estudo sobre corticosteroides em girinos (laboratório Hayes), 34, 37-40

Estudo sobre EAIs (Felitti/Anda)

Clarke/Burke Harris e, 50, 149, 230

críticas, 61

dados, 51, 57-60

explicando o "como" e, 64

Mannix e, 214, 216

pacientes da clínica de tratamento da obesidade de Felitti e, 51-56

participantes/demografia, 56-57, 59-60, 83, 173, 190

poder do, 60

pontuação no questionário e prognósticos, 58-59, 150-151, 180, 190

propósito do, 57

razões de não ser amplamente conhecido, 61-64

relação dose-resposta, 61

resultados de Felitti e, 56-57, 59, 274n4

Ver também Anda, Robert; Felitti, Vincent

exercícios

quantidade/equilíbrio, 139-140

visão geral dos benefícios, 137-140

Experiências Adversas na Infância. *Ver* EAIs

ÍNDICE • 287

F

fator neurotrófico derivado do cérebro, 139

Felitti, Vincent
descrição/especialidade médica, 51, 60
ligação entre EAIs e problemas de saúde, 52-56, 99
programas de combate à obesidade, 51-56
Ver também Estudo sobre EAIs (Felitti/Anda)

fenilcetonúria
causa e tratamento, 166-168, 175
triagem para, 168, 174-175, 178-179

Fisher, Phil, 75-76

Fraiberg, Selma, 129

Fundação Gates, 225

G

Gates, Robert, 189

genética e ambiente, 109-110

Ghaly, Mark, 152

girinos e estudo sobre corticosteroides (laboratório Hayes), 34, 37-40

Graves, Robert, 88

Guthrie, Robert
filho (John) e deficiência mental, 166
mulher (Margaret), 166
rastreamento de fenilcetonúria em recém-nascidos, 165, 168, 174-175, 178, 185

Guttmacher, Alan, 209

H

Harlem Children's Zone, 161-162

Harris, Kamala
Burke Harris e EAIs, 146-152, 155
posições, 146-147
prevenção de problemas sociais e de saúde, 149-150

Hayes, Tyrone
laboratório Hayes, 34, 37-40

Hellman, Julia, 153

hipertireoidismo, 88

hipocampo
descrição e localização, 94, 275n1
funções e resposta ao estresse, 72, 83, 94

hipotireoidismo, 43

história de Caroline
carreira, 192-195
cuidando de si mesma, 196-197, 199-200
identificação do estresse tóxico no filho, 200
filho (Karl) e diagnóstico de TDAH e medicação, 196, 199
filho (Karl) e problemas de saúde, 193-196, 198
marido (Nick) e EAIs, 203
marido (Nick) e comportamento, 192-195, 197-198
tratamento para o marido, 199-200
vídeo sobre abuso verbal e emocional e, 198

HIV/aids
códigos postais e, 27
sintomas e biologia de base, 84-85, 90

homeostase, 40

hormônios
estudos no laboratório Hayes, 37-38

funções, 37
neuroplasticidade e, 177
resposta ao estresse e, 95-97
sono e, 131
Ver também hormônios específicos
hormônios do estresse
desenvolvimento e, 38-41
resposta ao estresse e, 38-39, 95-97
sono e, 131
Ver também estudo sobre corticosteroides em girinos; hormônios específicos
Hospital Council of Northern and Central California [Conselho de Hospitais do Norte e Centro da Califórnia]
apresentação de Burke Harris sobre EAIs para o, 119-21, 152
conversa depois (Marjorie), 125-26
descrição, 119

I
icterícia e recém-nascidos
bilirrubina e, 182
descrição, 182
exame visual de bilirrubina e, 182-184
kernicterus e, 183-184
tratamento, 182-183
triagem de bilirrubina, 182-185
inflamação
EAIs e, 100
citocinas e, 139
doenças autoimunes e, 100
equilíbrio e, 139-140
meditação e, 141
sistema imunológico e, 98
Irmã J. e oposição ao CYW, 158-162

J
jantares com líderes mulheres
discussão sobre EAIs, 189-192
participação de Burke Harris, 189-190
Ver também história de Caroline
Janus, Kathleen Kelly
clínica de Bayview/CYW e, 188-189
jantares com líderes mulheres e, 189-190
Johnson, Jenee, 225-229, 231

K
Kaiser Permanente, San Diego, membros, 57-58, 60
Karlén, Jerker, 99
Kawachi, Ichiro, 45
kernicterus, 183-184
King, Martin Luther, 226
Kram, Gabriel, 142-143

L
Legend, John, 154
Lieberman, Alicia
passado, 128-129
psicoterapia pais-criança e, 128-130, 152, 181, 222
Lister, Joseph, 246
LSD, 142
Lurie, Daniel, 152-155

M
Mannix, Nancy e triagem de EAIs, 211, 214-216, 224, 247
Marley, Bob, 35
Meaney, Michael, 107-108, 111-112, 242
Ver também estudo com mães e filhotes de rato

medicina integrativa, 202

meditação

benefícios para a saúde, 140-141

mindfulness e, 142-144

Mind Body Awareness (MBA) Project, 142

mindfulness, 142-144

Moss, Adam, 181

N

National Crittenton Foundation, 210-212

neuroplasticidade, 176-177

Neylan, Thomas, 116

noradrenalina, 72-73, 90

O

O'Donovan, Aoife, 116

obesidade (em adultos)

comunidades de alto risco e, 45

programas de Felitti, 51-56

obesidade (pediátrica)

Bayview Child Health Center e, 83-84, 137-140

EAIs e, 83-84, 96-97

ocitocina, 177, 202-203

odores e teoria miasmática, 245-246

orfanatos e órfãos romenos, 92

P

paciente com EAI Diego

abuso, 22-23

déficit de crescimento e, 21-23, 30-33, 44, 96

irmã (Selena), 22, 239

mãe (Rosa), 22-23, 236-241

pai, 22-23, 237

problemas de saúde e comportamento na infância, 21-24, 30-33, 44, 49-50, 96, 181

qualidade do cuidado e do tratamento e, 47, 127, 242

saúde ao longo dos anos e adversidades, 234-242

paciente com EAI Donna, 52-56

paciente com EAI Jack, 171-172

paciente com EAI Lila

histórico familiar, 171-172, 181

pontuação de EAIs, 172-173, 178-179

problemas de saúde/déficit de crescimento, 171-174, 181

tratamento, 181

paciente com EAI Patty, 53-56, 62-63, 101

paciente com EAI Tiny, 105-107

paciente com EAI Trinity, 86-89

pacientes com EAI irmãos gêmeos que testemunharam violência, 23

pacientes com EAI Nia/Charlene

Child Protective Services (CPS) [Serviço de Proteção à Criança], 104

depressão pós-parto, 104-105

histórico de Charlene, 108, 132-135

má evolução ponderal de Nia, 103-104, 108

nascimento prematuro, 103, 133

sessões de terapia pais-criança, Renschler e, 130-136, 222

pacientes do Bayview Child Health Center

necessidade de dados, 144

pontuação de EAIs, 83-84

programa de doação de bicicletas, 138, 144

programas de combate à obesidade pediátrica e, 137-140

situações complexas, 168-170

visão geral dos problemas de saúde, 24-25

Ver também pacientes específicos; tratamentos específicos

Pai-Espinosa, Jeannette

passado, 210

triagem de EAIs e, 210-213, 216, 224, 247

Pasteur, Louis, 246-247

Pediatric Oncology Group (POG) [Grupo de Oncologia Pediátrica], 242-244

período crítico do desenvolvimento, 175-176

período sensível do desenvolvimento, 176

peste bubônica (peste negra), 30, 245

plasticidade sináptica, 176-177

Precision Public Health Summit

resposta de Burke Harris a momento de tensão, 229-230

tensão entre pesquisadores e comunidade, 225-226

visão geral, 225-230

protocolo clínico de tratamento, 41-45

psicoterapia pais-criança

descrição, 128-130

Lieberman e, 128-129, 152, 181, 222

psicoterapia, 47

Puterman, Eli, 115-116

Q

questionário de EAIs, 265

no CYW, 267

R

raça

Arno e filhos, 227-228

EAIs e, 226-229

regulação epigenética

detecção precoce de problemas e, 117-118

estresse tóxico e saúde ao longo da vida e, 110-111

estudo com mães e filhotes de rato, 108-109, 111-112

metilação do DNA, 110

modificação das histonas, 111

processos responsáveis pela, 110

Renschler, Todd

Charlene e Nia e, 130-136, 222

Lieberman e, 129-130

resposta ao estresse

exemplo do encontro com o urso, 71-74

histórias de força sobre-humana e, 71

hormônios e, 95-97

inibição do *feedback* e, 74

resposta lutar ou fugir, 71-73

sistema imunológico e, 74

testemunhar tiroteio e, 67-70

tipos, 77-78

visão geral dos principais atores, 72

resposta ao estresse, desadaptativa (desregulada)

descrição e efeitos, 38-39, 69-70, 75, 90-91

distúrbio da inibição do *feedback*, 76
estudo com crianças em lares temporários, 75-76
sistema imunológico e, 90
transtorno de estresse pós-traumático, 69
resposta lutar ou fugir, 71-73
Ver também resposta ao estresse
resposta positiva ao estresse, 77
resposta tolerável ao estresse, 77
resposta tóxica ao estresse
descrição, 77-78, 86
Ver também EAIs
revolução
tratamento de EAIs e, 247-248, 258-259
tratamento de EAIs no futuro, 261-263
Ver também teoria microbiana
Rice, Condoleezza, 189

S
Sarah P. e encefalomielite disseminada aguda, 41-44
sarcoma de Kaposi, 85
Sheridan, Sue
Cal (filho) e icterícia, 182-183
triagem universal de bilirrubina e, 182-185
Singer, Monica, 156
sistema imunológico
amamentação e, 99
bebês e crianças e, 99-100
descrição, 74, 98-99
desregulação da resposta ao estresse, EAIs, e, 90-91, 98-101

exercício e meditação e, 139, 141
inflamação e, 98
sono e, 131
Snow, John, 30-31, 245-246
sono
bebês de mães deprimidas, 131
cerúleo e, 93
importância biológica, 131-132
meditação e, 141

T
TED Talk, Burke Harris, 190, 209
telomerase, 116, 140
telômeros
ambiente e genética, 114-117
danos, 114-116
descrição, 113-114
envelhecimento e, 113-117
teoria miasmática das doenças, 30-31, 245-246
teoria microbiana
desenvolvimento e aceitação, 245-246
resposta médica e de saúde pública, 247
testosterona, 37, 96, 177
New Yorker, 161
Tipping Point Community, 152-155
Tough, Paul, 161-162
transtorno de déficit de atenção e hiperatividade (TDAH)
biologia de base, 84
descrição, 22-24
diagnóstico, 24, 84-85
equipe escolar requisitando diagnóstico, 22-24, 84, 216
tratamento, 90

transtorno de estresse pós-traumático, 69, 116

tratamento para as EAIs
adultos e, 201-202
recomendações (seis coisas), 144, 201-202, 238, 248
serviços de saúde comportamental integrados e, 127, 201

triagem de EAIs
Bayview Child Health Center, 117-118, 127, 155
categorias adicionais/resultados, 179-181
críticas/rotulagem de crianças, 210-213
diretrizes práticas e, 185
importância da, 211-212
situação (2008), 127
triagem de adolescentes, 179-180
universalização 184-185
versão mais recente/contando o número de EAIs, 172-173, 178-180

triagem de recém-nascidos
história, 165, 168, 173, 175, 178
triagens universais, 168, 174, 185
Ver também problemas específicos

Turnaround for Children
abordagem de soluções, 221-223
adversidade crônica e estresse e, 218-220
EAIs e, 217-224
efeitos do 11 de Setembro em crianças e, 219-220
estratégia disciplinar e, 221
história, 217
medo nos prédios escolares e, 218-219
necessidade de compreensão, 216-217
resiliência e determinação e, 222
resultados nos testes e, 221-223
segurança e estabilidade e, 220
treinamento de adultos em EAIs e, 221

V
vítimas de violência armada, 147-148

W
Williams, Cynthia, 169-170
Williamson, David, 57

Z
Zamarra, John, 140

Este livro foi composto na tipografia
Minion Pro, em corpo 11/15, e impresso em
papel off-white no Sistema Digital Instant Duplex
da Divisão Gráfica da Distribuidora Record.